风湿病医疗质量控制

主编 ◎ 陈 勇

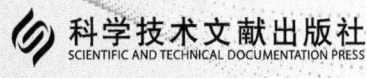

科学技术文献出版社
·北京·

图书在版编目（CIP）数据

风湿病医疗质量控制 / 陈勇主编. -- 北京：科学技术文献出版社，2025.3. -- ISBN 978-7-5235-2100-7

Ⅰ. R593.2

中国国家版本馆CIP数据核字第2025W6A329号

风湿病医疗质量控制

策划编辑：袁婴婴　责任编辑：袁婴婴　责任校对：张永霞　责任出版：张志平

出 版 者	科学技术文献出版社
地　　　址	北京市复兴路15号　邮编 100038
编 务 部	（010）58882938，58882087（传真）
发 行 部	（010）58882905，58882870（传真）
邮 购 部	（010）58882873
官方网址	www.stdp.com.cn
发 行 者	科学技术文献出版社发行　全国各地新华书店经销
印 刷 者	北京九州迅驰传媒文化有限公司
版　　　次	2025年3月第1版　2025年3月第1次印刷
开　　　本	787×1092　1/16
字　　　数	305千
印　　　张	14
书　　　号	ISBN 978-7-5235-2100-7
定　　　价	78.00元

版权所有　违法必究

购买本社图书，凡字迹不清、缺页、倒页、脱页者，本社发行部负责调换

编委会

主　编　陈　勇

副主编　彭　勇　周　丽　张　瑾　施善芬　黄娴倩

编　者（按姓氏笔画排序）

　　　　华　馨　刘冰冰　吴　菱　吴东蛟　邹　维

　　　　沈孟达　张　瑾　陈　吉　陈　勇　周　凤

　　　　周　丽　郑吉卡　俞秋霞　施善芬　洪　渌

　　　　黄　华　黄佳丽　黄娴倩　彭　勇　傅婷婷

　　　　廖于峰　魏　巍

序

风湿病学是医学领域独立的一门重要的新兴临床学科，虽然起步较晚，但是随着近年来免疫学、分子生物学的飞速发展，风湿病学成为发展最快的医学专科之一。风湿病涉及骨、关节、肌肉、血管及周围软组织，其起病隐匿，进展相对缓慢，病程长，多损伤内脏器官。风湿病患者常常需要长期服药并进行规律的门诊随访以调整用药。患者若未及时得到专业、规范的诊治，往往容易造成巨大的危害，如脏器损伤、致残、致畸，甚至死亡等，给患者的家庭及社会造成直接或间接的经济损失和负担。目前我国风湿免疫病患者已超过2亿，而我国设立的独立风湿免疫科和拥有的风湿免疫科医师数量不多，且许多基层医院内科医师尚不了解风湿病，更谈不上风湿病的规范化诊治，因此仍有大量患者得不到正规诊治。

自2000年以来，为进一步加强医疗质量管理，保障患者安全，提升患者满意度，降低医疗风险，促进医疗服务质量持续改进，标准化、同质化医疗服务，国家卫生健康委员会先后发布了多个关于医疗机构质量管理的规范性文件，并建立了医疗质量管理体系和标准体系，推动了我国医疗质量控制工作的规范化、科学化和标准化发展。风湿病学也急需这样一套科学、规范的医疗质量管理体系，以促进目前风湿病医疗服务质量持续改进，使每一位患者都能得到规范化的诊治，减少社会负担。

本书围绕常见风湿病的诊断标准、规范化治疗、药物的合理使用、非药物的治疗管理、并发症的预防控制与随访，以及风湿病中医诊疗的质量控制、抗核抗体检测的质量控制等多个方面，构建并详细阐述了风湿病相关医疗质量控制指标体系，初步探索并制定了常见风湿病的医疗质量控制指标，具有一定的临床指导意义。

希望本书不仅能为风湿病学专业工作者所用，还能成为基层医院医师及有关医疗管理工作者的参考用书。喜闻本书的出版，欣之为序。

夏冠斌
2024年8月

前 言

风湿免疫病(简称"风湿病")是一组以侵犯肌肉骨骼、关节、血管及相关软组织或结缔组织为主的疾病,其发病一般比较隐匿,进展相对缓慢,病程较长,且多数具有遗传倾向。风湿病包含将近200种疾病,如类风湿关节炎、系统性红斑狼疮、系统性硬化、原发性干燥综合征、脊柱关节病、痛风、血管炎及骨关节炎等,其中多数为自身免疫病,可造成组织及器官损害。目前风湿病的病因尚未十分明确,临床表现多样且复杂,与其他学科关系密切,临床精准的诊断和治疗均存在一定难度。

风湿免疫病学作为一个独立的临床学科,其在国际上的发展已历经100余年。近年来,随着免疫学、分子生物学的飞速发展,风湿病的临床表现、诊断手段、治疗方法、管理策略及疾病预防等多个方面都取得了长足进步,其分类(诊断)标准、治疗指南共识、各种新型靶向生物制剂也都不断推陈出新。风湿免疫病学已成为医学领域发展最快的学科之一,但我国的风湿免疫科起步较晚,是内科学中最年轻的学科,直至19世纪末70年代才在国内主要三甲医院建立独立的风湿免疫科,因此,风湿免疫科专科医师人数相对较少,基层及非专科医师对于风湿病的认识也不足,加之风湿病发病率偏低,在相当长的一段时间内,未能得到医院及广大医师的重视,使得国内医师在风湿病诊疗水平方面存在较大差异。当然,这与风湿病的特点也密不可分。风湿病具有以下特点:一是起病较为隐蔽且发展相对缓慢,病程较长(如常见的类风湿关节炎、强直性脊柱炎),从控制疾病活动到维持疾病稳定常常需要2年以上的时间,患者若未获得及时、专业的治疗,往往容易造成巨大危害(如器官损害、致残、致畸等),且严重影响生活及工作,给患者家庭及社会造成经济损失和沉重负担;二是患者依从性差、疾病复发率高:老百姓对风湿病的认识程度不高,因长期服药及用药产生的不良反应等使许多患者依从性差,且在各地区各医院反复就诊、随意停药,从而导致疾病复发率高,对医师不信任,医患矛盾加重。因此,国内目前对于风湿病的诊断、治疗、预防及管理均有一定难度,且存在多方面的短板。

2018年4月18日，国家卫生健康委员会发布《关于印发医疗质量安全核心制度要点的通知》，并根据《医疗质量管理办法》印发了18项医疗质量安全核心制度。2019年国务院办公厅发布《关于加强三级公立医院绩效考核工作的意见》，考核指标由医疗质量、运营效率、持续发展、满意度评价四大方面构成，而其中医疗质量作为重中之重被放在首位。2019年国家卫生健康委办公厅发布了《综合医院风湿免疫科建设与管理指南（试行）》的通知，对综合医院风湿免疫科的建设和管理制定了相关规范，要求具备条件的三级综合医院原则上应当设立独立科室，名称统一为风湿免疫科，鼓励有条件的二级综合医院和其他类别的医疗机构设立独立的风湿免疫科，这表明国家对风湿免疫病学的高度重视。在全国风湿免疫科医师及多方共同努力下，我国的风湿免疫病学充满活力与朝气，目前正处于高速发展的时期。

2021年中国风湿免疫科从业人员的调查研究结果显示，截至2021年12月15日，风湿免疫科申请注册的从业者人数已有18 404人，分属于2790家医院的4440个科室。但是，设立独立风湿科的医院只有770家，风湿免疫科医师仅6000余人，而我国风湿病患者已超过2亿，且大量患者得不到正规诊治，以浙江省为例，风湿病患者人数近千万，但只有80万左右的患者得到风湿免疫科的治疗。目前，国内风湿病的诊疗工作仍存在很多问题：①医务人员的诊疗意识薄弱和水平相对落后：由于国内风湿免疫科起步晚，发展相对落后，风湿免疫科成为很多相关学科医师的副业，县级医院基本没有风湿免疫科，风湿免疫科医师严重短缺，且绝大多数基层医院内科医师不了解风湿病，更谈不上风湿病的规范化诊治。②政府部门的关注和支持现状：与其他慢性病相比，对风湿病的关注和投入不够，有些检测项目没有纳入医保收费，患者不能坚持观察药物疗效，而风湿病是名副其实的慢性病，且大多数没有纳入慢性病范畴；整个社会对其重视远远不够。③风湿病的诊断在很大程度上依赖自身抗体检测及病理、MRI、CT等特殊检查，基层医院缺乏相应的检测手段，这对风湿病的诊治及其在基层、社区的普及造成一定困难。④国内的基层医师目前还是以传统医学模式（经验医学）为主，缺乏对国内外指南的运用，正是这一点造成了基层医师与教学医院医师的差距。

医疗质量控制是指通过一系列科学、规范的管理措施，对医疗服务的过程和结果进行监测、评估和改进，以确保医疗服务的安全、有效及过程的及时、合理。医疗质量控制的目标是提高医疗服务质量、保障患者安全、提升患者满意度、降低医疗风险、促进医疗服务的持续改进。在现代医疗体系中，医疗质量控制已经成为各级医疗机构管理的重要组成部分，因此建立全面、科学、高效的风湿病医疗质量控制体系具有重要意义。医疗质量控制在美国、英国、日本等国家发展较早，这些国家通过制定法律法规、建立质量管理体系、加强人员培训等多种手段，逐步形成了较为完善的医疗质量控制体系。我国医疗质量控制起步较晚，但发展迅速，自2000年以来，国家卫生健康委员会先后发布了多个关于医疗机构质量管理的规范性文件，并建立了医疗质量管理体系和标准体系，推动了我国医疗质量控制工作的规范化、科学化和标准化发展。

构建科学、规范的医疗质量控制指标体系对加强科学化、精细化医疗质量管理、促进医疗质量持续性改进具有重要意义。本书将以"风湿病的医疗质量控制"为主题，围绕常见风湿病的诊断标准、规范化治疗、药物的合理使用、康复理疗管理、并发症的预防控制、随访等多个方面，构建并详细阐述风湿病医疗质量控制指标，具体包括以下内容：①明确诊断标准：遵循国内外公认的风湿病分类标准与诊断标准，如美国风湿病学会或欧洲抗风湿病联盟发布的最新指南，确保诊断的准确性和一致性。②辅助检查全面合理：结合患者症状、体征，合理运用实验室检查（如自身抗体检测、炎症指标）、影像学检查（如CT、MRI）等手段，全面评估病情，减少误诊、漏诊。③综合评估病情：充分考虑患者年龄、性别、基础疾病、药物耐受性等因素，结合疾病活动度、脏器功能评估，制定合理的个性化治疗方案。④多学科协作诊疗模式（multi-disciplinary treatment，MDT）：建立风湿免疫科、骨科、康复科、心理科、眼科、口腔科等多学科协作诊疗模式，为患者提供全面、系统的治疗建议。⑤合理精准用药：根据疾病类型和病情严重程度，选择适宜的药物种类和剂量，确保治疗效果最大化，同时减少不良反应。⑥定期监测：定期对患者进行药物疗效评估及不良反应监测，及时调整用药方案，保障患者用药安全。⑦健康教育：加强患者及家属的健康教育，提高自我管理能力，促进康复效果。⑧风险评估：对患者进行系统性评估，识别潜在的并发症风险，如感染、骨质疏松、心血管事件等。⑨预防措施：针对风险评估结果，采取预防性治疗措施，如预防性抗感染、补钙、降脂等，降低并发症的发生率。⑩定期评估：定期对治疗效果进行评估，包括疾病活动度评分、功能状态评估等，为治疗方案的调整提供依据。⑪定期随访：建立规范的随访制度，通过电话、门诊复诊等方式，定期了解患者病情变化，提供必要的指导和支持。

本书从风湿病的诊疗、管理规范入手，对临床上常见的类风湿关节炎、系统性红斑狼疮、强直性脊柱炎、原发性干燥综合征、皮肌炎、系统性硬化病、痛风、银屑病关节炎、抗中性粒细胞胞质抗体相关性血管炎、骨关节炎、幼年型特发性关节炎等风湿病的医疗质量控制指标的制定进行了探索，同时对风湿病相关中医诊疗的质量控制也进行了相关总结。此外，抗核抗体的检测在风湿病诊疗过程中是必不可少的一环，对于其质量控制也着重进行了综述。

期望本书对各级医院的风湿免疫科医师有所帮助，通过执行标准规范、确定改进目标、落实改进策略、开展质量评价等措施，有利于：①推进并促使区域内医院的风湿病专科建设。②提高区域内医师对风湿病的规范诊疗水平。③加强区域内风湿病相关的影像及实验室检查质量的控制能力。④缩小基层医院与上级医院之间的差距。⑤促使区域内风湿病医疗质量的同质化，提升风湿病的整体诊疗水平，优化风湿病的分级诊疗工作，促进风湿病学专科健康、快速发展。

通过建立科学规范的质量控制体系，对医疗工作的各个环节进行评估和分析，找出问题所在，及时提出持续改进措施，不断提升风湿病诊疗水平和服务质量，为患者提供更加安全、有效的医疗服务。

最后，感谢科学技术文献出版社和所有编者的大力支持与辛勤劳动，本书是我们对风湿病领域医疗质量控制的初步探索，诚恳地希望国内外前辈、专家和广大读者对本书的不足与疏漏给予指正。

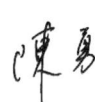

目录

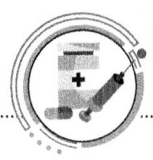

第一章	类风湿关节炎的医疗质量控制 ……………………	1
第二章	强直性脊柱炎的医疗质量控制 ……………………	15
第三章	痛风的医疗质量控制 ………………………………	27
第四章	银屑病关节炎的医疗质量控制 ……………………	39
第五章	幼年型特发性关节炎的医疗质量控制 ……………	55
第六章	骨关节炎的医疗质量控制 …………………………	69
第七章	系统性红斑狼疮的医疗质量控制 …………………	85
第八章	系统性红斑狼疮患者生殖健康与妊娠管理的医疗质量控制 ……………………………………………	99
第九章	系统性硬化病的医疗质量控制 ……………………	115
第十章	皮肌炎的医疗质量控制 ……………………………	133
第十一章	ANCA相关性血管炎的医疗质量控制 ……………	151
第十二章	原发性干燥综合征的医疗质量控制 ………………	167
第十三章	风湿病的中医医疗质量控制 ………………………	181
第十四章	抗核抗体检测及质量控制 …………………………	193
第十五章	类风湿关节炎医疗质量控制案例——提高类风湿关节炎疼痛评分准确性 ………………………………	207

第一章

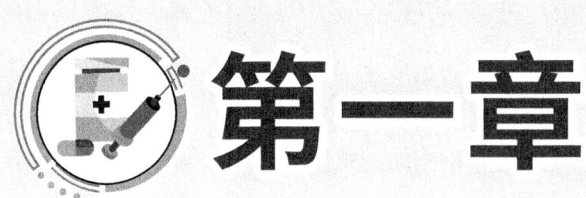

类风湿关节炎的医疗质量控制

一、概述

类风湿关节炎（rheumatoid arthritis，RA）是一种自身免疫病，其主要临床表现为侵蚀性关节炎症，主要影响关节滑膜、软骨和骨质，长期的慢性炎症会引起骨质破坏和关节畸形，甚至导致残疾。此外，RA还可能引发肺部疾病、心血管疾病、恶性肿瘤、骨折及精神疾病等并发症。流行病学调查显示，目前我国约有500万RA患者，从出现症状至明确诊断平均时间为2年以上，其中约40%的RA患者处于高疾病活动状态。RA患者致残率高，病程5～10年的致残率为43.48%，10～15年完全致残率高达30%～40%，15年以上致残率达61.25%。沉重的疾病负担给患者及其家庭和社会均造成了严重影响。

近年来，国内外关于RA的诊疗指南和共识不断更新，如中华医学会风湿病学分会发布了《2018中国类风湿关节炎诊疗指南》、美国风湿病学会（American College of Rheumatology，ACR）推出了《2021年类风湿关节炎治疗指南》、欧洲抗风湿病联盟（European League Against Rheumatism，EULAR）于2022年更新了RA管理指南。此外，还有《类风湿关节炎超药品说明书用药中国专家共识（2022版）》等。

在我国，RA的治疗目前仍缺乏一套标准化的医疗质量控制指标，虽然近几年由于疾病知识的普及，RA的误诊率及致残率都有所下降，但是因其治疗药物的多样性、患病个体的差异大，与其他风湿病相比，RA患者仍不能得到较为规范的诊疗。我们参考国内外RA治疗和质量管理指南、专家共识及相关文献，并结合我国地域生活的文化特征，尝试构建一套标准化的RA医疗质量控制指标，目的是改善患者的生活质量，并协助和促进风湿病专科医护人员、其他科室医护人员及医疗保健相关人员对RA医疗质量的管理。我们主要从RA的诊断、药物管理、疾病活动、患者教育（管理、宣教、随访评估等）等几个方面制定医疗质量控制指标，涵盖了结构指标、过程指标、结果指标3个要素。

二、诊断的分类标准与治疗演变

（一）分类标准的演变

目前 RA 的诊断标准主要参考 1987 年 ACR 发布的 RA 分类标准、2010 年 EULAR/ACR 发布的 RA 分类（诊断）标准，详见表 1.1、表 1.2。

表 1.1　1987 年 ACR 发布的 RA 分类标准

标准	症状
晨僵	关节及其周围僵硬感持续至少 1 小时（病程≥ 6 周）
3 个及以上关节区出现关节炎	医师观察到的 14 个关节区（两侧近端指间关节、掌指关节、腕、肘、膝、踝及跖趾关节）中至少有 3 个关节区同时出现软组织肿胀或积液（非单纯骨突起，病程≥ 6 周）
手关节炎	近端指间关节、腕或掌指关节至少 1 个关节区出现关节肿胀（病程≥ 6 周）
对称性关节炎	身体两侧关节同时受累（近端指间关节、掌指关节及跖趾关节受累时不一定绝对对称，病程≥ 6 周）
类风湿结节	医师观察到在关节伸侧、关节周围或骨突处部位有皮下结节
类风湿因子阳性	任何检测方法均表明血清中类风湿因子含量升高（该方法在正常人群中的阳性率＜ 5%）
影像学改变	在手腕关节处有典型的 RA 放射学改变，包括骨质侵蚀或受累关节及其邻近部位有明确的骨质疏松

表 1.2　2010 年 EULAR/ACR 发布的 RA 分类（诊断）标准

项目	标准	评分（分）
受累关节数	1 个中大关节	0
	2～10 个中大关节	1
	1～3 个小关节	2
	4～10 个小关节	3
	＞ 10 个关节，至少 1 个为小关节	5
血清学抗体检测	RF 和抗 -CCP 抗体均为阴性	0
	RF 或抗 -CCP 抗体至少 1 项呈低滴度阳性	2
	RF 或抗 -CCP 抗体至少 1 项呈高滴度阳性	3
滑膜炎持续时间	＜ 6 周	0
	≥ 6 周	1

续表

项目	标准	评分（分）
急性期反应物	CRP 和 ESR 均正常	0
	CRP 或 ESR 增高	1

注：RF：类风湿因子；抗-CCP抗体：抗环瓜氨酸肽抗体；CRP：C反应蛋白；ESR：红细胞沉降率；中大关节：肩关节、肘关节、髋关节、膝关节和踝关节；小关节：掌指关节、近端指间关节、第2~5跖趾关节、拇指指间关节和腕关节。评分前患者需满足下述3个条件：①至少有1个关节表现为临床滑膜炎；②滑膜炎不能用其他疾病解释；③X线未见到典型的骨侵蚀改变。

总得分≥6分可诊断为RA。

1987年ACR制定的RA分类（诊断）标准能很好地区分炎性和非炎性关节炎，具有较高的特异性。2010年的分类（诊断）标准较1987年的分类（诊断）标准在多个方面进行了改进，具体如下：①早期诊断：1987年的分类（诊断）标准要求症状持续至少6周，并且需要多个标准的组合来确诊，这就导致只有在病情较严重时才可诊断；2010年的分类（诊断）标准可通过更灵敏的指标在疾病早期进行诊断，有助于早期干预和治疗，从而改善患者的预后。②引入了评分系统，根据不同指标赋予分值，累计评分达到6分或以上即可诊断为RA。这种系统更灵活，更能够反映个体差异。③详细定义了受累关节的类型和数量，细分为大关节和小关节，并分别赋予不同的分值，使诊断更精确和具体。④血清学指标的应用：抗-CCP抗体是比RF更敏感和特异的标志物，提高了诊断的准确性。此外，根据抗体滴度的高低进行评分进一步提高了诊断的灵敏度。⑤将CRP和ESR作为急性期反应物指标，帮助反映炎症活动程度，并作为诊断评分的一部分。⑥将症状持续时间明确分为<6周和≥6周，持续时间更长的情况增加评分，有助于更准确地评估病情发展时长。这些改进反映了疾病的早期特征和患者的个体差异，有助于早期诊断和治疗，提高患者的预后。

（二）治疗的演变

1. 治疗理念的更新

经过30年的发展与进步，RA的治疗指南不断更新，早期治疗和达标治疗成为近年来最重要的策略，显著改善了患者的预后。RA首要目标是临床缓解，对长病程患者可以选择低疾病活动度作为替代目标；达标治疗是指通过严密监控和及时调整方案，尽快达到并维持治疗目标。对于初治或中、高疾病活动度的患者，应每月监测疾病活动度；治疗后达到临床缓解或低疾病活动度者，可每3~6个月监测1次；若治疗3个月后疾病活动度改善不足50%或6个月未达标，应及时调整治疗方案。

指南共识等对个体化治疗越来越重视，强调应根据患者病情及时调整治疗方案，以期达到最佳效果。同时，更加注重RA相关合并症（如心血管疾病、骨质疏松）的预防和管理，强调全身健康的重要性。

随着生物/靶向合成改善病情抗风湿药（disease-modifying antirheumatic drugs，DMARDs）的出现，RA 的治疗选择性越来越多。然而，有些患者经过多个周期的传统合成 DMARDs（conventional synthesis DMARDs，csDMARDs）、生物 DMARDs（bDMARDs）和（或）靶向合成 DMARDs（targeted synthesis DMARDs，tsDMARDs）治疗后，仍未达到低疾病活动度或缓解状态，这些患者被称为难治性 RA 患者，其诊疗关键在于确定炎症、排除误诊、管理合并症、提高患者治疗的依从性，并通过个体化方案改善生活质量；非药物干预也是难治性 RA 管理的重要组成部分，通过全面的管理策略帮助患者更好地控制疾病和提高生活质量。

2. 药物治疗

目前 csDMARDs 仍是 RA 治疗的一线用药，其中甲氨蝶呤是 RA 治疗的锚定药物，首选单药治疗，其他药物（如来氟米特、柳氮磺吡啶等 csDMARDs）起效较慢，常常需 1～3 个月的过渡期。而对于合并预后不良因素或糖皮质激素减停失败者，应尽早联用 1 种靶向药物（生物原研 DMARDs 或生物类似药 DMARDs 或 tsDMARDs）进行治疗（靶向药物没有优先推荐）。靶向药物能够抑制 RA 的核心致炎因子或关键免疫细胞功能，从而迅速缓解病情。生物原研 DMARDs 以抗肿瘤坏死因子-α（tumor necrosis factor-α，TNF-α）、白介素-6（interleukin-6，IL-6）、B 细胞及细胞毒性 T 淋巴细胞相关抗原-4（cytotoxic T lymphocyte-associated antigen-4，CTLA-4）等为靶点的多种生物制剂。生物类似药 DMARDs 在结构、安全性和有效性方面与生物原研 DMARDs 相似，我国已有多种生物类似药获批上市，如依那西普、阿达木单抗和利妥昔单抗等生物类似药。tsDMARDs 的机制是将细胞内信号分子作为靶点，属于小分子药物，目前国内已上市的 JAK 抑制剂有托法替布、巴瑞替尼、乌帕替尼等。

其他药物治疗：非甾体抗炎药（nonsteroidal anti-inflammatory drugs，NSAIDs）可抑制环氧合酶的活性，减少前列腺素的合成，主要用于缓解症状，需与 DMARDs 联合使用，因为其无法改变疾病进程；糖皮质激素能迅速减轻关节肿胀和疼痛，适用于中、高疾病活动度的初治 RA 或在更换 csDMARDs 治疗方案时可作为桥接治疗，通常在短期内逐渐减停；艾拉莫德通过调节免疫平衡、减少炎症因子等作用来改善关节肿痛，但目前尚无证据表明其能抑制 RA 的影像学进展，其主要在我国和日本使用；国内研究显示，雷公藤多苷及其衍生物在抗炎和抑制影像学进展方面的疗效与甲氨蝶呤相当，并且其价格低廉，因此在我国得到了广泛使用；白芍总苷作为 csDMARDs 的联合用药，具有多种机制的免疫调节作用，但疗效较温和，作用较慢；锝 [^{99m}Tc] 亚甲基二膦酸盐注射液是我国原研药物，联合 csDMARDs 治疗 RA 的效果可能优于单用 csDMARDs，但最佳剂量和疗程还需更多的循证医学证据支持。

3. 非药物治疗

患者教育和自我管理对于 RA 的治疗至关重要，通过健康宣教可以帮助 RA 患者正确认识疾病、定期随诊，并积极配合治疗方案，从而实现达标治疗。此外，患者应调整生活方式，包括禁烟酒、控制体重、合理饮食、避免感染和适当运动；30%～60% 的 RA 患者可能伴有焦虑或抑郁情绪，需要及时进行心理评估和干预，必要时应用精神、心理药物治疗；物理康复治疗也是有效的辅助手段，多种理疗方法及我国传统医学方法（如针灸、艾灸、推拿）等可以缓解关节疼痛；对于功能受限的关节，外科手术可以作为一种选择，以提高患者的生活质量。

三、国内外RA诊疗管理指南解读

（一）国外RA质量管理指南解读

英国国家健康与护理卓越研究所（National Institute for Health and Care Excellence, NICE）于2013年发布了关于16岁及以上人群RA的质量标准指南，并在2020年进行了更新。该指南依托最新的医学证据和专家共识，涵盖了诊断、治疗和长期管理等多个方面，旨在提高患者的生活质量和改善健康结局。

1. 诊断

定义：疑似持续性滑膜炎影响1个以上关节或手足小关节的成年人，在初级保健机构就诊后3个工作日内被转诊到风湿病医疗服务机构。

构成条件：初级保健医师可以识别持续性滑膜炎并在就诊后3个工作日内被转诊至风湿病医疗服务机构。

过程：在初级保健机构就诊的疑似持续性滑膜炎影响超过1个关节或手足小关节的成年人数，3个工作日内被转诊到风湿病医疗服务机构的比例为：

$$\frac{\text{在初级保健机构就诊后3个工作日内被转诊到风湿病医疗服务机构的人数}}{\text{在初级保健机构就诊的疑似持续性滑膜炎累及1个以上关节或手足小关节的成年人数}}$$

结果：成年RA患者从初级保健机构就诊到诊断所用的时间。

意义：医疗保健机构和人员能够早期识别炎症性关节炎的体征和症状，并了解当地的转诊途径，使RA患者可以更早地诊断并治疗。

2. 治疗

定义：活动性RA患者在转诊后6周内开始常规使用DMARDs单药治疗，每月监测1次，直至达到治疗目标。

构成条件：6周内确诊活动性RA的患者进行了单药DMARDs的治疗，并且每个月有监测患者CRP和其他相关疾病活动度的证据，监测至患者达到缓解期，若无法达到缓解期的患者监测条件可放宽至低疾病活动度。

过程：①疑似持续性滑膜炎的患者在从初级保健机构转诊后，3周内接受专家评估的比例为：

$$\frac{\text{转诊后3周内接受专家评估的成年人数}}{\text{疑似持续性滑膜炎转诊至风湿病医疗服务机构的成年患者总数}}$$

②患有活动性RA的患者在从初级保健机构转诊后，6周内开始DMARDs单药治疗的比例为：

$$\frac{转诊后6周内开始DMARDs单药治疗的人数}{转诊到风湿病医疗服务机构的患有活动性RA成年患者总数}$$

③每个月测量 CRP 和疾病活动度评分的活动性 RA 患者比例为：

$$\frac{在过去1个月内测量其CRP和疾病活动度评分的人数}{患有活动性RA成年患者总数}$$

结果：①成年 RA 患者的疾病活动度；②成年 RA 患者的健康相关生活质量。

意义：专业机构和人员让患者在 6 周内开始 DMARDs 单药治疗，并每个月对活动性 RA 患者进行监测，直至达到临床缓解或低疾病活动度的目标。

3. 患者教育

定义：成年 RA 患者在整个病程中得到的教育及自我管理。

构成条件：RA 患者在整个病程中有进行教育活动的证据。

过程：①在诊断后 1 个月内接受教育活动的成年 RA 患者比例为：

$$\frac{诊断后1个月内接受教育活动的成年人数}{成年RA患者人数}$$

②成年 RA 患者在年度评估报告中表示已经获得了尽可能多的关于其病情及管理信息的比例为：

$$\frac{报告他们已获得了尽可能多的有关其病情及管理信息的成年人数}{每年进行1次复查的成年RA患者数}$$

结果：成年 RA 患者对自我管理能力感到满意的比例为：

$$\frac{对自我管理能力感到满意的成年人数}{成年RA患者人数}$$

意义：专业机构和人员为 RA 患者提供整个病程中的教育和自我管理活动，帮助他们了解自己的病情和进行自我管理，并对病情管理做出合理的决定。

4. 快速获得专科护理

定义：RA 患者在疾病发作或出现与治疗相关副作用时，在联系风湿病医疗服务机构后 1 个工作日内收到建议。

构成条件：RA 患者可以联系当地风湿病医疗服务机构并获得诊疗。

过程：成年 RA 患者在疾病发作或出现与治疗相关副作用时，在 1 个工作日内接受风湿病医疗服务机构建议的比例为：

$$\frac{在1个工作日内从风湿病医疗服务机构获得建议的人数}{成年RA患者在疾病发作或出现与治疗相关副作用时，其与风湿病医疗服务机构联系的人数}$$

结果：成年 RA 患者的疾病活动度和关节功能。

意义：专业机构和人员在1个工作日内为成年RA患者提供建议，使他们知道在疾病突然发作或出现与治疗相关副作用时应该联系什么机构及如何快速获得治疗。

5. 全面年度评估

定义：成年RA患者应进行全面的年度复查，并由风湿病医疗服务机构协调。

构成条件：确保成年RA患者在风湿病医疗服务机构的协调下有全年度评估的证据。

过程：12个月前诊断为RA的成年患者数在过去12个月内接受过全面复查的比例为：

$$\frac{在过去12个月内进行过全面复查的的成年RA总数}{12个月前诊断为RA的成年人数}$$

结果：成年RA患者正常生活相关的质量。

意义：专业机构和人员为所有患有RA的成年患者提供全面的年度评估，该评估包括疾病活动度、关节功能、合并症或疾病并发症的发展及是否需要多学科协作诊疗或外科团队协助，从而确保RA患者的各个方面都能得到控制并最大限度地提高生活质量。

（二）国内RA诊治指南解读

中国类风湿关节炎诊断与治疗指南（2024版）工作组在综合文献证据和临床实践基础上，编制了证据汇总清单和推荐意见决策表，给出了针对10个临床问题的推荐意见，并使用GRADE方法对证据和建议进行了分级和比较。

1. 概述

中国类风湿关节炎诊断与治疗指南（2024版）与2018版的指南相比，新指南借助高质量的临床研究，为RA的用药选择提供了更科学的指导，大幅度提高了药物的可及性。但国际指南常缺乏中国人群的研究数据，因为RA患者的疾病表现和对药物的反应可能存在人种差异，且国内外医疗体系和临床关注点不同，使得国际指南对中国RA患者的管理适用性有限。中医药的使用是中国临床的一大特色，尽管相关证据有限，但已有一些治疗进展，而国际指南中尚未包含这些数据。

2024版指南能够更好地体现中国RA的发展和理念更新，有助于提高医师对RA患者的诊治水平，让更多患者获益。

2. RA的诊断

（1）强调了RA早期诊断的重要性，对比1987年ACR发布的RA分类（诊断）标准，2010年EULAR/ACR发布的RA分类（诊断）标准中早期RA的诊断敏感性更高（72.3% *vs.* 39.1%），但特异性更低（83.2% *vs.* 92.4%，尤其是老年患者），同时也强调了根据患者病情特点恰当地选择影像学检查。

（2）难治性RA是指部分患者对DMARDs（包括生物及tsDMARDs在内的药物）治疗反应欠佳，表现为病情仍处于活动状态，甚至伴随进行性关节破坏。提出这一概念旨在希望广大的风湿免疫科医师能够充分重视该临床问题，也希望患者深刻了解难治性RA的疾病本质和治疗现状,从而加强自身治疗的依从性。

3.RA 患者的病情评估

RA 的治疗原则包括早期和规范治疗、定期监测与随访。治疗目标是实现疾病缓解或达到低疾病活动度,最终目的是控制病情、减少致残率,并改善患者的生活质量。对初始治疗或治疗未达标的患者,建议每 1～3 个月进行 1 次疾病活动度评估;对已达标者,建议每 3～6 个月进行 1 次疾病活动度评估。28 个关节疾病活动度评分(disease activity score in 28 joints,DAS28)是临床上常用的评估标准,而 Boolean 缓解标准使用简单,医师更容易判断。但基于 Boolean 标准要求严格,能满足该标准的患者比例极低,不便于医师进行患者管理。因此,国际专家对其进行完善和升级,2023 年美国风湿病学会/欧洲抗风湿病联盟提出了 Boolean 2.0 缓解标准,医师无须为了实现难以达到的标准而反复调整用药。

4.RA 的治疗方案

应综合考虑疾病活动度及预后不良等因素,同时兼顾关节外受累情况及合并疾病,RA 一经确诊,应尽早开始 csDMARDs 治疗。

(1)药物治疗:甲氨蝶呤单药治疗是基石,推荐剂量为 7.5～20 mg/w,当应用甲氨蝶呤存在禁忌或患者不耐受的情况下,应选择其他 csDMARDs。在 DMARDs 初始治疗或调整方案时,可以根据患者疾病活动度情况短期内联合小剂量糖皮质激素进行治疗,但需密切监测不良反应,不推荐单用、长期或大剂量使用糖皮质激素。如果单一 csDMARDs 治疗 3 个月后无临床改善或 6 个月后未达治疗目标,应考虑调整药物,可以更换或联合其他 csDMARDs,或使用一种 csDMARDs 与 bDMARDs/tsDMARDs 联合。DMARDs、生物制剂和 JAK 抑制剂均可提高缓解率,多个头对头试验显示更换或联合 csDMARDs 与加用 bDMARDs/tsDMARDs 无显著疗效差异。虽然生物制剂和小分子靶向药物是近年来的研究热点,但 JAK 抑制剂可能增加心脑血管事件的风险,因此在国际指南中推荐使用生物制剂的优先级更高,且对有吸烟、血栓史、心血管事件或恶性肿瘤等风险的患者应慎用 JAK 抑制剂。

(2)药物减量:RA 患者病情持续缓解至少 6 个月以上,可以考虑减少 DMARDs(bDMARDs/tDMARDs 或 csDMARDs)的剂量,减量过程中需严密监测,谨防复发,DMARDs 联合治疗的患者,如果一种药物减量后病情仍能持续缓解,可考虑逐渐减停该药物,药物减量方案目前证据级别低,且在减量过程中大部分患者有复发的风险,应与患者做好充分沟通。

(3)并发症及合并症的治疗:若患者病程较长,血清抗体阳性,并存在一些关节外表现(肺间质病变、血管炎等),这类患者较单纯关节病变者的病情更加复杂,死亡率也更高。因此,在临床实践中我们需要重点关注这类患者,并根据其临床特征来调整用药方案。此处,RA 患者的心脑血管疾病、恶性肿瘤等并发症风险较一般人群明显增加。因此,我们需要及时关注是否合并此类并发症。若出现异常情况,需及时干预才能提高患者的整体预后。随着治疗手段的发展,越来越多的 RA 患者进入老龄阶段,除了原发病的困扰,老龄化带来的免疫功能衰退、治疗反应的差异及合并症的风险都提示我们在老年 RA 患者用药选择和并发症处理上应格外谨慎。

（4）非药物干预：对 RA 患者应进行健康教育（包括疾病性质、病程、治疗、自我管理）和心理支持，RA 患者应调整生活方式（包括戒烟、控制体重、合理饮食和适当运动等）。

四、RA医疗质量控制指标制定

目前国内缺少一套标准化的 RA 质量控制指标，我们从 RA 的诊断、诊疗、评估、转诊 4 个方面入手，初步定了这个医疗质量控制措施，包含了结构、过程、结果 3 个要素，未来将随着临床应用的更新逐步改进。

（一）RA 诊断相关的医疗质量控制指标

1. 早期诊断率

$$早期诊断率 = \frac{单位时间内机构内所有在症状出现后 6 周内新诊断为 RA 的患者数}{所有同期过去 1 年新诊断为 RA 的患者总数} \times 100\%$$

临床意义：RA 患者致残率高，早期诊断、早期治疗对降低疾病致残率和致死率至关重要，该指标可以提高对 RA 患者体征和早期症状的认识，以便疑似 RA 的患者能够在 6 周内得到诊断。临床常用 1987 年 ACR 发布的 RA 分类（诊断）标准、2010 年 EULAR/ACR 发布的 RA 分类（诊断）标准及 2012 年国内简化版早期 RA 分类（诊断）标准等。

2. 影像学检测率

$$影像学检测率 = \frac{单位时间内拟诊为 RA 后在 1 周内完善关节影像检测的患者数}{所有同期拟诊断为 RA 的患者总数} \times 100\%$$

临床意义：关节结构的损失是 RA 致残的重要条件，对患者进行关节影像评估可充分评价患者关节结构破坏的程度。对于诊断困难的 RA 患者，X 线、超声或 MRI 等影像学检查能有效辅助医护人员的诊断与治疗，并在鉴别诊断中发挥作用，从而降低误诊。

（二）RA 治疗相关的医疗质量控制指标

1. 初治中 csDMARDs 的使用率

$$初治中 csDMARDs 的使用率 = \frac{单位时间内初治 RA 患者中使用 csDMARDs 的人数}{所有同期初治 RA 患者总人数} \times 100\%$$

临床意义：csDMARDs 目前仍然是 RA 治疗的一线用药，可以减缓关节破坏的进程，改善患者的长期预后和生活质量，经济有效，患者耐受性良好。甲氨蝶呤为基石药物，首先推荐单药治疗，其他药物包括柳氮磺吡啶、来氟米特等。注意药物的起效时间、用法、不良反应及特殊人群的使用。该指标可以提高 RA 患者诊疗的规范性。

2. 长期糖皮质激素使用率

$$长期糖皮质激素使用率 = \frac{单位时间内 RA 患者中长期（>3个月）使用糖皮质激素人数}{所有同期治疗中使用糖皮质激素的 RA 患者总人数} \times 100\%$$

临床意义：糖皮质激素可以快速抗炎，短期内应用可以迅速缓解患者的症状，但长期应用会导致多种不良反应（如骨质疏松、代谢异常、感染风险增加、胃肠道溃疡等）。在 DMARDs 治疗基础上，糖皮质激素可作为桥接治疗，但尽可能在短期内逐渐减停，病情得到控制的 RA 应在 3 个月内停用糖皮质激素。该指标可以加强对激素使用指征的把握，使患者获益。

3. 启动 bDMARDs 或 tsDMARDs 治疗时感染风险评估率

$$启动 bDMARDs 或 tsDMARDs 治疗时感染风险评估率 = \frac{单位时间内启动 bDMARDs 或 tsDMARDs 治疗时进行 HBV、HCV、结核筛查的 RA 患者人数}{所有同期启动 bDMARDs 或 tsDMARDs 治疗时 RA 患者总人数} \times 100\%$$

临床意义：我国乙肝、结核病发病率高，启动 bDMARDs 或 tsDMARDs 治疗时进行有效的筛查可以预防潜在感染地再激活，确保治疗安全性和有效性。可根据患者情况选择筛查乙肝两对半、丙肝抗体、HBV-DNA、HCV-RNA、PPD 试验、结核 T 细胞检测、胸部 X 线或胸部 CT。该指标反映了 RA 治疗时规范使用 bDMARDs 和 tsDMARDs 的情况。

（三）RA 评估相关的医疗质量控制指标

1. 建档率

$$建档率 = \frac{单位时间内确诊为 RA 的患者建立健康档案的人数}{所有同期确诊为 RA 患者的总人数} \times 100\%$$

临床意义：目前流行的电子档案信息包括患者的基本信息、健康信息、治疗计划与方案、复诊计划等；除了常规检查外，RA 患者必选检查的项目包括 RF、抗环瓜氨酸肽抗体、CRP、ESR、X 线检查、疾病活动度及功能状态相关评分等。建立健康档案是慢性病管理的入口，其核心目的是针对慢性病患者的生活方式和危险因素进行个体化干预，对 RA 患者病情的全面评估可以制定更有效的个体化诊疗方案并提高患者的依从性。

2. 疼痛评分准确率

$$疼痛评分准确率 = \frac{单位时间内进行疼痛评分的 RA 患者人数}{所有同期进行疼痛评分的 RA 患者总人数} \times 100\%$$

临床意义：临床常用的评估标准有视觉模拟尺（visual analogue scale，VAS）、简化疾病活动指数（simplified disease activity index，SDAI）或 DAS28 等。准确评估疼痛程度可使患者对自身疾病活动情况有正确的认知，在病情变化时能获得及时诊治，同时优化治疗方案，改善患者生活质量。

3. 疾病活动度评估率

$$疾病活动度评估率 = \frac{单位时间内规律进行 RA 疾病活动评估人数}{同期诊治的 RA 患者总人数} \times 100\%$$

临床意义：临床常用的评估标准有 SDAI、临床疾病活动指数（clinic disease activity index，CDAI）、DAS28 或 Boolean 2.0 缓解标准等。达标治疗是 RA 治疗的核心策略，规律、规范的评估疾病活动度是实现达标治疗的必要条件。

4. 生活质量评价率

$$生活质量评价率 = \frac{单位时间内使用 SF-36 评估生活质量的 RA 患者人数}{同期 RA 患者总人数} \times 100\%$$

临床意义：生活质量评价采用 SF-36。关节疼痛、结构破坏可严重影响患者的生活质量，治疗过程中统计 RA 患者生活质量评价比例可以反映 RA 患者的生活质量水平。

5. 随访完成率

$$随访完成率 = \frac{单位时间内完成随访的 RA 患者人数}{同期 RA 患者总人数} \times 100\%$$

临床意义：规律随访可以监测疾病进展，调整治疗方案，及时发现和处理并发症，提升患者预后和生活质量。随访包括活动期每个月进行的门诊随诊、稳定期 3~6 个月随诊、每 3 个月电话随访、年度评估关节结构。此指标可以提高 RA 患者的管理水平。

（四）RA 转诊相关的医疗质量控制指标

$$外科手术率 = \frac{单位时间内行外科手术矫正功能受限关节的 RA 患者人数}{所有同期 RA 患者总人数} \times 100\%$$

临床意义：此指标衡量 RA 疾病控制效果，指导治疗策略调整，帮助预防和管理关节损伤，提升患者的生活质量。常用的手术包括滑膜切除术、人工关节置换术、关节囊切开/剥离术、腕管松解术等。外科手术率的下降可体现临床诊疗水平，反映 RA 患者治疗远期的预后，因为手术并不能根治 RA，术后仍需 DMARDs 治疗。

（五）RA 医疗质量控制指标确认表单（表 1.3）

表 1.3　RA 医疗质量控制指标确认表单

项目	医疗质量控制指标	确认（√或×）
诊断	1. 疑似或诊断为 RA 的患者应由风湿免疫科医师进行检查	
诊断	2. 对于手部或足部持续性滑膜炎的患者，应在疾病早期（6 周内）进行影像学（X 线、关节 B 超、关节 CT、关节 MRI 等）检查	

续表

项目	医疗质量控制指标	确认（√或×）
诊断	3.如果RA诊断明确后，应进行全面的评估，包括血糖、血脂、血压、关节功能及影像学损害、心肺病变、肝功能、肾功能等	
治疗	4.RA患者一旦确诊应接受DMARDs治疗	
	5.开始bDMARDs或tsDMARDs治疗时，应考虑疾病活动度、合并症、患者的经济条件和药物的安全性	
	6.治疗前应进行检查并定期检查，以监测药物毒性并管理接受DMARDs治疗患者的药物相关不良反应	
	7.开始bDMARDs或tsDMARDs治疗的RA患者应进行HBV、HCV、结核感染风险筛查	
评估	8.应使用标准化方法定期评估RA疾病活动度	
	9.诊断为RA的患者应接受有关疾病的性质和病程、治疗和自我管理的教育	
	10.对初治或中、高疾病活动度的RA患者，应每月监测疾病活动度；治疗后达到临床缓解或低疾病活动度者，可每3~6个月监测1次	
	11.风湿免疫科护士对于在风湿病门诊监测、咨询和教育的RA患者至关重要	
转诊	12.对于合并有关节功能受限的RA患者应转诊至骨科评估手术指征	

参考文献

[1] 方霖楷，黄彩鸿，谢雅，等.类风湿关节炎患者实践指南.中华内科杂志，2020，59（10）：772-780.

[2] 田新平，李梦涛，曾小峰.我国类风湿关节炎诊治现状与挑战：来自中国类风湿关节炎2019年年度报告.中华内科杂志，2021，60（7）：593-598.

[3] TIAN X, LI M, ZENG X. The current status and challenges in the diagnosis and treatment of rheumatoid arthritis in China: an annual report of 2019. Rheumatol Immunol Res, 2021, 2（1）: 49-56.

[4] ZHU H, LI R, DA Z, et al. Remission assessment of rheumatoid arthritis in daily practice in China: a crosssectional observational study. Clin Rheumatol, 2018, 37（3）: 597-605.

[5] 周云杉，王秀茹，安媛，等.全国多中心类风湿关节炎患者残疾及功能受限情况的调查.中华风湿病学杂志，2013，17（8）：526-532.

[6] SMOLEN J S, LANDEWÉ R B M, BIJLSMA J W J, et al. EULAR recommendations for the anagement of rheumatoid arthritis with synthetic and biological disease-modifying antirheumatic drugs: 2019 update. Ann Rheum Dis, 2020, 79（6）: 685-699.

[7] ZHOU Y Z, ZHAO L D, CHEN H, et al. Comparison of the impact of Tripterygium wilfordii Hook F and Methotrexate treatment on radiological progression in active rheumatoid arthritis: 2-year follow up of a randomized, non-blinded, controlled study. Arthritis Res Ther, 2018, 20（1）: 70.

（魏巍　沈孟达）

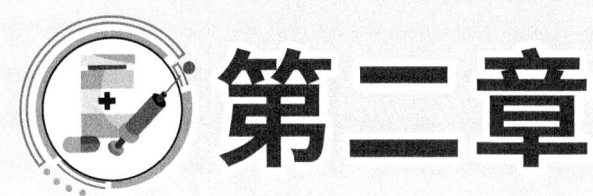

第二章

强直性脊柱炎的医疗质量控制

一、概述

强直性脊柱炎（ankylosing spondylitis，AS）是一种慢性进行性炎症性疾病，主要累及骶髂关节、脊柱关节、椎旁软组织及外周关节，并可伴发关节外表现，重者可发生脊柱畸形和强直。AS病因未明，发病有明显的家族聚集倾向，与人类白细胞抗原B27（human leukocyte antigen，HLA-B27）显著相关。AS属于脊柱关节炎（spondyloarthritis，SpA）的一种，是指放射学阳性的中轴型脊柱关节炎（axial spondyloarthritis，axSpA）。我国AS的患病率初步调查为0.3%左右，全国约有400万患者，男女比例为（2～4）:1，女性发病较缓慢且病情相对较轻。AS发病的高峰年龄在18～35岁。

从AS到SpA，半个世纪以来，SpA的诊疗指南不断更新，主要包括1984年修订的纽约标准、1991年的欧洲脊柱关节炎研究小组（European Spondyloarthropathy Study Group，ESSG）标准、2009年和2011年国际脊柱关节炎评估工作组（Assessment of Spondyloarthritis International Society，ASAS）分别制定的axSpA分类标准和外周型SpA分类标准、2020年ASAS发布的强直性脊柱炎医疗质量控制标准（quality surveillance，QS）、2022年中华医学会风湿病学分会制定的《强直性脊柱炎诊疗规范》等。

近年来随着社会公众对AS的认识、风湿免疫病学的不断壮大、诊断标准的演变、放射学技术的发展及生物制剂的上市，我国AS的漏诊及误诊率已经明显降低，疾病控制率也明显提高。但与RA等其他风湿病相比，AS患者仍不能得到较快速的确诊与及时的治疗。因此，规范化的AS医疗质量控制刻不容缓。我们通过近年来国内外AS权威指南和专家共识进行比较分析，尝试开发一套标准化的医疗质量控制指标，通过量化医疗服务各个过程的关键差距，来提高AS患者的医疗质量。

二、诊断的分类标准与治疗演变

(一) 分类标准的演变

目前诊断 AS 使用最广泛的是 1984 年提出的诊断标准（也称为纽约标准，临床常规使用这个称呼），该标准需有典型的骶髂关节影像学改变及腰椎和胸廓活动度受限，对于早期或轻症患者不太敏感。相较于 1984 年 AS 纽约标准，1990 年的 Amor 标准和 1991 年的欧洲脊柱关节炎研究小组制定的标准对分类不明的脊柱关节病有更明确的界定，这对疾病的早期分类评估有一定价值，特别是 Amor 标准以量化评分的方式进行诊断使得评估简便易行，但由于其缺少对炎性腰背痛的明确定义，使得临床应用受到一定限制。2009 年 ASAS 推出了 axSpA（包括 AS）的分类标准（表 2.1），对于放射学检查没有发现骶髂关节炎的患者，采用 MRI 进行检查，并将腰背痛等临床表现与 HLA-B27 和 CRP 等实验室检查相结合进行判断。2009 年指南指出炎性腰背痛的患者无论当前是否有外周关节炎均使用 axSpA 的分类标准，逐步淡化了 AS 的概念，认为具有明确骶髂关节 X 线影像学改变的 AS 是 axSpA 的后期阶段，仅仅代表骶髂关节病变的慢性化和严重性，这个概念的更新体现了对疾病过程理解的重大进展，在更好地理解、定义和统一疾病概念方面迈出了重要一步，同时也提高了 axSpA 的早期诊断和治疗。

影像学技术的应用对 axSpA 的诊断和病情评估及治疗非常重要。X 线提示有骶髂关节炎仍是 AS 确诊的必要条件，然而普通 X 线和 CT 技术不能早期发现骶髂关节和其他部位的影像学改变。MRI 对 axSpA 的早期诊断非常具有实用性，骶髂关节 MRI 检查已被列入 2009 年 axSpA 分类标准中，其能够在普通 X 线发现病变前检测到骨髓水肿、骨炎和骨侵蚀。已有研究发现，MRI 显示的 axSpA 骶髂关节炎症及其组织学改变与临床表现相一致，可用于评估疾病的活动性。MRI 的另一个明显优势是无辐射暴露，尤其适用于儿童、青年患者，以及既往已有多次辐射暴露史和在随访过程中需要反复成像者。

表 2.1 ASAS 推出的 axSpA（包括 AS）分类标准

SpA 临床特征	骶髂关节炎影像
• 炎性腰背痛 • 关节炎 • 附着点炎（足跟） • 前葡萄膜炎 • 指（趾）炎 • 银屑病 • 克罗恩病或溃疡性结肠炎 • 对 NSAIDs 反应良好 • SpA 家族史 • HLA-B27 阳性 • CRP 升高	• MRI 提示骶髂关节活动性（急性）炎症，高度提示与 SpA 相关的骶髂关节炎，或改良纽约标准中的骶髂关节炎
分类标准：影像学提示骶髂关节炎及 ≥1 项的 SpA 临床特征，或 HLA-B27 阳性及 ≥2 项的 SpA 临床特征	

注：患者腰背痛 ≥3 个月且年龄 <45 岁。

（二）治疗的演变

随着疾病认知的发展，AS 的治疗手段不断丰富，治疗理念不断更新。2010 年 ASAS 与 EULAR 对 AS 治疗意见进行了更新，提出了 4 个主要目标，即控制症状和炎症、预防进行性结构破坏、维持/正常化功能和社会参与、最大限度地改善患者健康相关的生活质量。这对 AS 的治疗提出了更高标准的建议和要求，AS 的治疗也逐渐实现了从传统药物时代到如今生物制剂时代的跨越。

1. 非手术治疗

（1）非药物治疗：早在 20 世纪 50 年代就有学者提出运动对 AS 的治疗作用，此后几十年运动一直是 AS 治疗的重要组成部分。2022 年，ASAS 与 EULAR 联合发布的 axSpA 管理建议中强调，运动康复等非药物治疗是 axSpA 管理的基石，对于控制病情、预防疾病进展和改善生活质量具有关键作用。

（2）药物治疗：主要包括以下几种。

1）传统药物治疗：在 AS 的各项临床特征尚未突显时应用，AS 的治疗主要以症状控制为主，药物包括 NSAIDs、csDMARDs、激素等。其中，NSAIDs 是控制症状的主要手段，但有约 20% 的 AS 患者对 NSAIDs 缺乏应答或应答不足；目前尚缺乏支持 csDMARDs 对于 AS/SpA 确切疗效的循证医学证据；糖皮质激素一般用于局部注射以控制病情，不推荐长期大量全身性使用。众多研究证据及临床经验显示，传统治疗药物无法完全控制 AS 症状、改善病情，不能满足临床需求。

2）生物制剂：随着疾病基础研究的深入及药物研发手段的进步，生物制剂逐渐进入人们的视野，其靶向性强，能够精准地阻断发病过程中的重要环节，为 AS 的治疗和管理带来巨大的改变。对于传统药物治疗无应答或不耐受，或存在外周表现［难治性慢性葡萄膜炎、炎症性肠病（inflammatory bowel disease，IBD）、银屑病等］的患者可考虑生物制剂治疗。目前治疗 AS 的主要生物制剂有肿瘤坏死因子抑制剂（tumor necrosis factor inhibitor，TNFi）、白介素 -17（interleukin-17，IL-17）抑制剂和 JAK 抑制剂等。

TNFi：最早用于 AS 治疗的生物制剂，其靶点 TNF-α 在 AS 中发挥了重要作用，是介导 AS 炎症过程的核心细胞因子，相比传统药物治疗，TNFi 可快速有效地缓解患者 AS 症状、降低疾病活动度，治疗水平实现了跨越式发展。不同的 TNFi 在肌肉骨骼体征和症状方面的有效性相似，但在关节外表现方面的有效性存在差异，如单克隆抗体（英夫利西单抗、阿达木单抗、戈利木单抗）在治疗炎症性肠病和预防葡萄膜炎复发方面有效，而依那西普对葡萄膜炎显示出矛盾的结果，且对炎症性肠病治疗无效。

IL-17 抑制剂：2015 年，IL-17A 抑制剂——司库奇尤单抗获欧洲药品管理局（European Medicines Agency，EMA）批准用于治疗 AS，IL-17A 抑制剂在 AS 发生发展的多个环节中扮演了重要角色，IL-17 参与了附着点炎的发展及病理性新骨形成过程，导致不可逆的结构损伤，在特异性阻断靶点后，可多层面调控疾病的病理进程，从而达到更优的治疗效果。相较 TNFi，IL-17A 抑制剂对骨进展的抑制作用更具优势，既可以抑制炎症，又可以抑制骨赘形成。

此外，对于合并银屑病的 SpA 患者而言，IL-17A 抑制剂的疗效优于 TNFi；患有活动性葡萄膜炎和炎症性肠病（克罗恩病、溃疡性结肠炎）者应慎用司库奇尤单抗。

JAK 抑制剂：2021 年，JAK 抑制剂托法替布获美国食品药品监督管理局（Food and Drug Administration，FDA）批准，用于治疗对一种或多种 TNFi 疗效不足或对其无法耐受的活动性 AS 成人患者。托法替布通过阻断免疫细胞内的 JAK-STAT 通路，可直接或间接阻断多种 AS 相关细胞因子信号转导，达到抑制炎症、缓解疾病的目的，解决了部分生物制剂因生成中和性抗体存在继发性失效的问题。

2. 手术治疗

晚期 AS 出现的最严重并发症是髋关节融合及脊柱畸形，导致患者出现行动障碍，可施行全髋关节置换以治疗髋关节融合，施行脊柱矫形术以矫正脊柱畸形。对于急性脊柱骨折的 AS 患者可考虑行脊柱固定手术。

三、国内外 AS 诊疗管理指南解读

（一）国外医疗质量控制指南解读

从 2016 年开始，ASAS 为了规范诊断流程，减少误诊，提高早期诊断率，改善患者生活质量及预后，制定了一套医疗质量控制标准，以帮助提高世界范围内 axSpA 成人患者的医疗保健质量，Uta Kiltz 等于 2020 年 Ann Rheum Dis 上发表了"Development of ASAS quality standards to improve the quality of health and care services for patients with axial spondyloarthritis"，其将质量控制指标分为诊断、治疗、管理 3 个部分进行阐述。

1. 诊断

（1）转诊率：怀疑 AS 的患者在 3 个工作日内转诊至风湿免疫科进行诊断并评估的比例。要求当地社区及医疗机构加强对民众及其他专业医护人员的培训及科普，提高对 AS 的认知。转诊率属于就医指标，反映的是基础质量。

（2）初诊率：怀疑为 AS 并转诊后的患者在 3 周内接受风湿免疫科专家的评估。怀疑有 AS 的患者进行快速转诊对于避免延误诊断和开展早期治疗是非常重要的，要求风湿免疫科相关医务人员（包括医师、护士及其他卫生专业人员）能够识别 AS 相关的中轴表现、外周关节和关节外表现及共病相关临床症状、体征。初诊率与医疗系统风湿病专家的数量及专业水平有关，该指标也属于就医指标，反映的是基础质量。

（3）诊断评估率：怀疑为 AS 的患者在 2 个月内完成诊断相关的检查及病情评估。怀疑 AS 的患者需要由风湿免疫科专家及时进行诊断检查，以确保正确的诊断，并获得更好的预后，提高患者的生活质量。与当地的医疗设施及风湿病专业医护人员的数量有关，要求风湿病专业医护人员在指定时间内完成对 AS 的评估与诊断。诊断评估率也属于就医指标，反映的是基础质量。

2. 治疗

（1）监测率：经确诊的 AS 患者在风湿免疫科专家的指导下，至少每 6 个月进行 1 次疾病活动度的评估。需要风湿免疫科专家（包括医师、护士及其他医疗专业人员）参与监测疾病活动，建议使用强直性脊柱炎疾病活动评分（ankylosing spondylitis disease activity score，ASDAS）评估疾病活动性，定期多次评估以确保患者疾病出现活动的时候能尽快得到相应的治疗。监测率属于过程指标。

（2）疾病控制：在常规治疗下，疾病仍处于活动期的 AS 患者需要开始进一步的生物制剂治疗，升级治疗对于实现疾病活动度的控制很重要，从而降低疾病对功能及患者生活质量的影响。在采用常规治疗后疾病活动度仍然较高的患者应与风湿病医师讨论生物制剂的使用，并且在考虑患者的家庭条件、用药成本和生物制剂获得途径的情况后进行科学治疗，干预治疗应该在 AS 患者与风湿病专业医师共同商讨下进行。疾病控制属于过程指标。

（3）非药物治疗：AS 患者在确诊后得到风湿病专业医护人员的运动治疗指导。运动治疗是 AS 患者整个病程治疗方案的重要组成部分，定期锻炼可以减少疼痛和关节僵硬，改善心肺功能，还能降低心血管疾病的发生风险，因此对 AS 患者进行积极的运动治疗宣教是非常重要的。非药物治疗属于过程指标。

3. 管理

（1）宣教及自我管理：AS 患者在诊断后 2 个月内接受疾病相关的宣教及自我管理。宣教对于患者对疾病的理解、自我管理及减少并发症是至关重要的，应该从 AS 诊断后立刻开始，并持续患者的一生，宣教任务应该包括疾病的诊断与治疗（包括治疗相关的副作用）及健康的生活方式（锻炼和戒烟等）。宣教及自我管理的要求是当地医疗系统及政府确保卫生专业人员能够获得充分满足患者宣教所需的信息及知识，属于结果指标。

（2）紧急处理：AS 患者在疾病暴发或者出现药物相关副作用能在 2 个工作日内得到风湿病专家的诊疗及指导。日常工作中，AS 患者可能因为某些原因或者药物副作用导致疾病活动暴发，及时地提供风湿病相关指导及医疗服务可以极大地改善患者的生活质量，使他们能够快速地恢复日常生活和工作，并减少不良事件造成伤害的可能性。紧急处理属于结果指标。

（3）年度回顾：风湿免疫科专家应该对 AS 患者进行每年 1 次的疾病情况回顾。年度回顾对于确保疾病的所有方面都得到控制来说非常重要，它提供了一个定期评估的机会，以评估患者当前的疾病自我管理是否适当，以及总结未来是否需要进一步的诊疗支持，使患者能够最大限度地提高自己的健康状况，更好地进行生产活动，提高生活质量。此处，风湿免疫科专家还应该关注心血管风险情况、骨质疏松症、就业、心理及包括锻炼活动在内的生活方式，并进行个性化分析。年度回顾属于结果指标。

（二）国内诊疗规范解读

为了规范 AS 的诊断和病情评估、实现临床合理用药及提高患者生活质量的目的，中华医学会风湿病学分会在借鉴国内外诊治经验和指南的基础上，2022 年制定了《强直性脊柱炎诊疗规范》，下面将从临床表现、诊断与实验室检查、治疗这 3 个方面进行解读。

1. AS 的临床表现

强调了炎性腰背痛与一般的机械性背痛相反，AS 通常表现为炎性背痛，患者可能出现半夜痛醒、翻身困难、晨起或久坐后起立时下腰部僵硬症状明显，但活动后减轻。附着点炎是 AS 的典型特征，表现为附着点疼痛、僵硬和压痛，通常无明显肿胀。髋部受累见于 25%～35% 的 AS 患者，致残率高，约 94% 出现在 5 年内，单侧多见，表现为腹股沟、髋部疼痛及关节活动受限，负重体位时疼痛加重。病情进展会导致髋部屈曲挛缩，早发 AS、附着点炎的患者髋部受累可能更严重。

AS 关节外表现常有葡萄膜炎、银屑病及炎症性肠病等临床症状，以及压迫性脊神经炎或坐骨神经痛、椎骨骨折或不全脱位、马尾综合征，少见于肺上叶纤维化、主动脉瓣关闭不全及传导障碍、肾淀粉样变和 IgA 肾病。

2. 诊断性检查

（1）X 线检查：骶髂关节和椎旁肌肉压痛为 AS 早期的阳性体征，骶髂关节的 X 线改变具有诊断意义。骶髂关节炎的典型 X 线表现为软骨下骨缘模糊、骨质糜烂、关节间隙模糊、骨密度增高、关节融合；附着点炎的典型 X 线表现为骨质糜烂（骨盆和耻骨联合/坐骨结节）、邻近骨质的反应性硬化/绒毛状改变、新骨形成；脊柱的典型 X 线表现为椎体骨质疏松、椎体方形变、椎小关节模糊、椎旁韧带钙化、骨桥形成，终末期 X 线表现为广泛而严重的对称性骨桥、"竹节样脊柱"。

（2）CT 与 MRI 检查：CT 相比较 X 线平扫具有清晰显示结构性改变（侵蚀、硬化和强直）的优势。MRI 检查则可显示急性炎症性改变和结构损伤改变，可更早发现骶髂关节病变；图像的冠状斜切面可见骶髂关节向前倾斜。

3. 治疗

（1）治疗目标：①缓解症状和体征：应达到临床缓解或低疾病活动度；②恢复躯体功能：最大限度地恢复患者身体功能；③防止关节损伤；④防止脊柱疾病的并发症；⑤提高生活质量。

（2）康复治疗：①健康生活方式宣教；②合理坚持体育锻炼：推荐每天进行有针对性的关节活动度训练/牵拉练习；③物理治疗：对疼痛或炎性关节或软组织损伤给予必要的物理治疗；④戒烟。

（3）药物治疗：主要包括以下几种：①NSAIDs 药物：可迅速改善症状，为晚期 AS 症状治疗的首选，不良反应多见胃肠道不适，少数可引起胃溃疡。治疗时选用 1 种 NSAIDs，通常需用最大剂量，不建议使用 ≥ 2 种的 NSAIDs。需持续规律使用稳定剂量至少 2 周后评估疗效，若 2～4 周疗效不明显，应改用其他不同类别的 NSAIDs。建议在当前药物治疗剂量下长时间持续使用，监测药物不良反应并及时调整。②生物 DMARDs 药物：目前可供选择的生物 DMARDs 包括 TNFi 和 IL-17A。应用生物 DMARDs 的指征：应用至少 2 种 NSAIDs 治疗超过 4 周，症状仍未缓解和（或）出现不良反应，ASDAS ≥ 2.1 分或 Bath 强直性脊柱炎疾病活动指数（bath ankylosing spondylitis disease activity index，BASDAI）≥ 4 分。在开始生物

DMARDs治疗前，需筛查肺结核、乙型肝炎病毒、丙型肺炎病毒和人类免疫缺陷病毒（高危人群），并治疗潜伏性结核及预防性治疗慢性乙型肝炎病毒感染。③传统合成DMARDs：目前未证实传统合成DMARDs对AS的中轴病变有效，但可尝试使用。④糖皮质激素：一般不主张口服或静脉全身应用激素治疗AS。难以控制的关节症状可以进行局部激素注射，难治性虹膜炎可能需要全身应用激素或免疫抑制剂治疗。

（4）外科治疗：原则为选择畸形最重及对功能影响最大的关节进行手术治疗。

四、AS医疗质量控制指标制定

（一）AS临床症状及诊断相关的医疗质量控制指标

1. 转诊率

$$转诊率 = \frac{单位时间内怀疑为AS的患者转诊至风湿病专科人数}{同期怀疑为AS的患者人数} \times 100\%$$

临床意义：由于AS没有单一的有足够敏感性或特异性的指标来明确诊断，因此AS在非风湿专业的医疗环境中经常被遗漏，导致诊断及治疗的严重延误。这就要求当地社区及其他非专业医护人员应进行培训及科普，提高其对AS的认识，并且有识别炎性腰背痛、外周关节疼痛及僵硬、附着点炎的能力。该指标反映了医疗健康相关人员对疾病的认识、当地医疗系统的完善程度及疾病知识的普及程度。

2. HLA-B27检测率

$$HLA\text{-}B27检测率 = \frac{单位时间内疑似为AS的患者完成HLA\text{-}B27检测的人数}{同期疑似为AS的患者人数} \times 100\%$$

临床意义：AS患者中HLA-B27的阳性率约为90%，然而正常人也可以见到HLA-B27阳性，阳性率约为5%。HLA-B27阳性对于诊断AS有重要临床意义，但该疾病的确诊不能单纯依靠HLA-B27阳性，还需要临床医师进一步通过病史和各种深入检查（骨盆DR、骶髂关节CT、骶髂关节MRI等）来明确是否为AS。HLA-B27阳性除了与AS有密切关系，还可见于葡萄膜炎、银屑病关节炎、反应性关节炎、幼年型脊柱关节炎、炎症性肠病性关节炎和未分化脊柱关节炎等疾病。该指标反映了AS辅助检测指标的完成情况。

3. 影像学检测率

$$影像学检测率 = \frac{单位时间内怀疑为AS的患者完善影像学检查的人数}{同期怀疑为AS的患者人数} \times 100\%$$

临床意义：对AS的诊断，目前普遍采用1984年修订的纽约标准，其结合了临床和影像学特点。骶髂关节炎是AS的标志性病变，有研究发现高达99%的AS患者最早出现的影像学表现为骶髂关节炎。骶髂关节X线改变具有诊断意义；CT具有清晰显示结构性改变（侵蚀、硬化和强直）的优势。MRI 检查则可显示急性炎症性改变和结构损伤改变，能更早发现骶髂关节病变。该指标反映了 AS 影像学检查的完成情况。

4. 初诊患者系统评估率

$$初诊患者系统评估率 = \frac{单位时间内初诊为 AS 的患者完善系统评估的人数}{同期初诊为 AS 的患者人数} \times 100\%$$

临床意义：除了关节表现外，AS 还可累及眼睛（葡萄膜炎，重则失明）、皮肤黏膜（口腔溃疡、银屑病）、肾脏（IgA 肾病）、肠道（炎症性肠病）、心血管（主动脉瓣病变、主动脉瘤、心包炎和心肌炎）等，且关节外的系统症状常与关节受累相关，相互影响，严重影响患者生活质量，完善系统评估可尽早发现累及系统的病变，早期治疗，控制病情发展，改善患者预后。该指标反映了 AS 系统评估完成情况。

（二）AS 治疗相关的医疗质量控制指标

1. NSAIDs 规范治疗率

$$NSAIDs 规范治疗率 = \frac{单位时间内确诊为 AS 患者中规范应用 NSAIDs 药物的比例}{同期确诊为 AS 的患者人数} \times 100\%$$

临床意义：结合患者共病、其他有影响的药物及患者偏好，向确诊为 AS 的患者提供 NSAIDs 治疗，应用 NSAIDs 可迅速改善患者腰背部疼痛和晨僵，减轻关节肿胀和疼痛并增加活动范围，为早期或晚期症状治疗的首选。要评估某个特定 NSAIDs 是否有效，应持续规律使用其稳定剂量至少 2 周，如果 1 种 NSAIDs 治疗 2～4 周疗效不明显，应改用其他不同类别的 NSAIDs，同时使用 ≥ 2 种 NSAIDs 不仅不会增加疗效，反而会增加药物不良反应，甚至带来严重后果。在用药过程中应监测药物不良反应并及时调整。该指标反映了 AS 治疗的规范性。

2. 生物制剂使用率

$$生物制剂使用率 = \frac{单位时间内 NSAIDs 治疗后病情控制不佳应用生物制剂的 AS 患者人数}{同期 NSAIDs 治疗后疾病控制不佳的 AS 患者人数} \times 100\%$$

临床意义：对于 NSAIDs 治疗后病情仍持续活动的 AS 患者应考虑使用生物制剂，目前可供选择的药物包括 TNF-α 抑制剂和 IL-17 抑制剂。推荐使用生物制剂的时机：使用至少 2 种 NSAIDs 治疗超过 4 周症状仍未缓解和（或）出现不良反应，ASDAS ≥ 2.1 分或 BASDAI ≥ 4 分。在开始生物制剂治疗前，需筛查肺结核及乙肝病毒、丙肝病毒和人类免疫缺陷病毒（高危人群），并治疗潜伏性结核及预防性治疗慢性乙肝病毒感染。如果患者病情持续缓解，可考虑将生物制剂减量。完全停用生物制剂可能有较高的病情复发率，因此应缓慢地进行减量，并确保在前 1 个减量之后有足够的时间使病情缓解。可通过减少药物剂量或延长用药时间来完成减量，目前尚无证据显示哪种方法更好。该指标反映了 AS 治疗的规范性。

3. 康复治疗率

$$康复治疗率 = \frac{单位时间内确诊为 AS 后进行康复治疗的患者人数}{同期确诊为 AS 的患者人数} \times 100\%$$

临床意义：康复治疗是 AS 患者整个治疗方案的重要组成部分，定期锻炼可以减少疼痛和关节僵硬，改善心肺功能，还能降低心血管疾病的风险。合理和坚持体育锻炼：推荐每天进行关节活动度训练和牵拉练习，每周进行 3 次中等强度的有氧训练，每次 30 分钟；每周进行至少 2 次包含全身大肌肉群的肌肉力量训练，以取得和维持良好的身体功能，有效地改善患者功能、提高生活质量。在疾病活动期对肿痛的关节给予物理治疗有良好的疗效，可以有效地改善关节疼痛及肿胀，进而改善患者生活质量。该指标反映了 AS 康复治疗的应用率。

（三）AS 管理相关的医疗质量控制指标

1. 随访监测率

$$随访监测率 = \frac{单位时间内确诊为 AS 的患者中定期随访监测疾病的患者人数}{同期确诊为 AS 的患者人数} \times 100\%$$

临床意义：建议使用 ASDAS 评估疾病的活动性，ASDAS 是从 ASAS 组中选择的 1 种敏感工具，其经过很好的验证，具有准确的价值。ASDAS 低于 1.3 分被视为临床缓解，评分 > 1.3 分但 ≤ 2.1 分被视为低疾病活动度，评分 ≥ 2.1 分但 ≤ 3.5 分被定义为高疾病活动度，而评分 > 3.5 分被视为非常高的疾病活动度。ASDAS 的临床改善是两次评估之间至少提高 1 分。疾病发作是指与先前评估相比，评分增加 ≥ 0.9 分。

确诊为 AS 的患者定期随访监测是非常重要的，疾病活动度与受累关节功能、患者生活质量息息相关，同时，由于疼痛及功能障碍等疾病活动的临床症状是较为主观和模糊的，加之药物不良反应（肝功能、肾功能不全）往往较为隐匿，因此需要风湿病学专家（包括医师、护士及其他医疗专业人员）参与监测疾病活动与药物不良反应，建议定期使用 ASDAS 评估疾病活动度，定期复查实验室检查指标，确保患者出现疾病活动的时候能尽快得到相应的治疗，同时尽早发现药物不良反应，及时调整治疗方案。该指标反映了 AS 患者随访监测完成情况。

2. 宣教率

$$宣教率 = \frac{单位时间内确诊为 AS 的患者中接受疾病相关宣教的人数}{同期确诊为 AS 的患者人数} \times 100\%$$

临床意义：宣教对于患者对疾病的理解、自我管理及减少并发症是至关重要的，宣教应该从患者诊断为 AS 后立刻开始，并持续一生。患者应该学会如何管理疾病的症状，以减少痛苦，并改善运动功能和生活质量，宣教任务应该包括疾病诊断、治疗（包括治疗相关副作用）及健康的生活方式（锻炼和戒烟等）。该指标反映了 AS 患者掌握健康生活方式的情况。

3. 达标治疗达标率

$$达标治疗达标率 = \frac{单位时间内治疗时间 > 6个月的AS患者中达标治疗达标的人数}{同期治疗时间 > 6个月的AS患者人数} \times 100\%$$

临床意义：ASDAS 评估疾病活动度反映单位时间内达到临床缓解、低疾病活动度的比例。达标治疗指通过消除炎症，使肌肉骨骼相关症状（关节炎、指炎、附着点炎、中轴病变）达临床缓解/疾病非活动的状态，同时将关节外表现（如银屑病、炎症性肠病、葡萄膜炎等）纳入考虑。当前的主要治疗目标是尽可能提高患者的长期与健康相关的生活质量，可通过控制疾病症状、预防结构性破坏、恢复或保留关节功能、避免药物毒性及尽可能减少合并疾病来实现。制定临床目标时也可考虑其他因素（如 MRI 提示中轴炎症，有放射学进展、外周肌肉骨骼或关节外表现、合并症）。患者应充分知情并参与讨论制定治疗目标，包括实现目标所采取的治疗措施风险及获益。在治疗过程中，通过评价疾病活动度，调整相应的治疗方案，有助于改善患者的短期和（或）长期预后。临床缓解/疾病非活动状态即无明显炎症性疾病活动的临床和实验室证据，在不能达到临床缓解时，低/最小疾病活动度或可作为替代治疗目标。该指标反映了 AS 治疗的规范性。

（四）AS 医疗质量控制指标确认表单（表2.2）

表2.2 AS 医疗质量控制指标确认表单

项目	医疗质量控制指标	确认（√或×）
临床症状及诊断	1. 如果患者出现疑似为 AS 的临床症状，应转诊至风湿免疫科	
	2. 如果患者怀疑为 AS，应完善 *HLA-B27* 基因检测	
	3. 如果患者怀疑为 AS，应完善相关影像学检查（X 线、CT、MRI）	
	4. 如果患者初次确诊为 AS，应由风湿免疫科医护人员完成全身系统评估	
治疗	5. 如果患者评估后确诊为 AS，应规范地给予 NSAIDs 进行消炎止痛治疗	
	6. 如果患者确诊为 AS 后，连续使用至少 2 种 NSAIDs 治疗效果不佳，病情仍持续活动，应在排除禁忌后考虑使用生物制剂治疗	
	7. 如果患者确诊为 AS，应指导患者进行康复治疗，包括坚持合理的体育锻炼、物理治疗等	
管理	8. 如果患者确诊为 AS，应规律监测和评估 AS 的病情，疾病活动期每 1~3 个月 1 次；AS 病情获得控制（缓解）后，可每 3~6 个月 1 次	
管理	9. 如果患者确诊为 AS，风湿免疫科医护人员应该对其进行疾病知识及健康生活方式等相关教育	
	10. AS 患者开始接受治疗 6 个月后，应达到临床缓解或低疾病活动度	

参考文献

[1] LINDEN S V D, VALKENBURG H A, CATS A. Evaluation of diagnostic criteria for ankylosing spondylitis. Arthritis & Rheumatism, 1984, 27（4）: 361-368.

[2] RUDWALEIT M, VAN DER HEIJDE D, LANDEWÉ R, et al. The development of assessment of spondylo arthritis international society classification criteria for axial spondyloarthritis（part II）: validation and final selection. Annals of the rheumatic diseases, 2009, 68（6）: 777-783.

[3] WARD M M, DEODHAR A, AKL E A, et al. American College of Rheumatology/Spondylitis Association of America/Spondyloarthritis Research and Treatment Network 2015 recommendations for the treatment of ankylosing spondylitis and nonradiographic axial spondyloarthritis. Arthritis&Rheumatology, 2016, 68（2）: 282-298.

[4] 黄烽, 朱剑, 王玉华, 等. 强直性脊柱炎诊疗规范. 中华内科杂志, 2022, 61（8）: 893-900.

[5] 徐卫东. 中轴型脊柱关节炎诊断和治疗的专家共识（2019年版）. 中华关节外科杂志（电子版）, 2019, 13（3）: 261-266.

[6] WEBERS C, ORTOLAN A, SEPRIANO A, et al. Efficacy and safety of biological DMARDs: a systematic literature review informing the 2022 update of the ASAS-EULAR recommendations for the management of axial spondyloarthritis. Annals of the rheumatic diseases, 2023, 82（1）: 130-141.

[7] 雷玲彦, 郭惠芳. 脊柱关节炎规范化诊治进展. 临床荟萃, 2019, 34（4）: 299-305.

[8] KILTZ U, LANDEWÉ R B M, VAN DER HEIJDE D, et al. Development of ASAS quality standards to improve the quality of health and care services for patients with axial spondyloarthritis. Ann Rheum Dis, 2020, 79（2）: 193-201.

（陈勇　陈吉　黄佳丽）

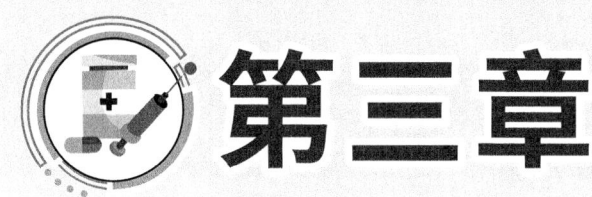

第三章

痛风的医疗质量控制

一、概述

痛风是一种单钠尿酸盐（monosodium urate，MSU）沉积在关节所致的炎症性疾病，其与嘌呤代谢紊乱和（或）肾脏尿酸排泄减少所致的高尿酸血症直接相关。在我国成人高尿酸血症呈明显上升和年轻化趋势，我国高尿酸血症的患病率约为13.3%，约1/3的高尿酸血症患者发展为痛风。痛风已经成为我国仅次于糖尿病的第二大代谢类疾病。

20多年来，国内外痛风治疗指南不断更新，包括2006年及2016年EULAR痛风治疗指南、2015年亚洲太平洋地区风湿病学学会联盟（Asia-Pacific League of Associations for Rheumatology，APLAR）痛风指南、2020年中华医学会内分泌学分会（Chinese Society of Endocrinology，CSE）发布的2019版中国高尿酸血症与痛风诊疗指南及2020年美国风湿病学会（American College of Rheumatology，ACR）痛风管理指南等。

尽管目前有许多痛风相关诊疗指南与管理办法，但是一项来自中国风湿病数据中心的关于6814例痛风患者的数据表明，痛风降尿酸治疗中3个月达标率仅为29.12%，6个月达标率也仅有38.2%。痛风作为常见的慢性病，尚未建立类似糖尿病、高血压等一套标准化的医疗质量控制指标，许多痛风患者没有得到标准化的治疗，导致痛风反复发作，出现并发症、残疾、药物副作用等问题，这对痛风患者的生活质量造成了巨大的影响。因此建立标准化的痛风医疗质量控制指标，有助于规范痛风的诊疗。

二、诊断的分类标准与治疗演变

（一）分类标准的演变

痛风的诊断被广泛认可是在1977年ACR痛风性关节炎分类标准及2015年EULAR/ACR

痛风分类标准（表3.1）。

（1）1977年ACR制定的分类标准将MSU结晶列为痛风诊断的充分标准，进一步将临床分类细化为12条标准，并增加了痛风导致关节损伤的X线影像学改变。然而，该标准倾向于急性痛风的诊断，对慢性痛风的诊断效力不足；同时这些标准大多是总分类项中满足几项可以诊断为痛风，不能凸显出某些项目的重要性。

（2）2015年EULAR/ACR痛风分类标准肯定了受累关节检测到MSU结晶对痛风关节炎的诊断价值；同时将影像学检查纳入痛风诊断评分，引入负分制度；强调了血尿酸水平在诊断痛风中的作用；分别从临床表现（受累关节类型、症状发作特点、时间进程及痛风石）、实验室检查（血尿酸水平、关节滑液分析）及影像学特点（X线、超声或双能量CT）3个方面进行评分，总分为23分，≥8分即可诊断为痛风。相比1977年ACR制定的分类标准，2015年EULAR/ACR痛风分类标准同时适用于急性期和慢性期痛风的评估，既保留了传统观念上的痛风特点，又加入了新的影像学技术，诊断效能较高，尤其是在缺乏关节滑液分析和影像学检查结果时，该标准仍具有较高的敏感性与特异性，显示了良好的可操作性。

随着影像学技术的发展，中华医学会内分泌学分会发布的《中国高尿酸血症和痛风诊治指南（2019）》提出亚临床痛风的概念，即无症状高尿酸血症患者关节超声、双能量CT或X线发现单钠尿酸盐晶体沉积和（或）痛风性骨侵蚀，为痛风的早期诊断及干预提供了基础。

表3.1　2015年EULAR/ACR痛风分类标准

第一步：纳入标准（只在符合本条件情况下方可采用下列评分体系）为外周关节或滑囊发作性肿胀、疼痛或压痛至少1次
第二步：充分标准（如果具备，可直接分类为痛风而无须其他"要素"）为有症状关节或滑囊（在滑液中）或痛风石中存在MSU
第三步：标准（不符合充分标准的情况下使用）≥8分可诊断为痛风

指标	分类		评分（分）
临床指标	症状发作累及关节/滑囊		
	①踝关节或中足（作为单关节或寡关节的一部分发作而未累及第一跖趾关节）		1
	②累及第一跖趾关节（作为单关节或寡关节发作的一部分）		2
	关节炎发作（包括以往的发作）的特点		
	①受累关节发红（患者自诉或医师观察到）②受累关节不能忍受触摸、按压③受累关节严重影响行走或无法活动	符合左栏1个特点	1
		符合左栏2个特点	2
		符合左栏3个特点	3
临床指标	发作或曾经发作的时序特征（无论是否抗感染治疗，符合下列2项或2项以上为1次典型发作）		
	①疼痛达峰值<24小时②症状缓解≤14天③发作间期可完全缓解（恢复至基线水平）	1次典型的发作	1
		反复典型症状发作	2

续表

指标	分类		评分（分）
临床指标	**痛风石的临床证据**		
	皮下粉笔灰样结节，表面皮肤薄，常伴有表面血管覆盖，位于典型部位：关节、耳郭、鹰嘴、滑囊、指腹、肌腱（如跟腱）	存在	4
实验室指标	**血尿酸水平（通过尿酸酶方法测定）**		
	理想情况下，应在患者未接受降尿酸治疗和症状发作4周后（即在发作间期）进行测定；如果可行，在上述情况下进行复测，以最高的数值为准	< 240 μmol/L（< 4 mg/dL）	-4
		360 ~ < 480 μmol/L（6 ~ < 8 mg/dL）	2
		480 ~ < 600 μmol/L（8 ~ < 10 mg/dL）	3
		≥ 600 μmol/L（≥ 10 mg/dL）	4
	关节液分析		
	有（曾有）症状的关节或滑囊进行滑液分析（应由有经验的检查者进行检测）	未做检测	0
		MSU阴性	-2
影像学特征	①有（曾有）症状的关节或滑囊处尿酸盐晶体的影像学证据：超声显示双轨征，或双能量CT证实尿酸盐沉积	存在（任一方式）	4
	②痛风相关关节破坏的影像学证据：手和（或）足在传统影像学表现上至少有一处骨侵蚀	存在	4

（二）治疗的演变

1. 非药物治疗观念的改变

2012年痛风管理指南首先明确了非药物治疗、患者教育的重要性，生活方式的调整可在一定程度上起到降尿酸和（或）预防急性痛风关节炎发作的作用。2016年EULAR痛风指南表明，充分的痛风教育可以使高达92%的患者得到有效治疗。

在饮食上，除美国医师协会指南指出严格的嘌呤限制饮食证据不足外，其他指南均鼓励低脂低糖、富含蔬菜的平衡饮食习惯，避免高嘌呤饮食。所有指南均指出避免过度摄入酒精，限制高果糖饮料，并鼓励患者减重及规律运动，在无相关禁忌情况下，建议痛风患者每日饮水量大于2000 mL。

尽管药物是痛风治疗的主要手段，但通过生活方式的干预能预防或降低痛风发作的频率，改善与预后相关的并发症，如肥胖、高血压、糖尿病、血脂异常等。

2. 药物治疗

（1）急性痛风的治疗：急性痛风时，现各指南主张在 12～24 小时之内通过药物控制病情。ACR、EULAR、CSE、英国风湿病学会（British Society for Rheumatology，BSR）指南对于秋水仙碱及 NSAIDs 作为一线药物已达成共识，但是对于糖皮质激素，CSE、BSR 指南将其列为二线用药，重症患者可以联合使用并控制病情。

1）秋水仙碱的治疗剂量与中毒剂量十分接近，使用后患者可出现胃肠反应、骨髓抑制等不良反应，目前指南推荐秋水仙碱小剂量服用，但具体用法各不相同：2019 版 CSE 推荐起始剂量为 1.0 mg，1 小时后追加 0.5 mg，12 小时后按照 0.5 mg，每日 1～2 次服用；BSR 推荐剂量为 0.5 mg，3 次/天；ACR 推荐起始剂量为 1.2 mg，1 小时后追加 0.6 mg；EULAR 指南认为在痛风发作后即给予秋水仙碱负荷剂量 1 mg，1 小时后再给予 0.5 mg。2016 年 EULAR 指南对秋水仙碱使用禁忌证方面进行了更新，对肾功能严重受损患者应避免使用秋水仙碱和 NSAIDs，使用强效 P 糖蛋白和（或）CYP3A4 抑制剂（如环孢霉素或克拉霉素）的患者亦应禁止使用秋水仙碱。

2）对于 NSAIDs 的使用，BSR、ACR 及 EULAR 指南认为非选择性 NSAIDs 与选择性 COX-2 抑制剂效果相当，但在不良反应方面（胃肠道及其他严重的不良反应）NSAIDs 较糖皮质激素更为常见，选择性 COX-2 抑制剂整体不良反应较非选择性的 NSAIDs 少。ACR 指南推荐 NSAIDs 的疗程为 1 周。

3）针对糖皮质激素的使用，EULAR 指南推荐口服或关节腔注射糖皮质激素，口服醋酸泼尼松 30～35 mg/d；2019 版 CSE 推荐醋酸泼尼松 0.5 mg/（kg·d），3～5 天停药。目前国内对激素的使用相比国外保守很多，CSE 仅在痛风急性发作累及多关节、大关节或出现全身症状时才推荐全身使用激素治疗。

除了上述药物可以治疗痛风急性发作之外，ACR、EULAR、BSR 指南还补充了白细胞介素-1（interleukin-1，IL-1）阻断剂，可用于痛风频繁发作且对秋水仙碱、NSAIDs 和激素治疗有禁忌证或者效果不佳的患者。CSE 则补充了对于疼痛反复发作、常规药物无法控制的难治性痛风患者，可考虑使用 IL-1 阻断剂或 TNF-α 拮抗剂。各指南对于单药治疗效果不佳或合并其他疾病限制单药治疗的患者，建议采用联合治疗。

（2）降尿酸药物的选择：对于降尿酸治疗，目前国际上广泛使用的降尿酸药物主要有别嘌醇、非布司他、促排泄药（主要是苯溴马隆或丙磺舒）及辅助碱化尿液的药物（碳酸氢钠、枸橼酸盐制剂）。10 年前的指南推荐别嘌醇及丙磺舒为代表药物，由于亚洲有关别嘌醇导致的严重超敏反应的研究增多，欧美指南后续也重视到这一点，在 2020 ACR 指南中虽然仍推荐别嘌醇为一线治疗药物，但需要对亚洲人（尤其指 3 级以上慢性肾脏病的朝鲜人、中国的汉族人群及泰国人）进一步检测 *HLA-B*5801* 基因，以规避其严重的皮肤不良反应。2009 年非布司他面世后，指南推荐对于别嘌醇有禁忌或足量使用别嘌醇而血尿酸未达标的患者，可换用非布司他抑制尿酸生成。然而，美国 FDA 曾发布非布司他的心血管风险警告，因此欧美指南近年来仍推荐将别嘌醇作为一线用药。但是在中国，非布司他应用的安全性和有效性显著高于别嘌醇。ACR 及 EULAR 指南均建议在单用别嘌醇或非布司他效果不佳时联用促排泄药。促尿酸排泄药物中，丙磺舒药物的相互作用较多，对肾功能减退患者的疗效较差。ACR指南认为若患者使用别嘌醇或非布司他存在禁忌证或不耐受时可改用丙磺舒（苯溴马隆在美国未被批准上市），并将其视为选择性的一线用药；与中国相同，苯溴马隆在欧洲早已上市，因此不同于ACR指南，2016年EULAR指南推荐对于单药治疗未达标的患者可联合使用苯溴马隆。

（3）降尿酸治疗目标：对于痛风患者进行降尿酸治疗所要达到的目标，国内外指南或共识观点基本一致。血尿酸目标值一般应持续低于360 μmol/L。2019版CSE指南指出对于严重痛风（痛风石或痛风频繁发作）的患者及存在慢性肾脏病、肾结石、高血压、糖尿病、高脂血症、缺血性心脏病、脑卒中、心力衰竭和发病年龄＜40岁者，目标值＜300 μmol/L，有助于加速晶体溶解，但不应低于180 μmol/L。

（4）降尿酸治疗过程中预防急性发作理念的转变：痛风患者在降尿酸治疗（urate-lowering therapy，ULT）的初期血尿酸浓度急剧变化，容易诱发或加重痛风发作，国内外指南或共识一致建议痛风患者初始降尿酸治疗时应使用药物预防痛风发作。首选口服小剂量秋水仙碱，推荐剂量为0.5～1.0 mg/d，轻度肾功能不全者无须调整剂量，定期监测肾功能；中度肾功能不全者剂量减半，0.5 mg隔日1次。如有禁忌证或不能耐受者，可选用NSAIDs。秋水仙碱和NSAIDs疗效不佳或存在使用禁忌时，改用小剂量泼尼松或泼尼松龙（≤10 mg/d）。预防治疗至少维持6个月。EULAR、BSR指南和中国指南均推荐将小剂量的NSAIDs作为预防痛风发作的二线药物，糖皮质激素可作为三线药物。

三、国内外痛风诊疗管理指南解读

（一）国外痛风诊疗管理指南解读

英国国家卫生与临床优化研究所（National Institute for Health and Clinical Excellence，NICE）在2022年针对痛风的诊断治疗和管理，在 *British Medical Journal* 上发布了"gout: diagnosis and management"。其中对痛风的症状、诊断、治疗、预后与管理做出了相应指导，该指南面向的对象包括医疗保健专业人员、卫生和社会保健服务人员、公众、痛风患者及其家人和陪护。

1. 症状和体征

该指南指出，有以下情况之一者应怀疑为痛风：①第一跖趾关节迅速出现剧烈疼痛并伴有红肿（通常在夜间）；②出现痛风石；③除了第一跖趾关节以外，其他关节如足中部、踝关节、膝关节、手腕关节、肘关节出现剧烈疼痛、红肿或肿胀，且发作迅速（通常在夜间出现）；④对于出现关节疼痛、红肿、肿胀的患者，需评估化脓性关节炎、焦磷酸钙沉积和炎症性关节炎的可能性；⑤怀疑是化脓性关节炎（应立即转诊）；⑥出现慢性炎症性关节痛（应考虑为慢性痛风性关节炎）。对于痛风疑似患者，应详细了解病史并进行体格检查，并且评估症状和体征。

2. 诊断

（1）对于出现痛风症状和体征的患者，应测量血尿酸水平以明确临床诊断（血尿酸水平≥360 μmol/L），但如果在发作期间血尿酸水平低于360 μmol/L，并且强烈怀疑为痛风，则在病情稳定至少2周后重复测量血尿酸水平。

（2）如果痛风的诊断仍然不明确，可考虑关节穿刺和显微镜检查关节液。③如果无法进行关节抽吸或痛风诊断仍然不确定，可考虑使用X线、超声或双能量CT成像对受影响的关节进行影像学检查。

3. 急性期痛风的管理

主要内容包括：①NSAIDs、秋水仙碱或短疗程口服糖皮质激素是痛风发作的一线治疗方案，同时要考虑患者的合并症、正在服用的药物以及偏好。②正在服用NSAIDs治疗痛风发作的患者，考虑增加质子泵抑制剂。③如果对NSAIDs和秋水仙碱有禁忌证、不能耐受或使用其治疗无效，可考虑关节内或肌内注射糖皮质激素来治疗痛风发作。④除非NSAIDs、秋水仙碱和糖皮质激素均存在禁忌证、不耐受或治疗无效，否则痛风发作不应给予IL-1抑制剂治疗。在患者使用IL-1抑制剂前，需将患者转诊至风湿免疫科。⑤建议痛风患者服用处方药的同时，在病变关节部位敷冰袋（冷疗）或有助于缓解疼痛。

4. 痛风长期管理

（1）痛风的降尿酸治疗：采用达标治疗管理策略，对有以下情况的痛风患者给予ULT：①多次痛风发作或剧烈疼痛发作；②3~5期慢性肾脏病；③正在使用利尿剂；④有痛风石；⑤慢性痛风性关节炎。对于首次或随后出现痛风发作，不属于上述情况的痛风发作患者，应考虑ULT这一选择。在痛风发作结束2~4周内开始启用ULT。如果发作频繁，则可以在痛风发作期间启动ULT。同时确保患者了解，在达到目标血尿酸水平后，通常还会继续ULT，并且通常是终身治疗。

（2）达标治疗：ULT从低剂量开始，依据每月的血尿酸水平来指导调整剂量，直至实现目标血尿酸水平（低于360 μmol/L或6 mg/dL）。此外，出现以下情况的痛风患者可考虑将目标血尿酸水平降低至300 μmol/L：①有痛风石或慢性痛风性关节炎；②尽管血尿酸水平低于360 μmol/L（6 mg/dL），但仍继续频繁发作。

（3）降尿酸药物：开始进行ULT时，可将别嘌醇或非布司他作为一线治疗药物，同时还要考虑患者的合并症和偏好。对于有严重心血管疾病（如有心肌梗死或卒中史，或不稳定心绞痛）的痛风患者，将别嘌醇作为一线治疗。以血尿酸水平<360 μmol/L为目标；从低剂量的ULT开始，通过监测每月的血尿酸水平来指导剂量增加，直至达到目标血尿酸水平（如果患者可耐受）。

（4）启动ULT时预防痛风发作：①告知并与患者讨论开始或滴定剂量时服用药物预防痛风发作的获益和风险。对于选择在开始或滴定剂量ULT时预防痛风发作的患者，在达到目标血尿酸水平时应给予秋水仙碱。②如果秋水仙碱存在禁忌证、不耐受或治疗无效，可给予低剂量的NSAIDs或糖皮质激素，并考虑为正在服用NSAIDs或糖皮质激素的痛风患者添加质子泵抑制剂，以预防痛风发作，还需考虑患者的个人不良事件风险因素。③除非秋水仙碱、NSAIDs 和糖皮质激素均存在禁忌证、不耐受或治疗无效，否则在开始或滴定剂量时不建议使用 IL-1 抑制剂预防痛风发作。

（5）改变饮食和生活方式：目前虽然没有足够的证据表明任何特定饮食可以预防痛风发作或降低血尿酸水平，但超重（肥胖）或过度饮酒可能会增加痛风的发作次数和加重痛风的症状。建议患者遵循健康、均衡的饮食习惯。

（6）随访：在痛风发作后进行随访，监测血尿酸水平；提供痛风相关知识的宣教，以及帮助患者进行自我管理和预防痛风发作；评估生活方式和共病（包括心血管危险因素和慢性肾脏病）；回顾药物疗效并讨论长期降尿酸治疗的风险和获益。对于达到目标血尿酸水平后继续 ULT 的痛风患者，考虑每年监测血尿酸水平。

5. 转诊至风湿病专科

首次诊断时医师考虑将符合以下情况的痛风患者转诊至风湿病医疗服务机构：①痛风的诊断不确定；②治疗有禁忌、不能耐受或无效；③合并慢性肾脏病（3b～5 期）；④器官移植。

（二）国内痛风诊治指南解读

在借鉴国内外诊治经验的基础上，中华医学会风湿病学分会发布了 2023 年新版《痛风诊疗规范》（发表于《中华内科杂志》）。新规范沿用了 2020 年版《痛风诊疗规范》的框架结构，详细介绍了痛风的临床表现、辅助检查、分类标准、治疗方案及原则和预后，旨在规范我国痛风的诊断、治疗时机和治疗方案，以减少误诊和漏诊。

1. 痛风的临床表现及诊断

着重关注痛风伴发的疾病，包括肥胖症、高血压、高脂血症、2 型糖尿病等代谢综合征及心血管疾病、神经系统疾病。

相关辅助检查：新规范的更新点主要在于尿酸的测定，删除了原来"测定前需严格低嘌呤饮食 5 天后才能进行，24 小时尿酸排泄量 > 600 mg 为尿酸排泄量过多型，< 600 mg 为尿酸排泄量减少型"的建议。主张在正常饮食情况下检测 24 小时尿液中的尿酸总量，如果 24 小时尿酸排泄量 < 800 mg，则为肾脏尿酸排泄减少，并强调该项检查目前不作为常规检查。

2. 痛风的治疗

新规范针对痛风治疗进行了较多更新，强调痛风非药物治疗的总体原则仍为生活方式管理：首先是控制饮食、减少饮酒、运动、肥胖者减轻体重等；其次是控制痛风相关伴发病及危险因素，如高脂血症、高血压、高血糖、肥胖和吸烟。特别增加建议：无论疾病活动与否，不推荐痛风患者补充维生素 C 制剂。

（1）降尿酸治疗的指征：降尿酸治疗的时机一直存在争议，目前较为统一的观点是如果在稳定的降尿酸治疗过程中出现痛风急性发作，无须停用降尿酸药物，可同时进行抗感染、镇痛治疗。

使用促尿酸排泄药物苯溴马隆时,是否需要碱化尿液也存在争议。新规范对此予以更新:2020 年美国风湿病学会痛风管理指南不建议碱化尿液治疗,国内专家建议视个体情况而定,若患者合并尿酸性肾结石和(或)尿 pH < 5,依然建议给予适当碱化尿液治疗,并且需要监测尿 pH。

(2)预防痛风发作:除了在初始降尿酸治疗的 3~6 个月口服小剂量秋水仙碱、低剂量非甾体抗炎药或小剂量泼尼松,规范还建议采用小剂量起始、缓慢滴定的药物降尿酸方案,能明显减少痛风发作,可代替小剂量秋水仙碱、低剂量非甾体抗炎药的药物预防治疗。

四、痛风医疗质量控制指标制定

(一)痛风诊断相关的医疗质量控制指标

1. 血尿酸水平检测率

$$血尿酸水平检测率 = \frac{24 \text{ 小时内完善血尿酸水平检测的患者人数}}{\text{同期疑似为痛风的患者人数}} \times 100\%$$

临床意义:测量有痛风症状和体征的患者血尿酸水平,以确认临床诊断(血尿酸水平 ≥ 360 μmol/L)。如果在关节肿痛发作期间血尿酸水平 < 360 μmol/L,但临床强烈怀疑为痛风,则在关节肿痛消退后至少 2 周复测血尿酸水平。血尿酸水平是确诊痛风不可缺失的一环,该指标可指导并监督接诊疑似痛风患者时医疗人员诊疗步骤的规范程度。该指标反映了痛风最基本检测指标的完成情况。

2. 影像学检测率

$$影像学检测率 = \frac{1 \text{ 周内完善 X 线、超声或双能源 CT 扫描检测的患者人数}}{\text{同期拟诊断为痛风的患者人数}} \times 100\%$$

临床意义:当痛风症状不典型、血尿酸水平未达到诊断标准、关节腔抽吸等病理诊断手段无法进行时,X 线、超声或双能量 CT 扫描等影像学检查能有效地辅助医护人员的诊断与治疗,并在鉴别诊断中发挥作用,降低误诊率,有利于规范化治疗。该指标反映了痛风辅助检测指标的完成情况。

3. 痛风初诊患者系统评估率

$$痛风初诊患者系统评估率 = \frac{3 \text{ 个月内完成系统评估的患者人数}}{\text{同期首次确诊为痛风的患者人数}} \times 100\%$$

临床意义:初次痛风发作的患者在诊断明确后应进行全面的评估,包括血糖、血脂、血压、关节功能及影像学检查、心脑血管病变、肾脏病变等,其对痛风急性发作的治疗、痛风控制后的治疗方法及药物剂量类型的选择均有重大意义,可以尽可能地减少患者住院次数、改善预后、减少并发症及药物副作用的发生。该指标反映了痛风的合并症情况。

（二）痛风治疗相关的医疗质量控制指标

1. 痛风发作治疗率

$$痛风发作治疗率 = \frac{12小时内得到规范的消炎止痛治疗的患者人数}{同期急性痛风发作的患者人数} \times 100\%$$

临床意义：结合患者的共病、其他有影响的药物及其偏好，向患者提供非甾体抗炎药、秋水仙碱，或短期口服皮质类固醇以治疗痛风的发作，体现医护人员对痛风发作的快速识别及处理能力，同时建议相关专业人员在宣教过程中教育患者在出现早期症状时进行自我治疗，可有效改善患者的生活质量。该指标反映了痛风急性发作时正确处理的能力。

2. 糖皮质激素规范使用率

$$糖皮质激素规范使用率 = \frac{单位时间内规范使用糖皮质激素的患者人数}{同期急性痛风发作的患者人数} \times 100\%$$

临床意义：当患者对秋水仙碱、NSAIDs等药物不耐受或存在禁忌、痛风急性发作累及多关节、大关节或合并全身症状、单一药物疗效较差时，可应用或联合应用糖皮质激素治疗，能更好地缓解关节活动疼痛，体现医护人员治疗的规范性及对疾病判断的准确性。该指标反映了痛风患者合理使用糖皮质激素的情况。

3. 降尿酸治疗率

$$降尿酸治疗率 = \frac{单位时间内进行降尿酸达标治疗的患者人数}{同期系统评估后有充分降尿酸治疗指征的患者人数} \times 100\%$$

临床意义：①痛风患者中，建议血尿酸≥480 μmol/L 或血尿酸≥420 μmol/L 且合并下列任何情况之一时开始降尿酸药物治疗：痛风发作次数≥2次/年、痛风石形成、慢性痛风性关节炎、肾结石、慢性肾脏病、高血压、糖尿病、血脂异常、脑卒中、缺血性心脏病、心力衰竭。发病年龄＜40岁的患者在痛风发作控制后2~4周进行降尿酸治疗。②无症状高尿酸血症的患者，建议血尿酸≥540 μmol/L 或血尿酸≥480 μmol/L 且合并下列情况之一时开始降尿酸治疗：高血压、脂代谢异常、糖尿病、肥胖、脑卒中、冠心病、心功能不全、尿酸性肾石病、肾功能损害（慢性肾脏病≥2期）。该指标反映了痛风患者降尿酸治疗的情况。

4. 痛风发作预防治疗率

$$痛风发作预防治疗率 = \frac{单位时间内降尿酸治疗中进行预防痛风发作的患者人数}{同期进行降尿酸治疗中出现痛风的患者人数} \times 100\%$$

临床意义：医护人员应告知患者在进行降尿酸治疗过程中，由于血尿酸的波动，可能会出现关节红肿、疼痛发作，可进行预防痛风发作的治疗：①建议使用秋水仙碱0.5 mg，每日1次或2次，持续3~6个月；②不能耐受秋水仙碱者，可用低剂量NSAIDs或激素治疗。该指标反映了痛风患者降尿酸治疗预防复发的情况。

(三) 痛风评估相关的医疗质量控制指标

1. 血尿酸水平达标率

$$血尿酸水平达标率 = \frac{单位时间内规律降尿酸治疗3个月以上的患者中血尿酸水平达标的人数}{同期痛风患者的人数} \times 100\%$$

临床意义：依据连续测定的血尿酸水平进行药物剂量调整，直到血尿酸达标，而非固定剂量的降尿酸药物治疗策略，痛风患者控制血尿酸 < 360 μmol/L，当患者有以下情况之一时：痛风发作频繁、合并有痛风石、慢性痛风性关节炎、肾结石、慢性肾脏病、高血压、糖尿病、高脂血症、脑卒中、缺血性心脏病、心功能不全和发病年龄 < 40 岁，应控制血尿酸目标值 < 300 μmol/L。该指标反映了痛风患者有效治疗达标情况。

2. 健康生活方式宣教率

$$健康生活方式宣教率 = \frac{单位时间内对确诊患者进行痛风相关健康宣教的人数}{同期确诊为痛风的患者人数} \times 100\%$$

临床意义：对于 BMI > 25 kg/m^2、有饮酒习惯的痛风患者，应该向其宣教减肥的重要性和（或）减少酒精的饮用，因为减肥和减少酒精摄入是痛风治疗的有效手段，对痛风治疗效果及预后有显著的效益，还能降低心脑血管疾病的发生风险，对痛风患者进行积极的生活行为宣教，可以有效地改善各项功能、提高生活质量。运动改善目标为 BMI < 24 kg/m^2，男性腰围 < 90 cm，女性腰围 < 80 cm，运动量为每周 > 5 天、每天 > 30 分钟、中等强度（快走、慢跑、跳舞、太极拳等）的体育活动，应循序渐进，量力而行。适宜的运动强度可用健康人运动时的适宜心率来进行评价，参考以下公式推算：运动时的适宜心率（次/分）=170 − 年龄（岁）。急性发作期应当绝对禁止运动，以卧床休息为主；缓解期应适度运动，维持体重，同时应当避免负重类运动，以免增加关节负担，引发急性关节炎发作。该指标反映了痛风患者掌握健康生活方式的情况。

3. 随访监测率

$$痛风患者随访监测率 = \frac{单位时间内至少每3个月随访监测的患者人数}{同期开始降尿酸治疗或调整药物剂量的患者人数} \times 100\%$$

$$或 \frac{单位时间内至少每6个月随访监测的患者人数}{同期持续降尿酸治疗时间 > 1年的患者人数} \times 100\%$$

临床意义：在降尿酸治疗中，规律监测血尿酸水平及其他指标有利于规范治疗，根据血尿酸水平调整治疗药物剂量，并及时发现并发症或药物副作用，充分改善患者生活质量及预后。长期稳定降尿酸治疗的患者可由基层医师进行长期随访，病情变化时再由专科医师进行调整治疗方案：①初次降尿酸治疗或调整降尿酸药物剂量后的患者中，至少每3个月随访1次；②持续降尿酸治疗时间大于12个月的患者中，至少每6个月随访1次。该指标反映了痛风患者规律随访监测的情况。

(四) 痛风转诊相关的医疗质量控制指标

$$\text{痛风患者转诊率} = \frac{\text{单位时间内（3天内）转诊至风湿专科的合并复杂情况或特殊类型的痛风患者人数}}{\text{同期合并复杂情况或特殊类型的痛风患者人数}} \times 100\%$$

临床意义：合并以下复杂情况或特殊类型的痛风患者需及时转诊至风湿病专科进行诊治，以减少系统性损害，改善患者预后及生活质量：①急性肾功能衰竭（如尿量急剧减少等）或慢性肾脏病4期或5期（紧急转诊）。②疑似为泌尿系结石所致的尿路梗阻或肾绞痛（腹痛、腰痛、尿痛、血尿、尿量减少等）（紧急转诊）。③首次发作的关节症状且尚无法明确诊断为痛风（紧急转诊）。④怀疑为感染性关节炎。⑤痛风反复发作、控制不佳。⑥合并肿瘤或妊娠或哺乳。⑦合并其他慢性病、系统性疾病，或服用影响尿酸代谢药物的痛风或高尿酸血症患者。⑧特殊类型的痛风或高尿酸血症患者：青少年甚至儿童痛风或高尿酸血症患者；女性绝经前痛风或高尿酸血症患者；有明确家族遗传史且高度怀疑为遗传性疾病所致的痛风或高尿酸血症患者。该指标反映了痛风患者专科诊治的情况。

(五) 痛风医疗质量控制指标确认表单（表3.2）

表3.2 痛风医疗质量控制指标确认表单

项目	医疗质量控制指标	确认（√或×）
诊断	1. 如果有痛风症状和体征的患者，应检测血尿酸水平，如果在关节肿痛发作期间血尿酸水平 < 420 μmol/L，但临床强烈怀疑痛风，则在关节肿痛消退后至少2周复测血尿酸水平	
	2. 如果痛风症状不典型、血尿酸水平未达到诊断标准、关节腔抽吸等病理诊断手段无法进行时，应给予X线、超声或双能量CT扫描等影像学检查辅助诊断	
诊断	3. 如果痛风诊断明确后，应进行全面评估，包括血糖、血脂、血压、关节功能及其影像学检查、心脑血管病变、肾脏病变等	
治疗	4. 急性痛风发作患者应在12小时内得到规范的抗炎止痛治疗（糖皮质激素、NSAIDs或秋水仙碱）	
	5. 如果患者对秋水仙碱、NSAIDs等药物不耐受或存在禁忌，或痛风急性发作累及多关节、大关节或合并全身症状，或单一药物疗效较差时，应用或联合应用糖皮质激素全身治疗	
	6. 经系统评估后有充分指征的患者都应进行降尿酸治疗	
	7. 如果开始降尿酸治疗，患者应进行预防急性发作的治疗	
评估	8. 规律降尿酸治疗3个月以上，应评估血尿酸水平是否达标	
	9. 痛风诊断明确后，应对痛风患者进行相关健康宣教	

续表

项目	医疗质量控制指标	确认（√或×）
评估	10. 刚开始降尿酸治疗或调整降尿酸药物剂量后的患者至少每3个月随访监测的比例；持续降尿酸治疗时间大于12个月的患者至少每6个月随访监测的比例	
转诊	11. 合并复杂情况或特殊类型痛风的患者应3天内转诊至风湿病专科	

参考文献

[1] WALLACE S L, ROBINSON H, MASI A T, et al. Preliminary criteria for the classification of the acute arthritis of primary gout. Arthritis&Rheumatism，1977，20（3）：895-900.

[2] NEOGI T, JANSEN T L T A, DALBETH N, et al. 2015 gout classification criteria：an American College of Rheumatology/European League Against Rheumatism collaborative initiative. Arthritis&rheumatology，2015，67（10）：2557-2568.

[3] RICHETTE P, DOHERTY M, PASCUAL E, et al. 2016 updated EULAR evidence-based recommendations for the management of gout. Annals of the rheumatic diseases，2017，76（1）：29-42.

[4] HUI M, CARR A, CAMERON S, et al. The British Society for Rheumatology guideline for the management of gout. Rheumatology，2017，56（7）：e1-e20.

[5] FITZGERALD J D, DALBETH N, MIKULS T, et al. 2020 American College of Rheumatology guideline for the management of gout. Arthritis&Rheumatology，2020，72（6）：879-895.

[6] RICHETTE P, DOHERTY M, PASCUAL E, et al. 2018 updated European League Against Rheumatism evidence-based recommendations for the diagnosis of gout. Annals of the rheumatic diseases，2020，79（1）：31-38.

[7] QASEEM A, HARRIS R P, FORCIEA M A, et al. Management of acute and recurrent gout：a clinical practice guideline from the American College of Physicians. Ann Intern Med，2017，1661：58-68.

[8] UGHI N, PREVETE I, RAMONDA R, et al. The Italian Society of Rheumatology clinical practice guidelines for the diagnosis and management of gout. Reumatismo，2019，71（S1）：50-79.

[9] 罗卉，方卫纲，左晓霞，等.我国痛风患者临床特点及诊疗现状分析.中华内科杂志，2018，57（1）：27-31.

[10] 徐东，朱小霞，邹和建，等.痛风诊疗规范.中华内科杂志，2023，62（9）：1068-1076.

（陈勇　陈吉　黄佳丽）

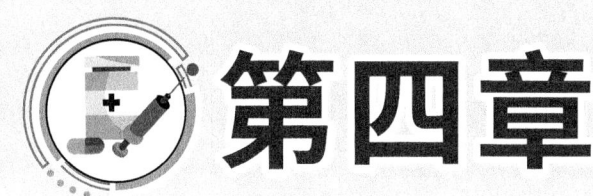

第四章

银屑病关节炎的医疗质量控制

一、概述

银屑病关节炎（psoriatic arthritis，PsA）是一种与银屑病相关的慢性炎性骨骼肌肉疾病，1964年美国风湿病学会将PsA定义为分属于脊柱关节炎的独立风湿病。PsA在我国的患病率为0.01%~0.1%，7%~42%的银屑病可发生PsA，并且随着银屑病病程的延长PsA的患病率逐渐升高。PsA以关节及其周围软组织疼痛、肿胀、僵硬和活动受限为主要临床表现，部分患者可伴有骶髂关节炎和（或）脊柱炎、附着点炎及指（趾）炎等症状，随着病程迁延、复发，最终可出现关节畸形导致的残疾，部分患者病程中可合并虹膜睫状体炎、肠炎等，亦可与高血压、高血脂、心血管疾病、动脉硬化、肥胖及胰岛素抵抗等疾病伴发，严重影响患者的生活质量。

尽管目前有许多PsA相关诊疗指南与管理办法，但在我国与其他风湿病相比，PsA是受关注度较低的疾病，存在PsA早期筛查不足、误诊、治疗不规范的现象。PsA作为慢性疾病，尚未建立一套标准化的医疗质量控制指标，许多患者没有得到标准化的治疗。因此我们尝试参考PsA治疗指南、专家共识及文献，构建一套标准化的PsA医疗质量指标，对规范我国的PsA诊疗起到积极作用，以提高PsA患者的生活质量。

二、诊断的分类标准与治疗演变

（一）分类标准的演变

关于PsA的明确描述最早可以追溯到19世纪，但当时并没有形成明确的诊断标准，人们主要关注银屑病与关节炎之间的关联，以及关节炎的临床表现。随着研究的不断深入，人们发现 PsA 具有一些特定的临床特征和影像学表现。20 世纪中期，随着类风湿因子检测技术的广泛应用，人们发现 PsA 患者的类风湿因子通常为阴性，这为诊断提供了重要线索。在此基础上，PsA 作为一个独立的疾病开始得到认可，并初步形成了基于临床表现和实验室检查的诊断标准。近年来，随着医学技术的不断进步和临床研究的不断深入，PsA 的诊断标准得到了进一步的完善。

由于 PsA 临床表现的显著异质性，其分类诊断面临巨大挑战。自 1973 年 Moll 和 Wright 最早提出 PsA 的分类标准以来，出现了 Bennett 诊断标准、Vasey-Espinoza 标准、Gladman 标准、欧洲脊柱关节病研究组诊断标准、McGonagle 标准［银屑病或银屑病家族史加以下任何 1 项：①临床炎性肌腱端炎；②放射学检查证实的肌腱端炎（替代 MRI 证实肌腱端炎）；③远端指间关节病变；④骶髂关节炎或脊柱炎症；⑤少见 SA-PHO 综合征、椎间盘炎、残毁性关节炎、厚皮性骨膜炎和慢性复发性多灶性骨髓炎；⑥指（趾）炎；⑦单关节炎；⑧关节炎（4 个或少于 4 个关节肿）］、Fournie 分类标准和 2006 年的 CASPAR 诊断分类标准，不同标准在临床工作中的敏感性、特异性不一。Moll 和 Wright 提出的 PsA 分类标准简单，目前广泛应用的是 2006 年由加拿大、英国、意大利、美国、比利时、新西兰等国家风湿病学家组成的 PsA 研究小组制定的 CASPAR 分类标准（表 4.1），该标准对存在关节、脊柱或肌腱端炎症性疾病的患者进行评估，5 个条目中得分 ≥ 3 分者可诊断为 PsA。经过临床验证，该标准在 PsA，特别是早期 PsA 中具有很高的敏感性和特异性。

表 4.1 2006 年 CASPAR 分类标准

标准	评分（分）
现患有银屑病、既往有银屑病史或家族史	
现患有银屑病：就诊时由风湿免疫科医师或皮肤病科医师诊断为银屑病性皮肤或头皮病变	2
既往有银屑病史：由患者本人、医师（包括家庭医师、皮肤科医师或风湿免疫科医师等其他可信任的医疗中心的医师）证实	1
家族史：其一级或二级亲属中曾患银屑病	1
典型的银屑病指甲改变	
包括甲剥离、甲顶针样凹陷、角化过度等表现	1
类风湿因子阴性	
除凝胶法外的其他方法检测，最好采用酶联免疫吸附试验或免疫比浊法测类风湿因子	1
现发指（趾）炎或既往有指（趾）炎病史	
表现为全指（趾）肿胀	1
影像学	
关节周围新骨形成，手足 X 线可见关节周围异常骨化（非骨赘形成）	1

注：总分 ≥ 3 分者可分类诊断为 PsA。

(二) PsA 的病情评估

PsA 的病情评估是一个综合且多维度的过程，涉及对患者关节、皮肤、指甲等多个方面的综合评估。

1. 疾病活动度评估

PsA 治疗前应评估肌肉骨骼病变的严重程度和范围，包括 68 个关节的压痛数和 66 个关节的肿胀数、脊柱运动范围和疼痛程度、附着点炎及指（趾）炎。银屑病应根据受累部位的体表面积或银屑病皮肤损害面积和严重程度指数（psoriasis area and severity index，PASI）进行评估，并检查指甲是否有甲剥离或凹陷。综合评分可使用评估 RA 疾病活动度的 DAS28、SDAI、CDAI 及 ACR 制定的疗效缓解达到 20%、50%、70% 的比例，亦可使用 PsA 的复合评分工具，包括综合银屑病疾病活动指数（composite psoriatic disease activity index，CPDAI）、PsA 疾病活动指数（disease activity index for psoriatic arthritis，DAPSA）、银屑病和 PsA 研究与评估小组（Group for Research and Assessment of Psoriasis and PA，GRAPPA）提出的综合活动指数（GRAPPA composite exercise，GRACE）、最小疾病活动度（minimal disease activity，MDA）及 PsA 疾病活动评分（psoriatic arthritis disease activity score，PASDAS）等（表 4.2、表 4.3）。DAPSA 包含 CRP，但仅涉及关节受累情况，缺乏对皮肤及非肌肉骨骼受累情况的评估。MDA 是迄今为止唯一用于达标治疗的评估指标，包含了外周关节炎、非关节肌肉骨骼表现和皮肤受累情况，但不包括实验室指标。

表 4.2 PsA 综合评分内容

维度		炎性指标（CRP/ESR）	关节炎			整体评估			非关节炎性肌肉骨骼表现				炎症与预后综合指标	非肌肉骨骼表现
			关节肿胀数	关节压痛数	关节症状(cm)	患者对疾病整体评估ᵃ(cm)	患者疼痛ᵃ(cm)	医师对疾病整体评估ᵃ(cm)	附着点炎	指（趾）炎	脊柱病变	功能	健康相关生活质量	皮肤
多维	CPDAI	×	√	√	×	×	×	×	√	√	√	√	√	√
	GRACE	×	√	√	√	√	×	×	×	×	×	√	√	√
	PASDAS	√	√	√	×	√	×	√	√	√	√	√	×	×
	MDA	×	√	√	×	√	√	×	√	×	×	√	×	√
一维	DAPSA	√	√	√	×	√	√	×	×	×	×	×	×	×

注：√为包括在相应的评分中；×为不包括在相应的评分中；ᵃ采用视觉模拟尺（1~10 cm）评估。

表 4.3　PsA 综合评分方法

评分工具	计算方法
CPDAI	外周关节炎（68TJC + 66SJC + HAQ）、皮肤损害（PASI + DLQI）、附着点炎（LEI）、指（趾）炎计数、脊柱病变（BASDAI + ASQoL）；每个维度的评分为 0～3 分，即评估结果为无、轻、中、重，总分为 15 分
GRACE	GRACE =（1～8 个变量的算术平均值）×10，8 个变量为 TJC、SJC、HAQ、PtGA[a]、患者皮肤受累严重程度[a]、患者关节症状[a]、PASI（0～72 分）、PAQoL（0～20 分）；评分为 0～10 分，0 分为最好，10 分为最差
PASDAS	$\{[(0.18 \times \sqrt{PGA^a}) + (0.159 \times \sqrt{PtGA^a}) - (0.253 \times \sqrt{SF\text{-}36}) + [0.101 \times \ln(SJC+1)] + [0.048 \times \ln(TJC+1)] + [0.23 \times \ln(LEI+1)] + [0.37 \times \ln(压痛性指/趾炎计数+1)] + [0.102 \times \ln(CRP+1)] + 2\} \times 1.5$
MDA	满足下述 7 项标准中的 5 项：TJC ≤ 1/68、SJC ≤ 1/66、PASI ≤ 1 分或 BSA ≤ 3%、附着点炎 ≤ 1 处、PtGA[a] ≤ 2 cm、疼痛[a] ≤ 1.5 cm、HAQ ≤ 0.5 分
DAPSA	DAPSA = 66SJC + 68TJC + PtGA[a] + 疼痛[a] + CRP（mg/dL）

注：TJC：关节压痛数；SJC：关节肿胀数；HAQ：健康评估问卷；DLQI：皮肤病生活质量指数；LEI：附着点炎评分；BASDAI：AS 疾病活动指数；ASQoL：AS 生活质量问卷；PtGA：患者对疾病的整体评估；PAQoL：银屑病关节炎生存质量量表；PGA：医师对疾病的整体评估；SF-36：健康状况调查简表；BSA：受累体表面积；[a]：采用视觉模拟尺（1～10 cm）评估。

2. 系统评估

PsA 的多种合并症可能影响药物使用和疗效，因此及时识别与评估合并症对 PsA 的管理及治疗至关重要，推荐将筛查代谢性疾病、骨质疏松症、眼病和胃肠道疾病作为系统评估的一部分。此外，亦应考虑对有紫外线光疗史和肿瘤坏死因子抑制剂治疗史的患者进行焦虑/抑郁及皮肤癌筛查。治疗前，应严格筛查乙肝病毒、丙肝病毒、人类免疫缺陷病毒及结核。

（三）PsA 的临床分型及分级

PsA 的临床表现差异显著，分型方法亦有多种。2009 年 GRAPPA 依据 PsA 相关文献将其分为 5 种主要临床类型，即外周关节炎型、皮肤损害型、脊柱关节炎型、附着点炎型、指（趾）炎型，并通过对疾病活动度的评估，将各个临床亚型分为轻度、中度、重度 3 级（表 4.4）。由于 GRAPPA 提出的临床分级略显烦琐，不利于临床操作，2018 年 ACR 和国家银屑病基金会（National Psoriasis Foundation，NPF）联合推出关于 PsA 的治疗指南，对不同临床分型的 PsA 进行统一分级，符合下述一条或多条即为重型 PsA：①预后不良因素：侵蚀性、指（趾）炎、炎性指标升高（如 ESR 和 CRP 升高）；②影响躯体功能的慢性损伤，如关节畸形等；③高疾病活动性或严重影响患者的生活质量：如与银屑病相关的多部位活动性炎症，包括指（趾）炎、肠炎及引起局部功能受限的炎症；④快速进展性 PsA。

表 4.4　PsA 临床分型和疾病严重程度分级

分型	轻度	中度	重度
外周关节炎型	受累关节 < 5 个；X 线未见骨质破坏；无躯体功能受损；生活质量下降极轻微；患者对病情的自我评估为轻度	受累关节 25 个（肿胀或触痛）；X 线可见骨质破坏；轻度治疗反应欠佳；躯体功能轻度受损；生活质量中度下降；患者对病情的自我评估为中度	受累关节 25 个（肿胀或触痛）；X 线可见严重骨质破坏；中、重度治疗反应欠佳；躯体功能严重受损；生活质量严重下降；患者对病情的自我评估为重度
皮肤损害型	BSA < 5%，PASI < 5 分，无症状	局部用药无效，DLQI < 10，PASI < 10 分	BSA > 10%，PASI > 10 分，DLQI > 10
脊柱关节炎型	轻度疼痛且无功能受损	功能受损或 BASDAI > 4	既往治疗无效
附着点炎型	受损部位 1~2 个且无功能受损	受损部位 > 2 个或功能受损	受损部位 > 2 个或功能受损且既往治疗无效
指（趾）炎型	无疼痛或功能轻度受限	侵蚀性损害或功能受限	既往治疗无效

注：BSA：受累体表面积；PSAI：银屑病面积与严重程度指数；DLQI：皮肤病生活质量指数；BASDAI：Bath AS病情活动指数。

（四）治疗的演变

PsA 的治疗进展自 2015 年历经不同阶段，2015 年 GRAPPA 关于活动性 PsA 的治疗按照累积部位不同，外周关节炎、中轴关节病、附着点炎、指（趾）炎、皮肤损害、甲损害等致病点的不同为治疗侧重点；2018 ACR/NPF PsA 治疗指南强调应用非药物治疗、对症治疗、口服小分子化合物、肿瘤坏死因子拮抗剂、IL-17 拮抗剂、IL-12/23 拮抗剂、CTLA-4 Ig、JAK 抑制剂等作为初始活动性 PsA 和经药物治疗后仍为活动性 PsA 的药物选择。2020 年中国专家共识在参考国内外最新共识及指南的基础上，结合我国的诊疗现状，对 PsA 的诊断和治疗做出了完整全面的更新。

1. 治疗原则与目标

PsA 是一种异质性疾病，部分患者可发展为重症，需多学科协作诊疗。PsA 的治疗需建立在患者与风湿免疫科医师共同协商决策的基础上。风湿免疫科医师应以治疗 PsA 的肌肉骨骼症状为主，肌肉骨骼受累情况不同，药物治疗反应亦不同。在管理 PsA 患者时，应考虑到每一种肌肉骨骼表现、非肌肉骨骼表现（皮肤、眼睛和胃肠道）及合并症，如代谢综合征、心血管疾病或抑郁症，并做出相应的治疗决策。若有明显的皮肤受累，需与皮肤科医师合作。

PsA 的治疗目标是通过定期疾病活动度评估并及时调整治疗方案，达到疾病临床缓解或最小/低疾病活动度，控制炎症及预防结构损伤，从而最大限度地恢复患者的关节功能及社会活动，提高患者的生活质量。临床缓解/低疾病活动度的定义为临床症状缓解或消失、炎症相关指标恢复正常。最小/轻度疾病程度评分方法见表 4.4。建议采用达标治疗的策略：治疗开始后 3 个月内综合指标至少改善 50%，并在治疗 6 个月内达标，因此需要连续监测患者疾病活动性，及时调整治疗方案。

2. 一般治疗

主要是非药物治疗，包括物理治疗、作业治疗、戒烟、锻炼、减重、按摩等，低强度的锻炼（如太极、瑜伽、游泳）优于高强度的锻炼（如跑步）。强烈推荐 PsA 患者戒烟。

3. 药物治疗

在制定 PsA 的治疗方案时，由于其临床表型复杂多样，治疗决策也就异常复杂，并非所有的治疗药物对各种表型均有效，可参考 PsA 的国际治疗指南或推荐意见进行选择，主要的药物包括以下几种。

（1）非甾体抗炎药（NSAIDs）：NSAIDs 可快速、有效地缓解关节肿痛症状，但对皮肤损害和关节破损无效，适用于轻中度活动性关节炎的对症治疗。轻度 PsA 的治疗目标以缓解骨骼肌肉症状为主，以 NSAIDs 为首选，有消化道溃疡病史者可选择性使用环氧合酶 -2（cyclooxygenase-2，COX-2）抑制剂。治疗原则：采用最小有效剂量及最短疗程；一种 NSAIDs 足量使用 1～2 周无效后更换另一种 NSAIDs，避免两种或两种以上 NSAIDs 同时使用；用药前需评估患者胃肠道、心血管和肾脏风险，权衡用药的风险与收益。

（2）糖皮质激素：关节局部注射糖皮质激素可作为 PsA 的辅助治疗之一，推荐用于持续性单关节炎或寡关节炎的局部注射治疗；不推荐用于中轴型关节炎及全身治疗。关节腔内反复注射糖皮质激素可加速骨质流失，增加感染和患类固醇晶体性关节炎的风险，因此建议同一关节 1 年内局部注射不超过 3～4 次，同时应避免皮肤损害处注射。糖皮质激素局部注射是以附着点炎为主的 PsA 的一线治疗，而肌腱附着点炎的局部治疗有导致肌腱断裂的风险，应慎用。口服糖皮质激素可能增加红皮病或脓疱性银屑病的发生概率，应慎用，但病情急需时可给予相应的剂量。此外，合并代谢综合征、糖尿病、充血性心力衰竭及骨质疏松症的患者更应慎用糖皮质激素。

（3）传统合成改善病情抗风湿药（csDMARDs）：包括甲氨蝶呤、来氟米特、柳氮磺吡啶及环孢素 A 等。csDMARDs 对 PsA 外周关节炎具有一定的疗效，可抑制病情进展、延缓关节破坏，但起效较慢。对于多关节炎型的 PsA，建议迅速启用 csDMARDs；对于单关节炎或寡关节炎型的 PsA，特别是伴有预后不良因素的患者可考虑使用 csDMARDs。但目前为止，有关 csDMARDs 对附着点炎、指（趾）炎和脊柱炎的疗效尚无循证医学证据。对持续缓解（＞6 个月）的 PsA 患者，可谨慎使用并减少 DMARDs 的剂量。

1）甲氨蝶呤：以外周关节炎为主伴皮肤损害的 PsA 患者，甲氨蝶呤可作为首选，口服、肌内注射、皮下注射均可。口服剂量为 7.5～25 mg/w，宜从小剂量开始，病情控制后逐渐减量，维持量为 5～10 mg/w；依从性差或口服胃肠道反应大的患者可肌内注射或皮下注射。使用甲氨蝶呤时需补充叶酸以减少不良反应，且用药期间定期检查血常规和肝功能、肾功能。

2）来氟米特：对甲氨蝶呤不耐受或甲氨蝶呤治疗无效的患者可使用来氟米特，来氟米特可改善 PsA 患者的关节症状，阻止关节的影像学进展，同时亦可改善皮肤病变，推荐剂量为 20 mg/d。不良反应主要为肝脏损害、腹泻、脱发、皮疹、高血压及白细胞一过性下降等，用药期间定期监测血常规和肝功能，孕妇禁止服用。

3）柳氮磺吡啶：具有抗炎及免疫调节作用，可减轻关节疼痛及局部炎症，改善患者的晨僵，降低 ESR 和 CRP。柳氮磺吡啶对外周关节炎有效，尤其对多关节炎伴高 CRP 者效果显著，目前尚无证据表明其对中轴病变及附着点炎有效。口服剂量为 2.0 ~ 3.0 g/d，维持剂量一般为 2.0 g/d。对磺胺类药物或水杨酸盐类药物过敏者禁用，缺乏葡萄糖 -6- 磷酸脱氢酶、血小板减少、粒细胞减少、肝肾损害、肠梗阻或尿路阻塞者慎用。用药期间定期监测血常规和肝功能。

4）环孢素 A：主要用于银屑病皮肤损害，可用于甲氨蝶呤治疗不佳伴皮肤损害的 PsA 患者。研究表明，环孢素 A 联合甲氨蝶呤治疗可使银屑病皮肤损害面积和严重程度指数（PASI）评分下降及超声下滑膜炎均有显著改善。不良反应包括肾毒性、肝损伤、血压升高、齿龈增生、血小板减少、粒细胞减少及神经损伤等。用药期间定期监测血常规、尿常规、肝功能、肾功能及血压等。

（4）生物 DMARDs：生物制剂的出现为 PsA 的治疗带来了希望。目前美国食品药品监督管理局（FDA）批准治疗 PsA 的生物 DMARDs 包括 TNF-α 抑制剂（依那西普、英夫利西单抗、阿达木单抗、戈利木单抗、赛妥珠单抗等）、IL-17A 抑制剂（司库奇尤单抗和依奇珠单抗）、IL-12/IL-23 抑制剂（乌司奴单抗、古塞奇尤单抗）。上述生物制剂在我国已批准用于银屑病的治疗，但尚未获批用于 PsA 的治疗。

1）TNF-α 抑制剂：可有效改善 PsA 患者的关节炎和皮肤病变，对中轴型和外周型关节炎均有效，对合并 IBD、葡萄膜炎的患者单抗类 TNF-α 抑制剂优于受体融合蛋白类。

2）IL-17 抑制剂：IL-17A 是细胞因子 IL-17 超家族成员之一，其在 PsA 的皮肤损害、关节炎和附着点炎的发生中发挥重要作用，并通过直接激活破骨细胞前体诱导病理性骨吸收，导致关节畸形。司库奇尤单抗是目前唯一可特异性抑制 IL-17A 的全人源靶向生物制剂，于 2016 年获 FDA 批准用于 PsA 的治疗。IL-17A 抑制剂对 PsA 皮肤损害的疗效优于 TNF-α 抑制剂，但对于合并 IBD 的 PsA 可能无效。

3）IL-12/IL-23 抑制剂：IL-12 和 IL-23 为异源二聚体形式的 IL-12 家族细胞因子，银屑病皮肤损害中可过度表达 IL-12、IL-17 和 IL-23。乌司奴单抗是靶向 IL-12 和 IL-23 共同的亚单位 p40 的全人源 IgG1 单克隆抗体，对 PsA 的外周关节炎、附着点炎和指（趾）炎均有一定疗效，被 FDA 批准用于治疗 PsA。古塞奇尤单抗可以在不影响 IL-12 的情况下仅与 IL-23 P19 亚基结合，从而抑制 IL-23 的下游信号，近期该药被 FDA 批准用于 PsA 的治疗。上述两种药物尚未在我国 PsA 患者中大规模使用，疗效及安全性尚待进一步验证。

4）抗 T 细胞特异性生物制剂：阿巴西普是一种选择性 T 细胞共刺激调节剂，通过与抗原呈递细胞上的 CD80/CD86 结合抑制 T 细胞激活，已于 2017 年 7 月被 FDA 批准用于治疗活动性 PsA。阿巴西普可改善 PsA 患者的关节症状，但对皮肤病变的疗效不佳，可作为其他生物 DMARDs 治疗失败后的备选药物。

（5）靶向合成 DMARDs：是一组口服的小分子抑制剂，通过影响细胞内信号传导调控炎症因子进而起到治疗的作用。托法替布是针对 JAK3 和 JAK1 信号传导的 JAK 家族成员的抑制剂，是唯一被 FDA 批准用于治疗 PsA 的 JAK 抑制剂，以治疗成人 PsA 的外周关节炎、附着点炎、指（趾）炎和银屑病皮肤损害，可改善患者病情活动度、临床症状和生活质量。

4.PsA 治疗药物的选择

2019 年欧洲抗风湿病联盟（EULAR）在关于 PsA 的推荐意见中，将 PsA 分为多关节炎型、单/寡关节炎型、中轴关节炎型和附着点炎型 4 种临床表型，不同类型的 PsA 药物治疗方法略有不同（表 4.5）。

表 4.5　2019 年欧洲抗风湿病联盟关于 PsA 药物治疗的推荐意见

PsA 分型	推荐意见	不推荐
多关节炎型（受累关节＞ 4 个）	・一线治疗：NSAIDs；局部注射糖皮质激素；传统合成 DMARDs ・二线治疗：生物 DMARDs；皮肤受累者可使用 IL-12/IL-23 抑制剂或 IL-17A 抑制剂 ・三线治疗：JAK 抑制剂 ・四线治疗：阿巴西普	
单/寡关节炎型	・一线治疗：NSAIDs；局部注射糖皮质激素；具有预后不良因素者使用传统合成 DMARDs；余参考多关节炎型	
中轴关节炎型	・一线治疗：NSAIDs ・二线治疗：生物 DMARDs（首选 TNF 抑制剂，尤其是合并 IBD 或葡萄膜炎者）；具有银屑病关节炎皮肤损害时优选 IL-17A 抑制剂	全身使用糖皮质激素；传统合成 MARD；IL-12/IL-23 抑制剂；阿巴西普
附着点炎型	・一线治疗：NSAIDs 联合或不联合局部注射糖皮质激素治疗受损部位 ・二线治疗：生物 DMARDs（TNF 抑制剂，IL-17 或 IL-12/IL-23）	传统合成 DMARDs

注：NSAIDs：非甾体抗炎药；DMARDs：改善病情抗风湿药；TNF：抗肿瘤坏死因子；IL：白细胞介素。

5.外科手术

目前关于 PsA 患者手术率和手术疗效的报道很少。当 PsA 的关节损伤严重导致患者活动受限、功能受损时，可考虑关节置换术。

（五）预后

PsA 为一种进展性疾病，47% 的患者在诊断 2 年内出现关节侵蚀。多关节炎、结构损伤、高 ESR/CRP、指（趾）炎及指甲受累、多种药物治疗效果差、HLA-B27 阳性，或 HLA-DQw3 阳性等提示患者预后较差，早期诊断、早期治疗可使患者受益。相比一般人群，PsA 患者发生心肌梗死、心绞痛和高血压的风险显著增加，因此在 PsA 治疗中应注意心血管疾病等伴发疾病的评估与治疗。

三、国外PsA诊疗管理指南解读

西班牙风湿病学和皮肤病学组成的专家小组在2017年提出针对PsA患者多学科协作诊疗的医疗标准和质量控制指标,在《国际风湿病学》上发表了"Standards of care and quality indicators for multidisciplinary care models for psoriatic arthritis in Spain"。专家们讨论并制定了医疗标准和质量控制指标,并按照定性方法和德尔菲流程对其优先级、协议和可行性(仅适用于质量控制指标)进行了评级,运用描述性分析提出了25项医疗标准(包括9项结构标准、9项过程标准、7项结果标准)和24项质量控制指标(2项结构指标、5项过程指标、17项结果指标)。医疗标准包括PsA患者多学科协作诊疗的相关方面,如适当的物理基础设施和技术设备;配备诊疗、检验、影像等多学科专业人员及指南的制定等。在质量控制指标方面,多学科协作诊疗模式的目标和转诊标准的定义、专业人员之间的职责和协调的建立,以及对患者的积极评估和数据收集等都被高度重视。

(一)结构标准

医疗结构标准(表4.6)纳入了PsA患者多学科协作诊疗的相关方面,例如,适当的物理基础设施和技术设备、获得诊疗的情况、实验室检查和成像技术的应用、其他卫生专业人员的配备及循证治疗(药物和非药物)的机会或者制订基于证据和质量的诊疗计划、临床方案。

表4.6 医疗结构标准

结构标准	≥7[a](%)	平均值(SD)	最小值	最大值
1.拥有适当的物理基础设施和技术设备的PsA多学科协作诊疗的诊所	81.8	9.09(1.56)	6	10
2.PsA多学科协作诊疗诊所的选址合适、标志明显	81.8	8.72(1.71)	5	10
3.有合适的等候室(或有合适的进入通道)	100	9.54(0.65)	8	10
4.PsA多学科协作诊疗诊所中建立电子信息系统	100	8.54(1.23)	7	10
5.应该配备一位风湿免疫科医师	100	9.81(0.57)	8	10
6.应该配备一位皮肤科医师	100	9.81(0.57)	8	10
7.对PsA患者提供多学科协作诊疗服务	100	8.72(0.86)	7	10
8.对PsA患者的多学科协作诊疗应提供检验、影像、药剂等服务	100	9.72(0.61)	8	10
9.对PsA患者的多学科协作诊疗应提供医疗计划、循证临床方案和高质量的方案	100	9(1.04)	7	10

注:[a]医疗标准经过投票并从1(完全不同意)到10(完全同意)分级。如果有至少70%的参与者投票(≥7),则协议被确认。

(二) 过程标准

医疗过程标准（表4.7）包括教育、诊所组织、患者信息和其他疾病管理问题。

表4.7 医疗过程标准

过程标准	≥7[a]（%）	平均值（SD）	最小值	最大值
1.参与PsA医疗的卫生专业人员应有机会获得特定和标准化的教育	100	8.90（1.08）	7	10
2.PsA中的多学科协作诊疗模式应明确定义转诊和出院标准	100	9.09（0.79）	8	10
3.PsA中的多学科协作诊疗模式应提供特定预约服务	100	9.45（0.65）	8	10
4.PsA中的多学科协作诊疗模式应明确定义临床工作流程方案和会诊时间	100	9（0.73）	8	10
5.PsA患者的评估和管理应基于其临床特征、疾病的严重程度、其他临床结果、预后因素、科学证据和患者的偏好	100	9.09（0.66）	8	10
6.多学科协作诊疗模式应为咨询的PsA患者提供医疗报告	100	8.81（1.02）	7	10
7.PsA患者应获得有关疾病、治疗、预后等相关信息	100	9.3（0.78）	8	10
8.应在多学科协作诊疗模式中系统地收集临床活动和患者预后的数据，以进行评估	100	8.27（1.13）	7	10
9.应组织和实施增加PsA知识和专业合作的活动、计划和战略	100	8.45（0.89）	7	10

注：[a]医疗标准经过投票并从1（完全不同意）到10（完全同意）分级。如果有至少70%的参与者投票（≥7），则协议被确认。

(三) 结果标准

医疗结果标准（表4.8）对诊所活动进行系统和定期评估。

表4.8 医疗结果标准

结果标准	≥7[a]（%）	平均值（SD）	最小值	最大值
1.临床活动应系统、定期地进行评估	100	8.27（0.86）	7	10
2.PsA的活动应系统、定期地进行评估	100	9.27（0.74）	8	10
3.PsA的功能应系统、定期地进行评估	100	9.09（0.79）	8	10
4.应系统、定期地评估安全性	100	9.27（0.74）	8	10
5.生活质量应系统、定期地进行评估	100	9（0.95）	8	10
6.应系统、定期地评估患者和卫生专业人员的满意度	82	8.18（1.33）	7	10
7.应系统、定期地评估成本	73	7.27（1.60）	6	10

注：[a]医疗标准经过投票并从1（完全不同意）到10（完全同意）分级。如果有至少70%的参与者投票（≥7），则协议被确认。

四、PsA医疗质量控制指标制定

针对我国PsA治疗领域尚未形成统一的医疗质量控制标准的现状，我们拟构建一套适应我国地域、生活文化及经济特点的标准化PsA医疗质量控制指标体系。该指标体系的建立，旨在提升PsA患者的生活质量，并推动风湿病专科医护人员、其他相关科室医护人员，以及医疗保健工作者对PSA治疗质量的管理。我们将从PsA的早期筛查、诊断评估、治疗管理、健康教育、随访评估等多个维度出发，制定包含结构指标、过程指标、结果指标3个核心要素的医疗质量控制指标。确保这些指标具备明确性、可衡量性、可实现性、相关性及时限性，以便能够有效地评估PSA治疗的医疗质量，降低不合理治疗引发的疾病复发、并发症、残疾、药物副作用等风险。

（一）PsA诊断相关的医疗质量控制指标

1. 早期筛查率

$$早期筛查率 = \frac{单位时间内参加早期关节炎问卷患者的人数}{所有同期银屑病患者的人数} \times 100\%$$

临床意义：根据我国皮肤科医师参与的门诊研究，《中国关节病型银屑病诊疗共识（2020）》推荐我国皮肤科医师使用EARP问卷。目前银屑病患者中关节受累的检出率相对较低，提示可能存在较高的漏诊率。早期筛查是确诊PsA不可缺失的一环，有助于更早地发现并确诊为PsA，以减少漏诊。该指标反应PsA早期筛查的完成情况，可指导并监督接诊疑似为PsA患者时医疗人员诊疗步骤的规范程度。

2. 转诊率

$$转诊率 = \frac{单位时间内皮肤科转诊至风湿科患者的人数}{所有同期EARP评分 \geq 3分的患者人数} \times 100\%$$

临床意义：该指标反映专科转诊的完成情况，当银屑病患者EARP评分≥3分时，怀疑为PsA，此时皮肤科医师应把这部分银屑病患者从皮肤科转诊至风湿免疫科，进行专科医师的诊断评估及治疗，有利于降低误诊率，规范化治疗。

3. PsA分型/分级率

$$PsA分型/分级率 = \frac{单位时间内完成PsA分型/分级的患者人数}{所有同期诊断为银屑病患者人数} \times 100\%$$

临床意义：可根据2009年GRAPPA临床分型和分级、2018年ACR和国家银屑病基金会进行分级。目前确诊为PsA后进行分型/分级的比例相对较低，提示可能存在治疗的不规范。该指标反映PsA的临床分型和疾病严重程度分级的情况，可指导并监督医疗人员对PsA患者诊疗步骤的规范程度。

4. PsA 共病评估率

$$PsA\ 共病评估率 = \frac{单位时间内完成PsA共病评估的患者人数}{所有同期诊断为PsA的患者人数} \times 100\%$$

临床意义：有研究分析了美国 Truven Health Analytics MarketScan 保险理赔数据库中成年 PsA 患者的 28 种常见共病的患病率和发病率，分别为急性心肌梗死、动脉粥样硬化、心律失常、脑血管疾病、慢性肾功能不全、克罗恩病、充血性心力衰竭、抑郁、纤维肌痛、痛风、血液肿瘤、高脂血症、高血压、感染、缺血性脑卒中、非黑色素皮肤癌、非酒精性肝病、自杀和自杀意念、骨质疏松症、肥胖、外周血管疾病、实体瘤（包括黑色素瘤）、脑卒中、2 型糖尿病、溃疡性结肠炎、葡萄膜炎、缺血性心脏病。目前确诊为 PsA 后进行共病评估的比例相对较低，提示可能存在治疗的不规范。该指标反映 PsA 共病评估的情况，可指导并监督医疗人员对 PsA 患者诊疗步骤的规范程度。

（二）PsA 治疗相关的医疗质量控制指标

1. NSAIDs 的合理使用率

$$NSAIDs\ 的合理使用率 = \frac{单位时间内合理使用NSAIDs的PsA患者人数}{所有同期使用NSAIDs的PsA患者人数} \times 100\%$$

临床意义：有消化道溃疡病史者可使用选择性环氧合酶-2 抑制剂；避免 2 种或 2 种以上 NSAIDs 同时服用；用药前需评估患者胃肠道、心血管和肾脏风险。反映 PsA 患者中合理使用 NSAIDs 的情况，体现医护人员治疗的规范性及对疾病判断的准确性。

2. 激素的合理使用率

$$激素的合理使用率 = \frac{单位时间内合理使用激素的PsA患者人数}{所有同期使用激素的PsA患者人数} \times 100\%$$

临床意义：激素推荐用于持续性单关节炎或寡关节炎的局部注射治疗；不推荐用于中轴型关节炎及全身；同一关节 1 年内局部注射不超过 3~4 次，同时应避免在皮肤损害处注射；口服激素应慎用。反映了 PsA 患者中合理使用激素的情况，体现医护人员治疗的规范性及对疾病判断的准确性。

3. csDMARDs 的合理使用率

$$csDMARDs\ 的合理使用率 = \frac{单位时间内合理使用csDMARDs的PsA患者人数}{所有同期使用csDMARDs的PsA患者人数} \times 100\%$$

临床意义：2021 年 GRAPPA 指南的治疗方案结合了标准的"step-up"升级治疗，从银屑病的局部治疗和关节炎的 csDMARDs 开始，到生物制剂 DMARDs 或靶向合成 DMARDs，及时规范地使用免疫抑制剂，体现医护人员对 PsA 的处理能力，可有效改善患者的生活质量。此指标反映 PsA 患者中合理使用免疫抑制剂的情况。常用 DMARDs 的种类和剂量：甲氨蝶呤：

7.5～25 mg，每周 1 次；来氟米特：10～20 mg/d；柳氮磺吡啶：2.0～3.0 g/d；环孢素 A：150～200 mg/d。

4. 生物制剂的合理使用率

$$生物制剂的合理使用率 = \frac{单位时间内合理使用生物制剂的 PsA 患者人数}{所有同期使用生物制剂的 PsA 患者人数} \times 100\%$$

临床意义：此指标反映 PsA 患者中合理使用生物制剂的情况。当患者对 csDMARDs 应答不佳时，可应用或联合应用生物制剂治疗，规范使用生物制剂能更好地控制病情，体现医护人员治疗的规范性及对疾病判断的准确性。常用生物制剂的种类：TNF-α 抑制剂（依那西普、英夫利西单抗、阿达木单抗、戈利木单抗、赛妥珠单抗等）、IL-17A 抑制剂（司库奇尤单抗和依奇珠单抗）、IL-12/IL-23 抑制剂（如乌司奴单抗、古塞奇尤单抗）。

5. 生物制剂相关严重并发症的发生率

$$\frac{生物制剂相关严重}{并发症的发生率} = \frac{单位时间内使用生物制剂发生严重并发症的 PsA 人数}{所有同期使用生物制剂的 PsA 患者人数} \times 100\%$$

临床意义：相关的严重并发症包括生物制剂常见不良反应（过敏反应）、感染、自身免疫反应、肿瘤等。避免生物制剂严重并发症的发生可确保患者安全、优化治疗策略，体现医护人员治疗的规范性。此指标反映 PsA 患者使用生物制剂的安全性。

（三）PsA 随访相关的医疗质量控制指标

$$\frac{定期随}{访率} = \frac{单位时间内疾病活动期每个月 1 次、稳定期每 3 个月 1 次完成随访的 PsA 患者人数}{所有同期诊断为 PsA 的患者人数} \times 100\%$$

临床意义：根据西班牙风湿病学和皮肤病学组成的专家小组在 2017 年提出针对 PsA 患者多学科协作诊疗的医疗标准和质量控制指标，建议 PsA 患者在活动期每个月随访 1 次，稳定期每 3 个月随访 1 次，定期监测血液指标、评估病情，确保和规范 PsA 患者就诊时纳入临床病史的信息。此指标反映 PsA 患者定期随访的情况。

（四）PsA 医疗质量控制指标确认表单（表 4.9）

表 4.9 PsA 医疗质量控制指标确认表单

项目	医疗质量控制指标	确认（√或×）
诊断	1. 如果确诊为银屑病，应进行 EARP 筛查早期 PsA	
	2. 如果银屑病患者的 EARP 评分 ≥ 3 分，应从皮肤科转诊至风湿免疫科	
	3. 怀疑为 PsA 后转诊的患者应在 3 周内接受风湿专家评估	
	4. 如果确诊为 PsA，应完成 PsA 分型 / 分级评估	

续表

项目	医疗质量控制指标	确认（√或×）
诊断	5. 如果确诊为 PsA，应完成 PsA 共病评估	
	6. 如果确诊为 PsA，应在 2 个月内完成评估工作。	
治疗	7. 具有多关节炎或单关节炎和不良预后因素的 PsA 患者应使用 csDMARDs	
	8. 当患者对 csDMARDs 应答不佳时，可应用或联合应用生物制剂治疗	
随访	9. 如果确诊为 PsA，应每 6 个月完成血常规、生化检查	
	10. 如果确诊为 PsA，应至少每 3 个月随访 1 次	
转诊	11.EARP 评分 ≥ 3 分的银屑病患者，皮肤科医师应将其转诊至风湿病专科	

参考文献

[1] JO S J, FOLEY P, OAKLEY S P, et al. Initial assessment of the early arthritis for psoriatic patients diagnostic questionnaire in dermatology clinics in Australia, Korea and China. Int J Rheum Dis, 2019, 22（8）：1512-1520.

[2] RITCHLIN C T, COLBERT R A, GLADMAN D D. Psoriatic arthritis. N Engl J Med, 2017, 376（10）：957-970.

[3] KERSCHBAUMER A, FENZL K H, ERLACHER L, et al. An overview of psoriatic arthritis-epidemiology, clinicalfeatures, pathophysiology and novel treatment targets. Wien Klin Wochenschr, 2016, 128（21-22）：791-795.

[4] VEALE D J, FEARON U. The pathogenesis of psoriatic arthritis. Lancet, 2018, 391（10136）：2273-2284.

[5] SCRIFFIGNANO S, PERROTTA F M, DE SOCIO A, et al. Role of comorbidities in spondyloarthritis including psoriatic arthritis. Clin Rheumatol, 2019, 38（1）：3-10.

[6] MALDONADO-FICCO H, SHEANE B J, THAVANESWARAN A, et al. Magnetic resonance imaging in psoriatic arthritis: a descriptive study of indications, features and effect on treatment change. J Clin Rheumatol, 2017, 23（5）：243-245.

[7] SINGH J A, GUYATT G, OGDIE A, et al. 2018 American College of Rheumatology/National Psoriasis Foundation guideline for the treatment of psoriatic arthritis. Arthritis Rheumatol, 2019, 71（1）：5-32.

[8] MENTER A, STROBER B E, KAPLAN D H, et al. Joint AAD-NPF guidelines of care for the management and treatment of psoriasis with biologics. J Am Acad Dermatol, 2019, 80（4）：1029-1072.

[9] ALICE B GOTTLIEB, JOSEPH F MEROLA. Axial psoriatic arthritis: an update for dermatologists. J Am Acad Dermatol, 2021, 84（1）：92-101.

[10] JORDI GRATACÓS, JESÚS LUELMO, JESÚS RODRÍGUEZ, et al. Standards of care and quality indicators for multidisciplinary care models for psoriatic arthritis in Spain.

Rheumatology International, 2018, 38 (6): 1115-1124.

[11] 《中国关节病型银屑病诊疗共识 (2020)》编写委员会专家组. 中国关节病型银屑病诊疗共识 (2020). 中华皮肤科杂志, 2020, 53 (8): 585-595.

[12] GOSSEC L, KERSCHBAUMER A, FERREIRA R J O, et al. EULAR recommendations for the management of psoriatic arthritis with pharmacological therapies: 2023 update. Ann Rheum Dis, 2024, 83 (6): 706-719.

[13] KAVANAUGH A, RITCHLIN C, BOEHNCKE W H. Quality indicators in psoriatic arthritis. Clin Exp Rheumatol, 2007, 25 (6 Suppl 47): 98-101.

[14] FERNÁNDEZ-ÁVILA D G, BAUTISTA-MOLANO W, BRANCE M L, et al. Pan American League of Associations for Rheumatology Recommendations for the treatment of psoriatic arthritis. J Rheumatol, 2024, 51 (6): 563-576.

（施善芬）

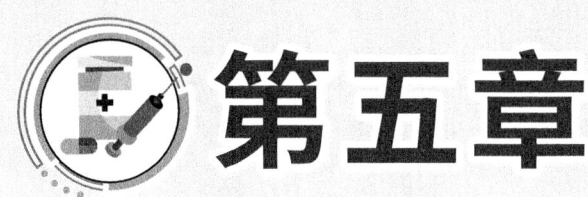

第五章

幼年型特发性关节炎的医疗质量控制

一、概述

幼年型特发性关节炎（juvenile idiopathic arthritis，JIA）是儿童时期残疾或失明的重要原因，以慢性滑膜炎为主要特征，可伴多脏器功能损害，该病病因不明确，可能与感染因素、遗传因素、免疫学因素等多因素相关。部分JIA患儿由于诊断时机延误、治疗方案欠合理、随访管理不规范等原因，导致关节功能障碍、视力受损，甚至危及生命，给家庭及社会带来极大疾病负担。

二、诊断的分类标准与治疗演变

（一）分类标准的演变

JIA的命名及分类标准经历了多个版本的演变。2001年国际风湿病联盟将该疾病命名为JIA，详细内容如表5.1所示。该分类标准中包含5条排除标准：a.患银屑病或一级亲属中有银屑病病史者；b.6岁以上HLA-B27阳性的男性关节炎患者；c.患强直性脊柱炎、与附着点炎症相关的关节炎、伴炎症性肠病的骶髂关节炎、瑞氏综合征或急性前葡萄膜炎，或一级亲属中有以上疾病之一者；d.至少2次IgM型RF阳性，2次时间至少间隔3个月；e.有全身型JIA表现者。

表 5.1　ILAR 分类标准

分类	定义
全身型 JIA	1 个及以上关节炎，弛张高热至少 2 周，连续发热至少 3 天，同时伴有以下 1 项或更多表现：①短暂、非固定的红斑样皮疹；②全身淋巴结肿大；③肝脏和（或）脾脏增大；④浆膜炎 排除标准：上述排除标准的 a、b、c、d
少关节炎型 JIA	病初 6 个月仅累及 1~4 个关节。亚类：①持续型：疾病过程中受累关节始终 ≤ 4 个；②扩展型：6 个月后受累关节 > 4 个 排除标准：上述排除标准的 a、b、c、d、e
多关节型 JIA（RF 阴性）	病初 6 个月受累关节 ≥ 5 个，IgM 型 RF 阴性 排除标准：上述排除标准的 a、b、c、d、e
多关节型 JIA（RF 阳性）	病初 6 个月受累关节 ≥ 5 个，且至少间隔 3 个月，2 次以上 IgM 型 RF 阳性 排除标准：上述排除标准的 a、b、c、e
银屑病性关节炎	关节炎合并银屑病，或关节炎伴有以下 2 项或更多表现：①指（趾）炎；②甲凹陷或甲脱离；③一级亲属有银屑病病史 排除标准：上述排除标准的 b、c、d、e
与附着点炎症相关的关节炎	关节炎合并附着点炎症，或关节炎或附着点炎症伴有以下 2 项或更多表现：①有骶髂关节压痛和（或）炎症性腰骶疼痛表现或既往有上述病史；② HLA-B27 阳性；③ 6 岁以上男性关节炎；④急性（症状性）前葡萄膜炎；⑤一级亲属中有强直性脊柱炎、与附着点炎症相关的关节炎、伴炎症性肠病的骶髂关节炎 排除标准：上述排除标准的 a、d、e
未分化 JIA	不符合上述任何 1 项或同时符合上述 2 项及以上分类标准的关节炎

资料来源：PETTY R E, SOUTHWOOD T R, MANNERS P, et al. International league of associations for rheumatology classification of juvenile idiopathic arthritis: second revision, edmonton, 2001. J Rheumatol, 2004, 31（2）：390-392.

注：ILAR：国际风湿病联盟；JIA：幼年型特发性关节炎；RF：类风湿因子；HLA-B27：人类白细胞抗原-B27。

2018 年发布新的 JIA 分类标准，将 JIA 的最大发病年龄由 16 岁扩展到 18 岁，具体见表 5.2。

表 5.2　PRINTO 分类标准

分类	定义
全身型 JIA	持续至少 2 周的不明原因发热（排除感染、肿瘤、自身免疫或单基因自身炎症性疾病），每天发作且至少连续 3 天，同时伴有以下 2 项主要指标或 1 项主要指标及 2 项次要指标： 主要指标：①短暂、非固定红斑样皮疹；②关节炎 次要指标：①全身淋巴结肿大和（或）肝大和（或）脾大；②浆膜炎；③持续 2 周及以上关节痛（非关节炎）；④白细胞增多（ ≥ 15×10^9/L）伴中性粒细胞增多
RF 阳性 JIA	持续 6 周及以上的关节炎，同时有 2 次至少间隔 3 个月 RF 阳性或至少 1 次抗-CCP 抗体阳性

续表

分类	定义
与附着点炎症、脊柱炎相关的 JIA	外周关节炎合并附着点炎症，或关节炎（或附着点炎症）加上 3 个月及以上的炎症性背痛和影像学显示的骶髂关节炎，或关节炎（或附着点炎症）加上以下任意 2 项：①骶髂关节压痛；②炎症性背痛；③ HLA-B27 阳性；④急性（症状性）前葡萄膜炎；⑤一级亲属中有脊柱关节炎病史
早发 ANA 阳性 JIA	6 岁以前起病，持续 6 周及以上的关节炎，同时有 2 次至少间隔 3 个月免疫荧光检测 ANA 阳性且滴度 ≥ 1：160。排除标准：排除全身型 JIA、RF 阳性 JIA 及与附着点炎症、脊柱炎相关的 JIA
其他类型 JIA	持续 6 周及以上的关节炎，不符合上述任何分类标准
未分类的 JIA	持续 6 周及以上的关节炎，同时符合上述 1 种以上分类标准

资料来源：中国儿童免疫与健康联盟.2018年《国际儿童风湿病试验组织（PRINTO）幼年型特发性关节炎新分类标准专家共识（启动步骤）》中国专家解读.中国实用儿科杂志, 2018, 33（12）: 944-949.

注：PRINTO：国际儿童风湿病试验组织；JIA：幼年型特发性关节炎；RF：类风湿因子；ANA：抗核抗体；CCP：环瓜氨酸肽。

巨噬细胞活化综合征（macrophage activation syndrome，MAS）是全身型 JIA（systemic JIA，sJIA）的严重并发症，多数以持续高热为首发症状，病情快速进展，出现肝脾大、出血倾向和中枢神经系统受累等症状，可危及生命。

近年来，随着分子遗传技术的进步，基因表达谱可准确区分 JIA 与其他类型的自身免疫病，可用于区分 JIA 的各种亚型，也可用于预测 JIA 的预后，如关节损伤发展和全身型 JIA 合并 MAS 的可能性。但目前精准诊断在我国 JIA 的应用尚处于起步阶段。

（二）治疗的演变

JIA 的治疗包括药物治疗和非药物治疗。

1. 传统类药物

（1）非甾体抗炎药：非甾体抗炎药（nonsteroidal anti-inflammatory drugs, NSAIDs）可用于所有 JIA 的对症治疗，可缓解急性症状和体征，如疼痛、炎症、肿胀和关节挛缩，故多用于疾病初期或复发时；包括萘普生、布洛芬、美洛昔康、双氯芬酸等。其常见的不良反应包括恶心、腹泻、腹痛、头晕、头痛及皮疹等。

（2）传统合成改善病情抗风湿药：传统合成改善病情抗风湿药（csDMARDs）的合理选择及应用是治疗 JIA 的关键。无论是 sJIA 或非 sJIA，都推荐甲氨蝶呤作为首选药物。甲氨蝶呤具有较好的远期效果和长期耐受性。用法为每周 10～15 mg/m^2，口服或皮下注射，给药后的 24 小时，补充适当叶酸（推荐甲氨蝶呤周剂量的 1/3），可显著减少其不良反应。该药起效慢，一般需要 3～8 周才能发挥作用，通常需要观察至少 12 周才能评估其治疗效果，疗程至少 1 年。

柳氮磺吡啶可用于治疗附着点炎症相关性关节炎和活动性外周关节炎。用法为 30～

50 mg/(kg·d)，最大量为 2 g/d。不良反应有胃肠道症状、肝毒性和血细胞减少、皮疹，需要定期进行血常规和肝功能检查。

羟氯喹可作为联合用药治疗 JIA，适用于 6 岁以上患儿，用法为 3～6 mg/(kg·d)，最大剂量为 6 mg/kg（≤ 400 mg/d），分 1～2 次服用。不良反应有胃肠道反应、血糖异常、皮肤和毛发受损、神经肌肉异常、心脏毒性和眼部病变等，用药前需完善眼科基线检查，用药后每年进行 1 次全面随访，或有任何眼部不适时随时就诊。

（3）糖皮质激素：糖皮质激素（glucocorticoid，GC）包括局部用药及全身用药。关节腔注射糖皮质激素可作为非 sJIA 的桥接治疗快速控制炎症，缓解关节肿痛。短期小剂量口服 GC 可用于高疾病活动度多关节炎型 JIA 患儿急性期的治疗，不推荐中高剂量及长疗程 GC 作为其他非全身型 JIA 的初始治疗。而对于 sJIA，虽然 2021 年美国风湿病学会（american college of rheumatology，ACR）指南不推荐 GC 作为未合并 MAS 的 sJIA 患儿的初始治疗，但结合我国目前的治疗现状，GC 仍是活动性 sJIA 的主要治疗选择之一，可口服泼尼松片 1～2 mg/kg，如果效果不佳或合并 MAS 倾向时，可选择甲泼尼龙 15～30 mg/(kg·d) 冲击治疗，连续 3～5 天，继以足量泼尼松片口服控制全身炎症。由于 GC 副作用明显，病情稳定后应逐渐减少其用量，并尽可能缩短疗程。

2. 生物制剂

近 20 年来生物制剂已逐渐广泛应用，使部分使用 DMARDs 不能缓解病情或对药物不耐受的 JIA 患儿，病情得到了明显改善，且控制了疾病的复发，极大地提高了 JIA 患儿的治疗达标率。

目前用于 JIA 的生物制剂主要有：①肿瘤坏死因子（tumor necrosis factor，TNF）抑制剂，包括依那西普，每周 0.8 mg/kg，分 1～2 次，皮下注射，最大剂量 50 mg；阿达木单抗，每 2 周 24 mg/m^2，皮下注射，最大剂量 40 mg。②白介素 -6（interleukin-6，IL-6）受体拮抗剂托珠单抗，用法：体重 < 30 kg 剂量为 10 mg/(kg·次)，体重 ≥ 30 kg 剂量为 8 mg/(kg·次)，每 4 周 1 次，静脉滴注。③选择性共刺激分子调节剂阿巴西普，剂量 10 mg/kg，0 周、2 周、4 周分别 1 次，后每 4 周 1 次，静脉滴注。另外国外已批准托法替布、司库奇尤单抗等新型的靶向生物制剂用于 JIA 的治疗，但目前在国内仍属于超说明书用药。

生物制剂的应用指征：①对少关节型 JIA，如果 NSAIDs 和（或）关节腔内注射糖皮质激素，以及至少 1 种 DMARDs 反应不佳或不耐受，常选用 TNF 抑制剂，如果未取得预期疗效，可转换使用其他生物制剂。②多关节炎型 JIA（polyarticular JIA，pJIA）伴有风险指标（RF 阳性、抗 -CCP 抗体阳性、关节损伤）或累及高危关节（颈椎、髋关节或腕关节）、高疾病活动度或关节破坏致残等高风险因素时。③对于应用 NSAIDs 治疗后仍有活动性附着点炎症的患儿，建议应用 TNF 抑制剂；合并骶髂关节炎者，需尽早加用 TNF 抑制剂治疗。④对于 sJIA，如果患儿存在反复发热或关节炎症，经 NSAIDs 及糖皮质激素治疗无反应，或缓解后出现病情反复，或激素减撤困难，或实验室检查存在持续高炎症指标等，建议尽早选用生物制剂，首选的生物制剂为 IL-6 受体拮抗剂托珠单抗，其次可考虑 IL-1 受体拮抗剂阿那白滞素或 IL-1β 单克隆抗体卡那单抗（目前国内尚未上市）。

3. 非药物治疗

JIA 的非药物治疗手段包括物理治疗和职业治疗。运动疗法是一种重要的物理治疗手段。运动干预措施主要包括水上运动、普拉提运动、本体感觉运动、有氧运动和力量训练等。儿童风湿免疫科医师需联合康复师和物理治疗师对 JIA 患儿进行全面的评估与研究，以便制定符合我国 JIA 患儿个体情况的运动干预方案。

随着治疗理念及治疗手段的不断更新，JIA 及其并发症的治疗效果有了很大改善。由于 JIA 呈慢性病程，患儿复发率高，过早或者不适当的减停药物均可能增加复发风险。建议 JIA 临床缓解维持 1 年以上后，再逐渐减少 DMARDs 及生物制剂的剂量或频率。生物制剂在临床缓解后维持使用 2 年以上能显著降低复发率。总之，由于 JIA 异质性大，临床需根据缓解持续时间、感染风险和治疗成本等综合制定 JIA 维持及复发的治疗方案。

三、国内外 JIA 诊疗管理指南解读

JIA 作为慢性复发性疾病，长期而规律的监测及管理对改善患儿的预后意义重大，管理的目标是促进患儿健康、延缓疾病进展、降低医疗费用和伤残率，从而实现最佳治疗效果。由于每个患儿的临床表现和病程存在差异，所处的家庭和社会环境也不相同，故需实施个体化的综合管理。

（一）健康宣教

良好的健康宣教可有助于患儿及其家属正确认识疾病特点及转归，并构建和谐的医患关系，提高后期随访的依从性。宣教应通俗易懂，向患儿及其家属介绍 JIA 的临床特点、治疗方法和常见药物副作用，告知按时按量服药和定期复诊的重要性，同时倾听患儿及其家属的具体需求。可开设线上宣教系统，或线下定期举行讲座。

（二）随访

随访是 JIA 管理的核心环节，需建立完善 JIA 数据库，包括病历资料、随访制度及记录等。随访内容包括疾病活动度的评估、患儿生长发育及心理状况的评估、监测相关并发症及药物的不良反应。

1. 疾病活动度的评估

JIA 患儿在随访过程中需定期接受影像学评估及实验室检查。结合目前国内经济发展实际条件及医疗资源配置情况，患儿在开始治疗后至少每 3 个月复查 1 次关节超声，每年至少复查 1 次关节 MRI，病情稳定后酌情延长复查周期；红细胞沉降率（erythrocyte sedimentation rate，ESR）和 C 反应蛋白（C-reactive protein，CRP）增高与疾病活动度相关，故在开始治疗后每个月复查 1 次全血细胞计数、CRP、ESR，病情平稳后可逐渐延长复查间隔。儿童风湿免疫科医师需定期对患儿全身各关节进行全面系统的体格检查，根据关节评估表进行 JIA 关节功能评估，所谓关节功能评估是评估患儿关节是否存在肿胀、疼痛（活动疼痛或压痛）

及活动受限,需结合病史对患儿进行全身各关节全面、对比性的体格检查。可选择的工具主要有 JIA 疾病活动度评分(Juvenile Arthritis Disease Activity Score,JADAS)(分为包含 10 个、27 个及 71 个关节的 JADAS10、JADAS27 及 JADAS71)、ACR 临床无疾病活动(clinical inactive disease,CID)标准及 ACR 儿科标准。

2. 患儿生长发育及心理状态的评估

JIA 患儿可能会出现生长发育落后情况,主要是持续高炎症反应状态和激素副作用等所致。建议每次随访时记录其身高、体重,并在生长曲线上标记。建议补充充足的钙和维生素 D,伴缺铁性贫血患儿应给予铁剂治疗。早期使用重组生长激素可以提高患儿最终身高并具有良好的安全性。肥胖会加重关节负荷,控制饮食配合适当运动有助于减重及改善关节症状。需注意 JIA 相关骨质疏松的发生,其危险因素包括 JIA 疾病活动、长期使用糖皮质激素治疗、运动减少、蛋白质和(或)热量营养不良、钙和(或)维生素 D 摄入量不足等。骨质疏松的首选评估方法为双能 X 线,Z 值低于 2 个标准差为异常,若发生骨折严重影响生活质量,可考虑使用双磷酸盐治疗。

患儿的心理状态同样值得重视及关注。JIA 患儿由于长期处于疾病缓解和反复发作的交替阶段,加之疾病带来的躯体功能受限、日常活动受限,以及药物副作用带来的面容体型变化,易出现抑郁、焦虑、自卑等心理问题。必要时可以通过心理测评量表来了解他们的心理健康状况及社会活动参与度,针对性地进行疏导,减轻疾病导致的心理负担,促进患儿更好地融入正常的学习生活中。

3. 监测并发症

在随访过程中需关注 MAS 的发生,尤其是 sJIA 患儿出现持续高热、血细胞(尤其是血小板)进行性减少、血清铁蛋白持续增高等,对 MAS 的发生具有提示意义。对早期不完全符合 MAS 分类标准的患儿,应该注意病情变化和复查 MAS 相关实验室指标,尤其注意使用生物制剂可能会改变 MAS 的临床特点,因此,儿童风湿免疫科医师的综合判断是尽早识别 MAS 启动的关键,一味等待符合分类标准往往会导致治疗延误而失去最佳救治时机。

葡萄膜炎是 JIA 常见且重要的关节外并发症,是造成儿童时期残疾和失明的重要原因之一。JIA 患儿在诊断后的 6 周内应进行葡萄膜炎的眼科筛查,随访过程中亦需密切注意该病的发生。JIA 可合并间质性肺疾病(interstitial lung disease,ILD);RF 阳性,抗核抗体(antinuclear antibody,ANA)阳性的 JIA 患儿更易合并 ILD。高分辨率胸部 CT、肺功能可以评估肺部病变的严重程度,监测肺部病变的进展和疗效,涎液化糖链抗原是一种有价值的 ILD 生物标志物,可用来监测 ILD 的发生。

4. 监测药物的不良反应

JIA 患儿需长期用药,在应用过程中可能出现皮疹、肝肾功能损害、血脂异常、血细胞减少、感染性疾病(如活动性结核分枝杆菌感染、乙肝病毒感染)、恶性肿瘤等,故需定期监测相关不良反应,《中国幼年特发性关节炎诊断及治疗临床实践指南(2023 版)》推荐在开始治疗后每个月复查 1 次全血细胞计数、CRP、肝功能、肾功能指标,病情平稳后可逐渐延长复查间隔，当出现肝功能异常、中性粒细胞减少等情况时需调整药物剂量或暂停药物使用。感染监测十分必要，尤其在生物制剂类 DMARDs 治疗开始前及治疗后，应完善结核分枝杆菌筛查。

（三）疫苗接种

由于 JIA 治疗中涉及的传统 DMARDs 和生物制剂类均为免疫抑制剂，故疫苗接种问题值得关注。2022 年 ACR 发表的指南强烈建议尚未接受免疫抑制治疗的 JIA 患儿进行疫苗接种，包括灭活及减毒活疫苗；减毒活疫苗应至少在免疫抑制治疗前 4 周接种，灭活疫苗最好在免疫抑制治疗 2 周前接种。建议正在接受免疫抑制治疗的 JIA 患儿进行灭活疫苗接种，如每年接种灭活流感疫苗，而避免减毒活疫苗接种，减毒的病毒类活疫苗延期至免疫抑制剂停用后 1~6 个月。此外建议与正在接受免疫抑制治疗的 JIA 患儿有接触的家庭成员进行疫苗接种。

（四）完善转接

由于部分 JIA 患儿的治疗会延续到成年期，儿童风湿免疫科医师应与成人风湿免疫科医师建立良好协作关系，做好从儿科到成人的平稳转接；JIA 患儿如出现其他器官疾病，需转诊至相应专科治疗。

四、JIA医疗质量控制指标制定

虽然近 10 年来 ACR、欧洲抗风湿病联盟（european league against rheumatism，EULAR）、国际儿童风湿病试验组织等工作小组对 JIA 的临床分型、诊疗方案及并发症管理等内容制定了指南，中华医学会儿科学分会免疫学组、中国儿童风湿免疫病联盟等也根据我国自身国情，制定了相关专家共识、提出了很多指导意见，但由于众多因素，我国的 JIA 诊疗现状仍不容乐观。我国儿童风湿免疫科专业起步相对较晚，专科医师匮乏，儿童风湿病的相关知识没有得到很好普及，社会公众及基层医师对 JIA 认知不足，误诊、漏诊率高。部分患儿即使明确诊断，由于医疗条件和临床操作的差异，对 JIA 治疗用药选择及疗程不规范，后期随访管理混乱，一定程度上也影响了疗效。综上所述，JIA 专科疾病的质量管理势在必行。当前国内外尚无一套完善的 JIA 质量控制标准。2020 年 EULAR 发表一篇关于成人强直性脊柱炎医疗质量制定的文章，2021 年北京中西医结合学会风湿病分会形成《强直性脊柱炎中西医结合医疗质量控制指标》《类风湿关节炎中西医结合医疗质量控制指标》专家共识，这些都对 JIA 质量管理有很强的借鉴意义，但由于疾病特点不尽相同及儿童生长发育的特性，成人的共识无法完全应用于儿童。故目前亟待一套科学、有效、实用的 JIA 专科疾病医疗质量控制指标来规范诊疗行为、提高医疗质量，从而提高患儿长期生存质量，改善远期预后。我们浏览相关文献及研究，参考其他儿科专科疾病及成人风湿病医疗质量控制指标的建设经验，根据自身多年的临床实践经验，并且结合我国地域生活文化特征，初步拟定了可操作性较强的，涉及诊断、治疗、管理等几方面内容的医疗质量控制指标，涵盖了结构指标、过程指标、结果指标 3 个要素。

(一) JIA 诊断及病情评估相关的医疗质量控制指标

1. 诊断明确率

$$诊断明确率 = \frac{单位时间内（起病3个月内）明确诊断的JIA患儿人数}{同期新发JIA患儿总人数} \times 100\%$$

临床意义：JIA 的诊断复杂，分型较多，临床异质性强，需综合临床表现、影像学检查、实验室检查，以排除其他疾病导致的关节症状，该指标可反映诊断的及时性，也可间接反映公众及基层医院对疾病的认知度。

2. 完善 MAS 相关实验室检查率

$$完善MAS相关实验室检查率 = \frac{单位时间内完善MAS相关实验室检查的sJIA患儿人数}{同期确诊sJIA患儿的总人数} \times 100\%$$

临床意义：MAS 是 sJIA 的严重并发症，可危及生命。该指标有助于儿童风湿免疫科医师尽早识别 MAS-sJIA，判断病情及预后，MAS 相关实验室检查包括血常规、红细胞沉降率、转氨酶、乳酸脱氢酶、甘油三酯、血清铁蛋白、凝血功能和骨髓细胞学检查。

3. 基因检查率

$$基因检查率 = \frac{单位时间内进行基因检查的JIA患儿人数}{同期确诊JIA患儿的总人数} \times 100\%$$

临床意义：JIA 患儿起病年龄较小或常规治疗效果不佳，或有家族史，或 sJIA 患儿病程超过 6 周仍没有关节症状的，需要与自身炎症性疾病等其他疾病鉴别，基因检查可排除自身炎症性疾病、代谢性疾病等其他导致关节症状的先天性疾病，体现诊断的严谨性，反映诊断水平。

4. 眼科筛查率

$$眼科筛查率 = \frac{单位时间内（明确诊断6周内）行葡萄膜炎眼科筛查的JIA患儿人数}{同期新发JIA患儿的总人数} \times 100\%$$

临床意义：葡萄膜炎可致盲，是 JIA 常见且重要的关节外并发症；JIA 患儿在诊断后的 6 周内需进行葡萄膜炎的眼科筛查，包括单眼适龄视力测试、眼压测量、裂隙灯检查、扩瞳的眼底镜检查等。该指标可反映 JIA 患儿接受眼科筛查情况，有助于医师及时评估葡萄膜炎等相关眼部病变情况。

5. 关节功能评估率

$$关节功能评估率 = \frac{单位时间内进行完整关节功能评估的初发JIA患儿人数}{同期新发JIA患儿的总人数} \times 100\%$$

临床意义：JIA 关节功能评估是评估患儿各关节是否存在肿胀、疼痛（活动疼痛或压痛）及活动受限，需结合病史对患儿进行全身各关节全面、对比性的体格检查。可选择的工具主要有 JADAS（分为包含 10 个、27 个及 71 个关节的 JADAS10、JADAS27 及 JADAS71）、ACR CID 标准及 ACR 儿科标准。该指标可评估疾病的严重程度，体现诊断的完整性，也有利于后续治疗方案的制定。

（二）JIA 治疗相关的医疗质量控制指标

1. 生物制剂初始治疗应用率

$$生物制剂初始治疗应用率 = \frac{单位时间内应用生物制剂作为初始治疗的 JIA 患儿人数}{同期确诊且具有预后不良因素的 JIA 患儿总人数} \times 100\%$$

临床意义：对于有不良预后因素的 JIA 患儿，生物制剂可作为首选治疗。生物制剂作为重要治疗措施，同时也是医疗费用的重大花费；该指标反映 JIA 患儿生物制剂的使用情况，体现治疗的规范性、及时性，也有助于医保费用的统筹。

2. 全身糖皮质激素使用率

$$全身糖皮质激素使用率 = \frac{单位时间内使用糖皮质激素的 JIA 患儿人数}{同期 JIA 患儿总人数} \times 100\%$$

临床意义：JIA 各亚型临床异质性较强，目前全身糖皮质激素适用于 sJIA 及高疾病活动度的多关节型 JIA 初始治疗，其他亚型不建议作为首选药物。该指标可评估 JIA 患儿激素使用的合理性，体现治疗的规范性。

3. 药物不良反应发生率

$$药物不良反应发生率 = \frac{单位时间内发生药物不良反应的 JIA 患儿人数}{同期进行治疗的 JIA 患儿总人数} \times 100\%$$

临床意义：JIA 药物包括 NSAIDs、GC、DMARDs、生物制剂等；药物不良反应包括胃肠道反应、肝肾功能损害、皮疹、骨质疏松、生长发育受限、活动性结核感染、乙肝病毒感染、恶性肿瘤等。该指标可监测 JIA 患儿用药后出现的不良反应情况，保证用药安全有效，提高患儿诊疗效率及生活质量。

4. 非药物治疗率

$$非药物治疗率 = \frac{单位时间内进行了非药物治疗的 JIA 患儿人数}{同期 JIA 患儿的总人数} \times 100\%$$

临床意义：非药物治疗手段包括物理治疗、康复训练、心理治疗等，有利于更好地控制疾病，促进患儿身心健康，融入社会生活。该指标体现治疗的全面性及慢性病管理的综合水平。

5. 临床缓解率

$$临床缓解率 = \frac{单位时间内（确诊6个月内）sJIA患儿达到临床缓解的人数}{同期确诊的sJIA患儿总人数} \times 100\%$$

临床意义：达到临床缓解是 sJIA 治疗的主要目标，其包括：①无活动性关节炎；②无发热、皮疹、浆膜炎、肝脾和淋巴结肿大；③无活动性葡萄膜炎；④医师对疾病的整体评价为 0；⑤晨僵小于 15 分钟。该指标可反映 sJIA 患儿治疗的达标情况，体现诊疗水平。

（三）JIA 随访相关的医疗质量控制指标

1. 健康宣教率

$$健康宣教率 = \frac{单位时间内进行了健康宣教的JIA患儿人数}{同期新发的JIA患儿总人数} \times 100\%$$

临床意义：宣教内容包括 JIA 的临床特点、治疗方法、远期预后及常见药物副作用，告知按时、按量服药和定期复诊的重要性，有助于提高患儿及家长的治疗依从性。该指标反映患儿及家长对疾病的认知情况，可体现慢性病的管理水平。

2. 信息资料完善率

$$信息资料完善率 = \frac{单位时间内完善了信息资料的JIA患儿人数}{同期就诊的JIA患儿总人数} \times 100\%$$

临床意义：建立 JIA 数据库，包括每位患儿的病历资料、随访记录等；每次随访过程中除病情评估外还需记录其身高、体重，并在生长曲线上标记。该指标体现 JIA 慢性病随访管理的综合水平。

3. 规律随访率

$$规律随访率 = \frac{单位时间内确诊后进行规律随访的JIA患儿人数}{同期JIA患儿总人数} \times 100\%$$

临床意义：规律随访包括：至少 3 个月进行 1 次关节功能评分，复查 CRP、ESR 等炎症指标及肝肾功能，复查关节腔 B 超；至少 1 年复查 1 次关节 MRI，以及结核、乙肝、肿瘤、自身免疫病等指标监测。该指标也体现 JIA 慢性病随访管理的综合水平。

4. 骨密度检测率

$$骨密度检测率 = \frac{单位时间内进行了骨密度检测的JIA患儿人数}{同期JIA患儿总人数} \times 100\%$$

临床意义：JIA 患儿发生骨质疏松风险较高，其危险因素包括 JIA 疾病活动、长期使用糖皮质激素治疗、运动减少、蛋白质和（或）热量营养不良、钙和（或）维生素 D 摄入量不足等；需补充充足的维生素 D 及钙，必要时予双磷酸盐治疗。该指标反映 JIA 患儿接受骨密度检查情况。

5. 合理接种疫苗率

$$合理接种疫苗率 = \frac{单位时间内合理接种疫苗的JIA患儿人数}{同期JIA患儿总人数} \times 100\%$$

临床意义：①JIA患儿在接受治疗前需接种灭活及减毒活疫苗：减毒活疫苗应至少在免疫抑制治疗前4周接种，灭活疫苗最好在免疫抑制治疗2周前接种。②正在接受免疫抑制治疗的JIA患儿可进行灭活疫苗接种，如每年接种灭活流感疫苗，而避免减毒活疫苗接种，减毒的病毒类活疫苗延期至免疫抑制剂停用后1~6个月。该指标反映JIA患儿疫苗普及情况，也间接反映公众及基层医院对疾病的认知度。

（四）JIA医疗质量控制指标确认表单（表5.3）

表5.3 JIA医疗质量控制指标确认表单

项目	医疗质量控制指标	确认（√或×）
诊断	1. 如果患儿有JIA的症状及体征，需在3个月内尽快明确诊断。在初诊时需完善关节MRI、关节超声及ANA、RF、抗-CCP抗体、HLA-B27检查	
	2. 如果患儿诊断为sJIA，需完善MAS相关实验室检查	
	3. 如果患儿起病年龄较小或常规治疗效果不佳，或有家族史，或sJIA患儿病程超过6周仍没有关节症状，建议完善自身炎症性疾病等相关基因检测	
	4. 如果患儿诊断为JIA，需在初诊时完善眼科检查，易患葡萄膜炎高风险组患者建议每3个月进行1次眼科筛查；其余中低风险组患者，建议每6~12个月进行1次眼科筛查	
治疗	5. 对于传统合成改善病情抗风湿药不能缓解病情或药物不耐受的JIA患儿，推荐生物制剂治疗	
	6. 如果患儿的分型为sJIA或高疾病活动度的pJIA，可考虑行全身糖皮质激素治疗	
	7. JIA患儿在接受正规治疗后，需经常监测是否存在药物不良反应，保证用药的安全性	
	8. JIA患儿在接受药物治疗的同时，可接受包括物理治疗、康复训练、心理治疗等在内的非药物治疗，有利于更好地控制疾病	
	9. 如果sJIA患儿经正规治疗6个月，需评估是否达到临床缓解，评判治疗的有效性	
管理	10. JIA患儿确诊后，需对患儿及家长进行完整的疾病健康宣教	
	11. 对每位JIA患儿都需建立完善的信息资料，包括病历资料、随访记录、生长发育情况等，录入专病数据库	

续表

项目	医疗质量控制指标	确认（√或×）
管理	12. JIA患儿在随访过程中，需定期复查MRI等影像学检查，需定期复查血常规、CRP、红细胞沉降率、肝肾功能等；需要由儿童风湿免疫科医师对患儿全身各关节进行全面系统的体格检查，根据关节评估表进行JIA关节功能评估	
	13. 对于JIA患儿，尤其是处于疾病活动期、激素使用时间较长或营养不良的患儿，建议完善骨密度检查	
	14. JIA患儿在接受治疗前后需合理接种疫苗	

注：JIA：幼年型特发性关节炎；ANA：抗核抗体；RF：类风湿因子；CCP：环瓜氨酸肽；HLA-B27：抗人类白细胞抗原-B27；sJIA：全身型幼年型特发性关节炎；MAS：巨噬细胞活化综合征；pJIA：多关节炎型幼年型特发性关节炎；CRP：C反应蛋白。

参考文献

[1] MARTINI A, RAVELLI A, AVCIN T, et al. Toward new classification criteria for juvenile idiopathic arthritis: first steps, pediatric rheumatology international trials organization international consensus. J Rheumatol, 2019, 46（2）：190-197.

[2] RAVELLI A, MINOIA F, DAVI S, et al. 2016 classification criteria for macrophage activation syndrome complicating systemic juvenile idiopathic arthritis: a European League Against Rheumatism/American College of Rheumatology/Paediatric Rheumatology International Trials Organisation collaborative initiative. Ann Rheum Dis, 2016, 75（3）：481-489.

[3] NZIZA N, JEZIORSKI E, DELPONT M, et al. Synovial-fluid miRNA signature for diagnosis of juvenile idiopathic arthritis. Cells, 2019, 8（12）：1521.

[4] BROWN R A, HENDERLIGHT M, DO T, et al. Neutrophils from children with systemic juvenile idiopathic arthritis exhibit persistent proinflammatory activation despite long-standing clinically inactive disease. Front Immunol, 2018, 9：2995.

[5] 中华医学会儿科学分会免疫学组, 中华儿科杂志编辑委员会, 中国儿童风湿免疫病联盟. 中国幼年特发性关节炎诊断及治疗临床实践指南（2023版）. 中华儿科杂志, 2023, 61（5）：398-411.

[6] FOELL D, FROSCH M, SCHULZE ZUR WIESCH A, et al. Methotrexate treatment in juvenile idiopathic arthritis: when is the right time to stop? Ann Rheum Dis, 2004, 63（2）：206-220.

[7] ONEL K B, HORTON D B, LOVELL D J, et al. 2021 American College of Rheumatology guideline for the treatment of juvenile idiopathic arthritis: therapeutic approaches for oligoarthritis, temporomandibular joint arthritis, and systemic juvenile idiopathic arthritis. Arthritis Rheumatol, 2022, 74（4）：553-569.

[8] RINGOLD S, ANGELESHAN S T, BEUKELMAN T, et al. 2019 American College of Rheumatology/Arthritis Foundation Guideline for the treatment of juvenile idiopathic arthritis: therapeutic approaches for nonsystemic polyarthritis, sacroiliitis, and enthesitis. Arthritis Care Res（Hoboken）, 2019, 71（6）: 717-734.

[9] 中国医师协会儿科医师分会风湿免疫学组，儿童免疫与健康联盟（中国）. 全身型幼年特发性关节炎诊断与治疗中国专家共识（2023年版）. 中国实用儿科杂志, 2023, 38（5）: 327-334.

[10] WALLACE C A, GIANNINI E H, HUANG B, et al. American College of Rheumatology provisional criteria for defining clinical inactive disease in select categories of juvenile idiopathic arthritis. Arthritis Care Res（Hoboken）, 2011, 63（7）: 929-936.

[11] CHHABRA A, ROBINSON C, HOUGHTON K, et al. Long-term outcomes and disease course of children with juvenile idiopathic arthritis in the ReACCh-Out cohort: a two centre experience. Rheumatology（Oxford）, 2020, 59（12）: 3727-3730.

[12] 中华医学会儿科学分会免疫学组，中国儿童风湿免疫病联盟，国家儿童健康与疾病临床研究中心风湿免疫联盟. 幼年特发性关节炎相关葡萄膜炎诊疗中国专家共识（2023版）. 协和医学杂志, 2023, 14（2）: 247-256.

[13] ONEL K B, HORTON D B, LOVELL D J, et al. 2021 American College of Rheumatology Guideline for the Treatment of Juvenile Idiopathic Arthritis: recommendations for nonpharmacologic therapies, medication monitoring, immunizations, and imaging. Arthritis Care Res（Hoboken）, 2022, 74（4）: 505-520.

[14] KILTZ U, LANDEWÉ R B M, VAN DER HEIJDE D, et al. Development of ASAS quality standards to improve the quality of health and care services for patients with axial spondyloarthritis. Ann Rheum Dis, 2020, 79（2）: 193-201.

[15] 北京中西医结合学会风湿病分会. 强直性脊柱炎中西医结合医疗质量控制指标专家共识（2021版）. 中日友好医院学报, 2021, 35（2）: 12-15.

[16] 北京中西医结合学会风湿病分会. 类风湿关节炎中西医结合医疗质量控制指标专家共识（2021版）. 中日友好医院学报, 2021, 35（1）: 67-69.

（郑吉卡　吴菱）

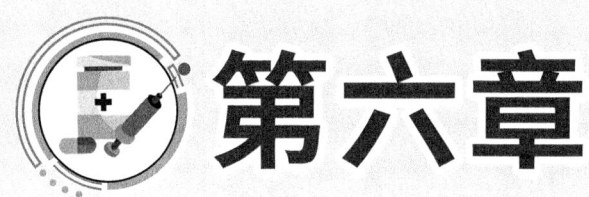

第六章

骨关节炎的医疗质量控制

一、概述

骨关节炎（osteoarthritis，OA）是一种常见于中老年人的退行性疾病，主要表现为关节软骨的退变、磨损及关节周围的骨质增生。疾病后期会导致关节疼痛、畸形和功能障碍，增加心血管事件、下肢深静脉血栓栓塞、髋部骨折及全因死亡的风险。

OA 可分为原发性和继发性两类。原发性 OA 多发生于中老年，无明确的全身或局部诱因，与遗传和体质因素有一定的关系。继发性 OA 可发生于青壮年，常继发于创伤、炎症、关节不稳定、慢性反复的积累性劳损或先天性疾病等。

目前全球已有超过 3 亿 OA 患者，而我国 40 岁以上人群原发性 OA 的总体患病率已高达 46.3%。随着我国人口老龄化程度的不断加剧，OA 的患病率有逐渐上升的趋势。但对于该病，公众认知度低，各地区诊治水平不一致。因此，规范化的 OA 诊断及治疗对临床工作和社会发展具有重要意义。

二、诊断的分类标准与治疗演变

（一）分类标准的演变

OA 的诊断是临床诊断，主要依据病史、症状、体征和 X 线检查，以及排除其他炎性关节炎。1986—1995 年美国风湿病学会（American College of Rheumatology，ACR）制定了膝、髋、手 OA 的分类标准，对 OA 的诊断具有较高的敏感性和特异性。2010 年中华医学会风湿病学分会发表的《骨关节炎诊断及治疗指南》中提出了特殊类型的 OA，如原发性全身性 OA、侵蚀性炎症性 OA 和弥漫性特发性骨质增生症。《骨关节炎诊疗指南（2018 版）》进一步优化、细化了OA的诊断标准，还介绍了基于X线改变的Kellgren & Lawrence分级和基于关节镜下关节软骨损伤的Outbridge分级标准，以指导临床分期。

1. 手OA分类标准

1990年ACR制定的手OA分类标准（表6.1）是仅以临床特征为依据，通过第2指、第3指和第1腕掌关节累及情况进行分类。该分类标准的主要目的是区分手OA和类风湿关节炎，但未对手部关节炎的表型进行区分。基于上述局限性，2023年欧洲抗风湿病联盟（European League Against Rheumatism，EULAR）手OA诊断循证建议工作组结合手部疼痛、酸痛和（或）僵硬人群中整体手OA、指节间OA和第一腕掌关节OA的放射学特征，制定新标准（表6.2）。

表6.1　1990年ACR制定的手OA分类标准

临床标准：具有手疼痛、酸痛和晨僵并具备以下4项中至少3项可诊断为手OA
1. 10个指定关节中骨性肥大≥2个
2. 远端指间关节骨性肥大≥2个
3. 掌指关节肿胀＜3个
4. 10个指定指关节中关节畸形≥1个

注：10个指定关节是指双侧第2指、第3指远端指间关节和近端指间关节及第1腕掌关节。

表6.2　2023年EULAR手OA分类标准

· 目标人群（强制性标准）：在过去6周的大部分时间中，至少有1个目标关节（双侧第2~5 DIP、第2~5 PIP、IP1和拇指基底关节）出现疼痛、酸痛和（或）僵硬，并且没有其他疾病或急性损伤可以解释这些症状	
· 手部整体OA的分类标准（基于分数的算法：将A~E的5个标准相加，评分≥9/15分者，归类为"OA"）	
标准集	评分（分）
A：年龄	
＜45岁	0
45~54岁	1
55~64岁	2
≥65岁	3
B：DIP、PIP、IP1和拇指基底关节的晨僵持续时间	
长（＞30分钟）	0
无	1
短（＜30分钟）	2

续表

标准集	评分（分）
C：DIP、PIP、IP1和CMC1关节伴骨赘的关节数量	
无	0
1～2个关节	2
3～5个关节	3
≥6个关节	4
D：DIP、PIP、IP1和CMC1关节间隙变窄的关节数量	
无	0
1～2个关节	1
3～5个关节	2
≥6个关节	3
E：临床症状-结构改变一致	
否	0
是	3

注：鉴别诊断可包括晶体关节病、非炎症性手部疾病，如血色素沉着病和全身炎症性关节疾病（如类风湿关节炎和银屑病关节炎）。有银屑病病史的人应排除在目标人群之外。

患者在过去6周的大部分时间里经历过疼痛和（或）僵硬的关节中，至少50%的关节（DIP、PIP、IP1和CMC1）存在X线异常OA（骨赘或关节间隙变窄）；CMC1：第一腕掌骨；DIP：远端指间关节；EULAR：欧洲抗风湿病联盟；IP1：第一指间关节；JSN：关节间隙变窄；OA：骨关节炎；PIP：近端指间关节。

2.膝OA分类标准

膝OA是OA最常见的一个类型，以疼痛、肿胀、僵硬和功能障碍为主要临床表现，致残率高。相较2002版中国膝OA分类标准（表6.3），在2010版的膝OA分类标准（表6.4）中，去掉了"关节液（至少2次）清亮、黏稠，WBC＜2000个/mL"这一项，更具临床操作可行性。2018版的膝OA分类标准（表6.5）则更精简。

表6.3 2002版中国膝OA分类标准

临床标准
1.近1个月内膝关节反复疼痛
2.X线片（站立位或负重位）示关节间隙变窄、软骨下骨硬化和（或）囊性变、关节缘骨赘形成
3.关节液（至少2次）清亮、黏稠，WBC＜2000个/mL
4.中老年患者（≥40岁）

续表

临床标准
5. 晨僵时间 ≤ 30 分钟
6. 活动时有骨摩擦音（感）

注：综合临床、实验室及X线检查，符合1+2条或1+3+5+6条或1+4+5+6条，可诊断膝OA。

表6.4　2010版中国膝OA分类标准

临床标准
1. 近1个月大多数时间有膝关节疼痛
2. 有骨摩擦音
3. 晨僵时间 ≤ 30 分钟
4. 年龄 ≥ 38 岁
5. 有骨性膨大
注：满足1+2+3+4条或1+2+5条或1+4+5条者符合膝OA临床+放射学+实验室诊断标准
1. 近1个月大多数时间有膝关节疼痛
2. X线示骨赘形成
3. 关节液检查符合OA
4. 年龄 ≥ 40 岁
5. 晨僵时间 ≤ 30 分钟
6. 有骨摩擦音
注：满足1+2条或1+3+5+6条或1+4+5+6条者可诊断膝OA

表6.5　2018版中国膝OA分类标准

临床标准
1. 近1个月内膝关节反复疼痛
2. X线片（站立位或负重位）示关节间隙变窄、软骨下骨硬化和（或）囊性变、关节边缘骨赘形成
3. 年龄 ≥ 50 岁
4. 晨僵时间 ≤ 30 分钟
5. 活动时有骨摩擦音（感）

注：满足诊断标准1+（2、3、4、5条中的任意2条）可诊断膝OA。

3. 髋OA分类标准

髋OA的国内外诊断标准均注重临床症状、体格检查、影像学检查和实验室检查等多方面的综合评估。2010 版中国髋 OA 诊断标准加入了较为复杂的临床标准，不利于临床操作，遂于 2018 年重新恢复 2007 版中国髋 OA 分类标准（表 6.6 ~ 表 6.8）。

表 6.6　2007 版中国髋 OA 分类标准

临床标准
1. 近 1 个月髋关节反复疼痛
2. ESR ≤ 20 mm/h
3. X 线片示骨赘形成，髋臼边缘增生
4. X 线片示髋关节间隙变窄

注：满足诊断标准 1+2+3 条或 1+3+4 条，可诊断髋 OA。

表 6.7　2010 版中国髋 OA 分类标准

临床标准
1. 近 1 个月大多数时间有髋痛
2. 内旋 < 15°
3. ESR < 45 mm/h
4. 屈曲 < 115°
5. 内旋 > 15°
6. 晨僵时间 < 60 分钟
7. 年龄 > 50 岁
8. 内旋时疼痛

注：满足 1+2+3 条或 1+2+4 条或 1+5+6+7+8 条者符合髋 OA 临床 + 放射学 + 实验室诊断标准。

1. 近 1 个月大多数时间有髋痛
2. ESR ≤ 20 mm/h
3. X 线示骨赘形成
4. X 线示髋关节间隙狭窄
5. 晨僵时间 ≤ 30 分钟

注：满足 1+2+3 条或 1+2+4 条或 1+3+4 条者可诊断髋 OA。

表 6.8　2018 版中国髋 OA 分类标准

临床标准
1. 近 1 个月内髋关节反复疼痛
2. ESR ≤ 20 mm/h

续表

临床标准
3. X线片示骨赘形成，髋臼边缘增生
4. X线片示髋关节间隙变窄

注：满足诊断标准1+2+3条或1+3+4条，可诊断髋关节骨关节炎。

（二）治疗的演变

1. 非药物治疗观念的改变

骨关节炎非药物治疗观念的改变主要体现在对疾病管理的全面性和个体化的认识更新上，综合治疗观念逐渐被普及。《骨关节炎诊疗指南（2018年版）》首次提出了阶梯化治疗的"金字塔"策略，即OA患者的治疗首先从基础治疗开始，效果不佳则进行药物治疗，如无效且影响正常生活者，行手术治疗。手术治疗先考虑修复性手术，再考虑重建手术。

根据国际骨关节炎研究学会（Osteoarthritis Research Society International，OARSI）、ACR和EULAR等权威机构的推荐，非药物治疗已经成为骨关节炎治疗的重要组成部分，包括健康教育、物理治疗和行动辅助，以及新提出的运动治疗。2024年EULAR在髋膝OA的非药物核心管理中提到，对髋膝OA患者进行保持健康体重的教育，特别对于超重或肥胖者，应给予协助以达到并维持减肥效果。对于髋膝OA患者，可以在家里和工作中使用助行器、辅助设备和适应装置，以减轻疼痛和增加活动。

2. 药物治疗

药物治疗是OA疼痛管理的重要手段，包括非甾体抗炎药NSAIDs类药物、其他镇痛药、缓解OA症状的慢作用药物、抗焦虑药物及中药等，制定内外结合、阶梯化、个体化的治疗策略。

（1）控制症状的药物

1）NSAIDs：NSAIDs作为OA治疗的首选药物之一，其局部外用和全身应用两种方式各具优势。局部外用NSAIDs有局部浓度高、系统暴露量少、全身不良反应少等特点，尤其适用于老年患者或胃肠道风险较高的患者。2018年EULAR关于炎性关节病和骨关节炎的疼痛管理、2019年OARSI发布的非手术治疗OA指南均强烈首选外用NSAIDs。《中国骨关节炎外用药物临床实践指南（2022年版）》提出在外用药与口服药效果一致时，优选外用药物。外用贴剂相比外用膏剂具有更好的依从性。

口服NSAIDs适用于中重度疼痛患者。如果患者出现上消化道不良反应的风险较高，可使用选择性COX-2抑制剂或非选择性NSAIDs类药物，同时加用胃黏膜保护剂进行治疗。如果患者心血管疾病风险较高，慎用NSAIDs类药物（包括非选择性和选择性COX-2抑制剂）。欧洲骨质疏松症和骨关节炎临床及则经济学会（European Society for Clinical and Economic Aspects of Osteoporosis and Osteoarthritis，ESCEO）、OARSI指南均明确反对长期使用对乙酰氨基酚作为OA的一线治疗。NSAIDs应使用最低有效剂量，应用疗程目前尚无定论。《2023

年中国膝骨关节炎临床药物治疗专家共识》推荐疼痛急性期、慢性疼痛急性发作的膝 OA 患者按需服用 NSAIDs；伴有中、重度疼痛或慢性疼痛的膝 OA 患者按时服用 NSAIDs，但应在治疗 2 周时进行评估。

2）阿片类药物：既往用于 NSAIDs 效果不佳或有用药禁忌的急性疼痛发作患者，如口服可待因或曲马多等弱阿片类药物。有研究发现弱阿片类药物曲马多会显著升高 OA 患者的全因死亡率、心肌梗死发生率和髋部骨折发生率，因此目前国内外指南均不将阿片类药物作为一线推荐，临床使用需谨慎。ESCEO 将其作为术前患者的最后一种药物选择，且仅限于短期使用。ACR 推荐用于对其他疗法反应欠佳而不愿意接受或不适合手术的膝 OA 患者。国内指南不推荐使用强阿片类药物行 OA 镇痛管理，谨慎使用曲马多等弱阿片类药物。外用阿片类药物可以治疗慢性 OA 疼痛，但需要考虑成瘾性和不良反应，且不建议用于急性疼痛或慢性疼痛急性发作者。

3）度洛西汀：一种选择性的 5-羟色胺（5-HT）和去甲肾上腺素（NE）再摄取抑制剂。它能够增强中枢神经系统 5-HT 与 NE 的功能，从而发挥抗抑郁和中枢镇痛作用。国内外指南均推荐其作为 OA 疼痛的二线治疗药物用于长期、慢性、广泛性疼痛和（或）伴有抑郁的 OA 患者。度洛西汀的抗抑郁作用有助于改善患者的心理状态，特别推荐用于有抑郁症状的患者。

4）糖皮质激素：关节腔内注射长效糖皮质激素可缓解疼痛、减少渗出，疗效持续数周至数月。主要适用于疼痛急性加重，尤其是伴有积液的膝 OA 患者，但在同一个关节不应反复注射，注射次数每年不超过 3 次，注射间隔不应短于 3 个月。EULAR 指南不推荐手 OA 患者使用关节内注射糖皮质激素。

5）玻璃酸钠关节内注射：2013 年版美国骨科医师学会（American Academy of Orthopaedic Surgeons，AAOS）膝 OA 指南强烈不推荐玻璃酸钠关节内注射。2014 年版 OARSI 膝 OA 指南认为其疗效不确定，但近几年的各指南均推荐透明质酸类制剂用于非药物疗法和单纯止痛剂疗效不佳的膝 OA，对早中期、轻中度的 OA 具有良好的疗效，可减轻关节疼痛、增加关节活动度、保护软骨等。

（2）骨关节慢作用药物（disease modifying osteoarthritis drugs，DMOADs）及软骨保护剂

此类药物具有降低基质金属蛋白酶、胶原酶等活性的作用，既可抗炎、止痛，又可保护关节软骨，延缓 OA 发展。但一般起效较慢，需治疗数周才见效，故称骨关节炎慢作用药物。目前尚未有公认的理想药物，常用药物氨基葡萄糖、双醋瑞因、硫酸软骨素等可能有一定的作用。

1）氨基葡萄糖：2019 年 ESCEO、OARSI 指南明确不推荐使用氨基葡萄糖；2023 年国内最新指南建议将处方级结晶型硫酸氨基葡萄糖作为膝 OA 长期管理的基础治疗药物，但不推荐使用其他氨基葡萄糖制剂。

抗风湿慢作用药物在 OA 的使用目前尚有争议。2018 年 EUALR 指南不推荐手 OA 患者使用传统合成改善病情抗风湿药或生物制剂。2019 年 ACR 指南强烈反对 OA 患者应用硫酸羟氯喹、甲氨蝶呤和生物制剂。但 2023 年国内最新指南推荐使用甲氨蝶呤、艾拉莫德治疗中重

度或炎症型膝 OA；对于中重度或炎症型膝 OA 患者，还可进行关节腔内注射 TNF-α 抑制剂（如依那西普、阿达木单抗等）。

2）双膦酸盐、维生素 D：对膝 OA 患者的症状改善作用有限，但对于软骨下骨转换率高或早期合并软骨下骨髓病变的膝 OA 患者可能具有潜在益处。不过目前各指南对其使用尚有争议。OARSI、ACR 指南明确不建议或有条件反对双膦酸盐、维生素 D 治疗 OA。《中国膝骨关节炎临床药物治疗专家共识（2023）》不推荐双膦酸盐类、降钙素类、雌激素替代疗法用于膝 OA 的治疗，但建议给予维生素 D 补充治疗，尤其是对伴有维生素 D 缺乏的膝 OA 患者。

关节腔内注射生长因子和富血小板血浆（platelet-rich plasma，PRP）可改善局部炎症反应，参与关节内组织修复及再生，但目前对于其作用机制及长期疗效尚需进一步研究。国内指南《关节腔注射富血小板血浆治疗膝骨关节炎的临床实践指南（2018 年版）》建议对有症状的年轻、严重程度轻的膝 OA 患者可选择性地在关节腔内注射 PRP，注射的间隔时间不少于 1 周，注射次数不少于 2 次。2019 年 ACR 指南则强烈反对相关治疗。

3. 外科治疗

经内科治疗无明显疗效，病变严重及关节功能明显障碍的患者可以考虑外科治疗，包括微创关节镜手术和外科开放手术。

自体骨软骨移植、软骨细胞移植和微骨折等关节软骨修复术主要适用于年轻、活动量大、单处小面积负重区软骨缺损的患者，对退行性 OA 的老年患者、多处损伤、激素引起坏死等效果较差。关节镜清理术对伴有机械症状的膝 OA 治疗效果较好，能减轻部分早、中期 OA 患者的症状，但不适用于关节间隙狭窄较明显的患者。

人工关节置换是目前临床上广泛开展的针对终末期 OA 成熟且有效的治疗方法，可显著减轻疼痛，改善关节功能，适用于非手术治疗无效、影响正常生活的患者，手术目的是减轻或消除患者疼痛症状、改善患者关节功能和矫正畸形。其他治疗方法包括关节融合术、髋臼截骨术等，需根据患者具体情况、主观意愿及预期予以个体化选择。

4. 中医中药治疗

针灸治疗 OA 的近、远期临床疗效已得到验证，主要应用于膝、髋 OA；局部外用和口服中成药，可减轻关节疼痛、改善关节功能，安全性较高。国内最新指南建议结合患者症状酌情使用，可贯穿全程。既要按照传统辨证论治思路，灵活选用中药、针灸、推拿等疗法，也应循序进行中西医结合阶梯治疗，并严格把握适应证。

三、国内外骨关节炎诊疗管理指南解读

（一）国外骨关节炎诊疗管理指南解读

英国国家卫生与临床优化研究所（National Institute for Health and Clinical Excellence，NICE）在 2022 年发布的《骨关节炎诊断与管理指南》中对骨关节炎的诊断、治疗、预后与管理做出了相应指导。

该指南指出，临床诊断 OA 时不需要影像学检查：≥ 45 岁、有活动相关关节疼痛，且无晨僵表现，或者晨僵持续时间不超过 30 分钟，除非存在非典型特征或提示需要额外诊断的特征，否则不要常规使用影像学检查来诊断 OA。

在非药物管理方面，指南强调患者教育的重要性；根据个体差异开展治疗性运动锻炼，比如肌肉力量锻炼、有氧运动健身；也可以考虑监督锻炼；肥胖或超重者建议进行体重管理；手法治疗（如推拿）只建议用于髋 OA 和膝 OA 患者，且在联合治疗性运动锻炼情况下考虑，不建议单独接受手法治疗。反对针灸和各种电疗法治疗骨关节炎。下肢关节受累的患者可以考虑手杖等行动辅助支持治疗。

在药物治疗方面，对于 NSAIDs 总的原则是最短的时间内使用最低的有效剂量。首选外用 NSAIDs。在外用药物效果不佳或不合适的时候考虑口服 NSAIDs。不建议常规使用对乙酰氨基酚或其他弱阿片类药物，除非其他药物存在禁忌证、使用无效或不耐受；强效阿片类药物的风险大于益处，不建议使用。当其他药物效果不佳或不适合使用时，或为了更好进行治疗性运动时，可以考虑关节腔内糖皮质激素注射。不建议使用硫酸氨基葡萄糖和关节内注射透明质酸。

对关节症状严重影响生活或药物治疗效果欠佳的患者考虑外科转诊并进行手术治疗。不建议对骨关节炎患者进行关节镜冲洗或清创。

（二）国内骨关节炎诊疗管理指南解读

《中国膝骨关节炎临床药物治疗专家共识（2023）》首次提出以患者为中心的达标治疗策略，建议将标准化西安大略和麦克马斯特大学（The Western Ontario and McMaster Universities，WOMAC）骨关节炎指数量表评分 ≤ 4 分、标准化 WOMAC 功能评分 ≤ 4 分、疾病的整体评价（PGA）≤ 4 分定义为 PASS，即达到膝 OA 的治疗目标。

国内指南的基础治疗方面仍以健康教育为主，帮助患者认识疾病，明确治疗目的，消除思想负担，调整生活方式。有氧运动和水上运动可有效改善膝关节和髋 OA 患者的疼痛症状和肢体功能；手部运动锻炼能缓解手 OA 患者的疼痛和关节僵硬症状。膝 OA 可以考虑采用干扰电流疗法、脉冲超声疗法等物理治疗缓解患者疼痛症状。水疗、冷疗、热疗、泥浴疗法、射频消融术及其他经皮神经电刺激疗法等物理治疗方法治疗 OA 具有一定效果，但目前缺乏统一操作标准。对于髋、膝 OA 患者，使用辅助支持治疗可以通过有效减少受累关节负重来减轻患者疼痛和提高患者满意度，但不同患者的临床收益存在一定差异。手 OA 患者可酌情使用手部矫形器。

药物治疗包括 NSAIDs 类药物、其他镇痛药物、缓解 OA 症状的慢作用药物、抗焦虑药物及中药等。膝关节疼痛的急性加重，尤其是伴有积液的膝 OA 患者，可于关节腔注射糖皮质激素。玻璃酸钠适用于轻中度患者或有胃肠道和（或）心血管危险因素的 OA 患者，但其在软骨保护和延缓疾病进程中的作用尚存争议，建议根据患者个体情况酌情应用。生长因子和富血小板血浆可改善局部炎症反应，但其作用机制、疗效及安全性尚需更多长期随访、高质量随机对照试验提供更多证据支持。

关节镜手术治疗对仅有疼痛症状的膝 OA 短期有效，中长期疗效与保守治疗无显著差异。人工关节置换术适用于其他干预措施疗效均不明显的重度 OA 患者。

该指南建议膝 OA 患者于药物治疗后的 4 周进行首次随访，随后依病情每 3~6 个月随访 1 次，直至达到预期治疗目标。此后继续随访，并根据情况调整随访时间。

四、骨关节炎医疗质量控制指标制定

我国的骨关节炎治疗目前仍缺乏一套标准化的医疗质量控制指标，不合理的治疗会导致患者关节疼痛反复发作，出现药物相关不良反应等。我们尝试参考骨关节炎治疗指南、专家共识及文献，并结合我国地域生活文化特征，构建一套标准化的骨关节炎医疗质量控制指标，以改善骨关节炎患者生活质量为目标，协助风湿免疫科、骨科医护人员及医疗保健相关人员对骨关节炎患者进行管理。

（一）骨关节炎诊断相关的医疗质量控制指标

1. 影像学检查规范操作率

$$影像学检查规范操作率 = \frac{单位时间内对于疑似 OA 患者完善影像学检查规范操作的人数}{同期确诊 OA 患者总人数} \times 100\%$$

临床意义：①选择正确合理的检查方法：A. X 线检查：主要用于评估关节间隙的狭窄程度、软骨下骨板的硬化情况及骨赘的形成等。X 线检查对于软骨的显示能力有限，在诊断早期骨关节炎时不够敏感。B. 超声检查：能够实时动态地观察关节肌腱、肌肉、关节腔内病变、积液、髁间软骨、滑膜及周围软组织情况，能清晰显示关节面软骨的厚度及表面是否光滑，无创、无辐射。C. CT 检查：评估骨关节炎进展中软骨下骨质的微小变化，包括骨小梁的重构、软骨下囊肿和软骨下硬化等。但 CT 检查有辐射，且不能精确评估软组织如半月板、韧带和肌腱的改变。D. MRI 检查：评估关节及其周围软组织结构，在显示软骨、韧带、半月板等软组织方面的能力优于其他影像学检查方法。②检查技术的规范：确保患者处于正确的体位和姿势，如站立位或负重位进行 X 线检查，以便更准确地反映关节间隙的变化；确保扫描范围覆盖整个关节及其周围区域，以便全面评估关节情况。③图像质量的评估：图像应清晰可见，无模糊、伪影等现象。关节结构之间的对比度应适中，以便准确区分不同组织。图像应能清晰显示关节间隙、软骨下骨板、骨赘等细节信息。④结果的解读：根据影像学检查结果，准确判断关节的病变程度、范围和性质。将影像学检查结果与患者的临床表现、病史等信息相结合，进行综合分析和判断。

2. 风湿相关指标检测率

$$风湿相关指标检测率 = \frac{单位时间内对于疑似 OA 患者完善风湿相关指标检测的人数}{同期确诊 OA 患者总人数} \times 100\%$$

临床意义：当骨关节炎症状不典型时，完善其他风湿病相关指标的检测予以鉴别，包括自身免疫病关节炎、感染性关节炎、痛风、假性痛风及关节损伤等。按需完善红细胞沉降率、CRP、类风湿因子、抗-CCP抗体、HLA-B27、免疫球蛋白、补体等检查。

（二）骨关节炎治疗相关的医疗质量控制指标

1. 非药物治疗的普及率

$$非药物治疗的普及率 = \frac{单位时间内进行非药物治疗的OA患者人数}{同期OA患者总人数} \times 100\%$$

临床意义：非药物治疗包括健康教育、物理治疗，以及行动辅助、运动治疗等。该指标可帮助患者认识疾病、明确治疗目的、消除思想负担、控制体重、调整生活方式。

2. NSAIDs的规范使用率

$$NSAIDs的规范使用率 = \frac{单位时间内合理使用NSAIDs治疗的OA患者人数}{同期OA患者总人数} \times 100\%$$

临床意义：合理使用NSAIDs，通过其抗炎、解热、镇痛的作用机制，有效缓解OA患者的关节疼痛、肿胀等症状，改善患者关节功能，提高患者生活质量。根据患者的病情、年龄、身体状况及并发症等因素，选择合适的NSAIDs种类，目前常用的NSAIDs包括阿司匹林、布洛芬、洛索洛芬、双氯芬酸、塞来昔布等。对于骨关节炎患者，特别是轻度、中度疼痛患者，建议首选外用NSAIDs，如乳胶剂、膏剂、贴剂等。对于中、重度疼痛患者，可考虑联合使用局部药物与口服NSAIDs。口服NSAIDs的剂量应根据患者的具体情况进行调整。按需服用：疼痛急性期、慢性疼痛急性发作的OA患者。按时服用：伴有中、重度疼痛或慢性疼痛的OA患者，但应在治疗2周时进行评估。通常建议从最小有效剂量开始使用，并根据患者的反应逐渐调整剂量。并且根据药物的半衰期和患者的疼痛情况，合理安排用药频次。一般建议每日用药不超过3次，以避免药物在体内蓄积过多。定期监测患者的疼痛程度、关节功能改善情况等，以评估药物治疗效果，及时调整用药方案。注意密切监测患者可能出现的不良反应，如胃肠道反应、心血管风险、肝肾损害等。一旦发现立即停药或调整用药方案。对于老年患者、有胃肠道病史或心血管风险的患者，应谨慎使用NSAIDs，并可能需要加用胃黏膜保护剂或选择对胃肠道影响较小的药物。必要时，可考虑将NSAIDs与其他药物联合使用，如软骨保护剂、关节腔内注射药物等，以提高治疗效果。但需注意避免药物间的相互作用和不良反应的叠加。

3. 阿片类药物的规范使用率

$$阿片类药物的规范使用率 = \frac{单位时间内合理使用阿片类药物的OA患者人数}{同期OA患者总人数} \times 100\%$$

临床意义：合理使用阿片类药物，避免滥用和不合理用药。阿片类药物因其不良反应和成瘾性发生率相对较高，通常不推荐作为缓解OA疼痛的一线药物。阿片类药物适用于对

NSAIDs 有禁忌或无效者，或在疼痛管理需要时作为辅助用药。尽量使用最低有效剂量，避免过量用药、同类药物重复或叠加使用。不推荐使用强阿片类药物进行 OA 镇痛管理，谨慎使用曲马多等弱阿片类药物进行镇痛。

4. 关节腔内注射透明质酸的规范使用率

$$\text{关节腔内注射透明质酸的规范使用率} = \frac{\text{单位时间内合理进行关节腔内注射透明质酸的 OA 患者人数}}{\text{同期 OA 患者总人数}} \times 100\%$$

临床意义：透明质酸的规范化使用对于改善患者症状、保护患者关节功能具有重要意义，通常关节腔内注射透明质酸的剂量为每次 2.5 mL（约含透明质酸钠 25 mg），每周 1 次，连续注射 4 ~ 5 周为 1 个疗程。虽然关节腔内注射透明质酸的安全性相对较高，但仍需关注患者可能出现的不良反应，如注射部位疼痛、肿胀、感染等。一旦发现，应立即停止注射并采取相应措施。

5. 关节腔内注射糖皮质激素的规范使用率

$$\text{关节腔内注射糖皮质激素的规范使用率} = \frac{\text{单位时间内合理进行关节腔内注射糖皮质激素的 OA 患者人数}}{\text{同期 OA 患者总人数}} \times 100\%$$

临床意义：关节腔内糖皮质激素注射治疗能快速控制炎症，促进关节积液消退，缓解疼痛，但需严格遵循医嘱，确保合理性与安全性。关节腔内注射糖皮质激素主要适用于膝关节疼痛的急性加重，尤其是伴有积液的膝关节骨关节炎患者。对于轻中度骨关节炎患者，尤其是那些伴有胃肠道和（或）心血管危险因素的患者，也可选择关节腔内注射糖皮质激素，但对感染性关节炎禁用，对于软骨磨损较严重、血糖控制不佳的患者，应谨慎使用。常用的关节腔内注射糖皮质激素包括倍他米松、曲安奈德等合成的肾上腺皮质激素类似物。每年注射最多为 2 ~ 3 次，注射间隔时间为 3 ~ 6 个月。

6. 抗焦虑药物的规范使用率

$$\text{抗焦虑药物的规范使用率} = \frac{\text{单位时间内合理使用抗焦虑药物的 OA 患者人数}}{\text{同期 OA 患者总人数}} \times 100\%$$

临床意义：合理使用度洛西汀治疗骨关节炎，可以通过中枢镇痛机制发挥作用，改善关节疼痛和情绪状态。对于长期、慢性、广泛性疼痛和（或）伴有抑郁的 OA 患者，可以使用度洛西汀等抗焦虑药物。度洛西汀可与 NSAIDs 等联合使用，增强治疗效果。具体用法用量应根据患者的具体情况来确定。度洛西汀的初始剂量通常为每天 20 ~ 40 mg，建议从较低的剂量开始，以减少不良反应的发生。一般建议持续 1 ~ 2 周后，再将剂量增加至每次 60 mg。一旦达到有效治疗剂量，应维持该剂量进行持续治疗。

（三）骨关节炎评估相关的医疗质量控制指标

1. 疾病活动度评估率

$$疾病活动度评估率 = \frac{单位时间内用 Lequesne 评分/WOMAC 评分进行疾病活动度评估的 OA 患者人数}{同期 OA 患者总人数} \times 100\%$$

临床意义：Lequesne 评分用于评估 OA 患者的疾病严重程度和功能状态，其评分主要包括疼痛或不适、行走能力及日常生活能力3个部分，总分范围通常是 1~24 分，分数越高，表示患者的病情越严重，功能状态越差。WOMAC 评分用于评估膝关节、髋关节、骨关节炎的症状严重程度，其评分包括疼痛、僵硬和关节功能3个维度，每个维度包含多个问题，患者根据自己的感受进行评分。

2. 生活质量评估率

$$生活质量评估率 = \frac{单位时间内用 HSS 评分/SF-36 进行生活质量评估的 OA 患者人数}{同期 OA 患者总人数} \times 100\%$$

临床意义：全面评估骨关节炎患者的生活质量。HSS 评分包括疼痛、功能、活动水平和生活质量等多个方面，可以为医师提供一个客观的指标，以便更好地了解患者的病情和改善情况，从而制定个性化治疗方案和跟踪治疗效果。SF-36 是一种广泛使用的健康相关生活质量评估工具，包含 8 个维度 36 个问题，分别评估生理功能、躯体疼痛、精神健康、社会功能、生理职能、情感职能、生命活力和总体健康。SF-36 能够全面评估骨关节炎患者的生活质量，包括身体、心理和社会等多个方面。

3. 共病评估率

$$共病评估率 = \frac{单位时间内进行共病评估的 OA 患者人数}{同期 OA 患者总人数} \times 100\%$$

临床意义：对 OA 患者的共病进行评估，有助于医师制定更加全面、个性化的治疗方案，提高治疗效果，改善患者的生活质量。骨关节炎患者往往伴随着其他慢性病，故需筛查代谢综合征、心血管疾病、肾脏疾病、胃肠道疾病，或筛查是否合并焦虑、抑郁、神经衰弱等。这些共病不仅增加了治疗的复杂性，还可能影响骨关节炎的治疗效果和患者的预后。

4. 健康生活方式宣教率

$$健康生活方式宣教率 = \frac{单位时间内接受相关健康生活方式宣教的 OA 患者人数}{同期 OA 患者总人数} \times 100\%$$

临床意义：健康生活方式宣教可以使患者更加准确地识别自己的症状，更早地发现病情变化，及时就医。向患者详细介绍 OA 的基本知识，如疾病的定义、病因、常见症状等；帮助患者理解治疗方案；帮助患者制订个性化的康复计划，包括饮食调理、运动锻炼、心理调适等，可以使患者更加准确地识别自己的症状，从而更早地发现病情变化，及时就医。宣教可以使患者更加配合治疗，提高治疗效果；还能帮助患者制定个性化的康复计划，提高生活质量。

5. 随访监测率

$$随访监测率 = \frac{单位时间内每月定期随访检测的 OA 患者人数}{同期 OA 患者总人数} \times 100\%$$

临床意义：通过随访监测可以及时发现疾病的复发迹象、预防并发症、提高治疗效果、促进医患沟通。建议 OA 患者于药物治疗后的 4 周进行首次随访，随后依病情每 3~6 个月随访 1 次，直至达到预期治疗目标。此后继续随访，并根据情况调整随访时间。通过随访监测，可以及时发现疾病的复发迹象、预防并发症、提高治疗效果、促进医患沟通。

6. 慢性病管理率

$$慢性病管理率 = \frac{单位时间内参与慢性病管理的 OA 患者人数}{同期 OA 患者总人数} \times 100\%$$

临床意义：通过全面的管理策略促进患者的健康恢复，延缓疾病进程，降低伤残率，延迟或避免关节外科手术。OA 患者初次就诊时，需进行生物、心理和社会全方位的评估，并建立慢性病管理档案和患者手册，制定个性化的管理策略。对患者进行定期随访和评估，监控患者的症状及其对他们日常活动和生活质量的持续影响，评估目标完成情况。

（四）骨关节炎多学科协作诊疗相关的医疗质量控制指标

$$OA 患者多学科协作诊疗共同管理率 = \frac{单位时间内接受多学科协作诊疗共同管理的 OA 患者人数}{同期 OA 患者总人数} \times 100\%$$

临床意义：多学科协作诊疗对于提高诊断准确性、制定个性化治疗方案、降低并发症发生率、提高治疗效果等方面具有重要意义。在 OA 患者的诊疗过程中，应该积极推广和应用多学科协作诊疗模式并采取相应的治疗措施，降低并发症发生率。建议全科医师、风湿病专家、护士、物理治疗师、骨科或整形外科医师、康复专家及心理治疗师等共同参与管理。

（五）骨关节炎医疗质量控制指标确认表单（表 6.9）

表 6.9 骨关节炎医疗质量控制指标确认表单

项目	医疗质量控制指标	确认（√或×）
诊断	1. 如果患者有疑似 OA 的临床症状和体征，应规范、准确使用 X 线、CT、MRI 等影像学检查进行疾病诊断和病情评估	
	2. 如果患者疑似 OA，建议完善红细胞沉降率、CRP、类风湿因子等风湿相关指标的检测，与其他风湿病进行鉴别	

续表

项目	医疗质量控制指标	确认（√或×）
治疗	3. 普及非药物治疗：包括健康教育、物理治疗和行动辅助及运动治疗等	
	4. 规范使用NSAIDs：对于轻、中度疼痛的OA患者首先考虑外用NSAIDs，依据治疗反应按需或按时应用。对于中、重度疼痛患者，可考虑联合使用局部药物与口服NSAIDs	
	5. 规范使用阿片类药物：适用于对NSAIDs有禁忌或无效者，剂量个体化，且尽量使用最低有效剂量，避免过量用药、同类药物重复或叠加使用。谨慎使用曲马多等弱阿片类药物镇痛	
	6. 规范进行关节腔内注射透明质酸：关节腔内注射透明质酸的剂量为每次2.5 mL（约含透明质酸钠25 mg），每周1次，连续注射4~5周为1个疗程	
	7. 规范关节腔内注射糖皮质激素：主要适用于膝关节疼痛的急性加重，或伴有胃肠道和（或）心血管危险因素无法耐受口服药物的患者。每年注射最多不超过2~3次，注射间隔时间不应短于3~6个月	
	8. 规范使用抗焦虑药物：度洛西汀的初始剂量通常为每天20~40 mg，从较低的剂量开始，一般建议持续1~2周后，再将剂量增加至每次60 mg。达到有效治疗剂量后，维持该剂量进行持续治疗	
评估与随访	9. 疾病活动度评估：采用Lequesne评分/WOMAC评分	
	10. 生活质量评估，采用HSS评分/SF-36	
	11. 共病评估：筛查代谢综合征、心血管疾病、肾脏疾病、胃肠道疾病等，筛查是否合并焦虑抑郁状态等心理问题	
	12. 健康生活方式宣教：包括疾病相关知识、康复训练等	
	13. 规律随访：初次药物治疗后的4周进行首次随访，随后依病情每3~6个月随访1次	
	14. 慢性病管理：OA患者初次就诊时，进行生物、心理和社会全方位的评估，并建立慢性病管理档案和患者手册，制定个性化的管理策略。对患者进行定期随访和评估，监控患者的症状及其对他们日常活动和生活质量的持续影响，评估目标完成情况	
多学科协作诊疗	15. 多学科协作诊疗共同管理：全科医师、风湿病专家、护士、物理治疗师、骨科或整形外科医师、康复专家及心理治疗师等共同参与管理	

参考文献

[1] BIJLSMA J W, BERENBAUM F, LAFEBER F P. Osteoarthritis: an update with relevance for clinical practice. Lancet, 2011, 377 (9783): 2115-2126.

[2] ZENG C, BENNELL K, YANG Z, et al. Risk of venous thromboembolism in knee, hip

and hand osteoarthritis: a general population based cohort study. Ann Rheum Dis, 2020, 79 (12): 1616-1624.

[3] 中华医学会骨科学分会. 骨关节炎诊治指南（2007年版）. 中华骨科杂志, 2007, 27 (10): 793-793.

[4] 中华医学会风湿病学分会. 骨关节炎诊断及治疗指南. 中华风湿病学杂志, 2010, 14 (6): 416-416.

[5] 中华医学会骨科学分会关节外科学组. 骨关节炎诊疗指南（2018年版）. 中华骨科杂志, 2018, 38 (12): 705.

[6] 中华医学会骨科学分会关节外科学组. 中国骨关节炎诊疗指南（2021年版）. 中华骨科杂志, 2021, 41 (18): 1291-1314.

[7] SAFIRI S, KOLAHI A, SMITH E, et al. Global, regional and national burden of osteoarthritis 1990-2017: a systematic analysis of the Global Burden of Disease Study 2017. Ann Rheum Dis, 2020, 79 (6): 819.

[8] 薛庆云, 王坤正, 裴福兴, 等. 中国40岁以上人群原发性骨关节炎患病状况调查. 中华骨科杂志, 2015, 35 (12): 1206-1212.

[9] HAUGEN I K, FELSON D T, ABHISHEK A, et al. 2023 EULAR classification criteria for hand osteoarthritis. Ann Rheum Dis, 2024: ard-2023-225073.

[10] MOSENG T, VLIET VLIELAND T P M, BATTISTA S, et al. EULAR recommendations for the non-pharmacological core management of hip and knee osteoarthritis: 2023 update. Ann Rheum Dis, 2024, 83 (6): 730-740.

[11] 中华医学会骨科学分会关节外科学组. 中国骨关节炎外用药物临床实践指南（2022年版）. 中华关节外科杂志（电子版）, 2023, 17 (3): 301-307.

[12] 中国医师协会风湿免疫科医师分会骨关节炎学组. 中国膝骨关节炎临床药物治疗专家共识（2023）. 中华内科杂志, 2024, 63 (6): 560-578.

[13] Osteoarthritis in over 16s: diagnosis and management. London: National Institute for Health and Care Excellence, 2022.

[14] GEENEN R, OVERMAN C L, CHRISTENSEN R, et al. EULAR recommendations for the health professional's approach to pain management in inflammatory arthritis and osteoarthritis. Ann Rheum Dis, 2018, 77 (6): 797-807.

（周凤　周丽）

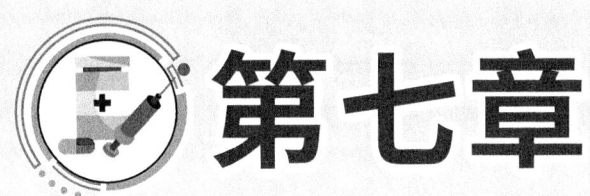

第七章

系统性红斑狼疮的医疗质量控制

一、概述

系统性红斑狼疮（systemic lupus erythematosus，SLE）是一种病因尚不明确，可以侵犯全身多系统的慢性弥漫性结缔组织病（connective tissue disease，CTD）。SLE 的主要临床特征包括：血清中出现以抗核抗体为代表的多种自身抗体和多器官系统受累。SLE 的患病率因人群而异，全球平均患病率为（12~39）/10 万，我国患病率为（30.13~70.41）/10 万。SLE 发病以 20~40 岁的育龄期女性多见，男性和儿童患者的病情往往更严重。在全球的种族中，汉族人 SLE 发病率位居第二。

SLE 患者的临床表现、病程和预后千差万别，除多脏器累及，部分患者亦可有肥胖、高血压、动脉粥样硬化、高脂血症、胰岛素抵抗等疾病伴发。另外，药物治疗相关的并发症等因素均会严重影响患者生活质量与生存期。我们尝试构建一套标准化的 SLE 医疗质量控制指标集，以期在规范我国的 SLE 诊疗中发挥积极作用。

二、诊断的分类标准与治疗演变

（一）分类标准的演变

SLE 在临床表现和病情严重度方面差异极大，这给诊断准确性带来很多挑战。1971 年美国风湿病学会（American College of Rheumatology，ACR）最先制定 SLE 的分类标准，在 1982 年和 1997 年两次进行修订：患者必须满足 11 项标准中的 4 项，并排除其他可能诊断后，才能被诊断为 SLE；患者不必同时满足 4 项标准，只需在数周或数年内满足 11 项中的 4 项即可（表 7.1）。起初 ACR 标准是为了临床和流行病学研究时纳入患者而制定，临床医师也常用该标准来支持 SLE 的诊断，但必须注意的是，满足该分类标准并不是诊断 SLE 的绝对必要条件。临床上有经验的医师会通过综合患者的特征性症状、体征和血清学结果进行分析，并排除其他可能的鉴别诊断之后，做出 SLE 的诊断。虽然 ACR 标准广为使用，但其在临床应用上仍有部分局限性。ACR 标准仅纳入 SLE 患者可能出现的一部分临床表现，例如，SLE 患者累及神经系统可表现出多种多样的神经系统症状，但该标准只纳入精神病和抽搐。肾脏标准没有包括肾活检阳性。

表 7.1　1997 年 ACR 修订的 SLE 分类标准

1. 颧部皮疹
2. 盘状红斑
3. 光过敏
4. 口、鼻部溃疡
5. 累及 2 个或 2 个以上关节的非侵蚀性关节炎
6. 胸膜炎或心包炎
7. 肾脏病变：24 小时尿蛋白＞ 0.5 g 或有细胞管型
8. 神经病变：癫痫、精神病
9. 血液系统异常：溶血性贫血、白细胞减少、淋巴细胞减少、血小板减少
10. 抗核抗体异常
11. 免疫学异常：①抗 dsDNA 抗体阳性。②抗 Sm 抗体阳性。③抗磷脂抗体阳性（以下 3 个之一）：A. 抗心磷脂抗体 IgG 型 /IgM 型阳性；B. 狼疮抗凝物阳性；C. 梅毒假阳性

注：分类诊断要求需同时或相继符合 11 项诊断标准中的 4 项及 4 项以上者。

在这样的背景下，2012 年系统性狼疮国际协作组（Systemic Lupus International Collaborating Clinic，SLICC）尝试将 ACR 标准进行了一些修订。该组织对 700 多名 SLE 患者和对照组患者进行分析，同时验证单独样本后，SLICC 制定了新的分类标准（表 7.2）。和 ACR 标准相比，不同的是 SLICC 标准并不仅仅根据临床特征来对 SLE 患者进行分类，还包括了免疫学、肾脏活检等。SLICC 标准还纳入了更多的皮肤和神经系统累及方面的相关临床表现，还有低补体、不伴有溶血性贫血的直接抗人球蛋白试验阳性等项目。2012 年的 SLICC 分类标准更加强调临床表现和免疫学指标相结合，取消了部分特异性和敏感性不高的临床表现，更加重视系统受累，提高了肾活检在诊断中的重要性。

表 7.2　2012 年 SLICC 制定的 SLE 分类标准

分类	标准
临床标准	1. 急性或亚急性皮肤型红斑狼疮
	2. 慢性皮肤型红斑狼疮

续表

分类	标准
临床标准	3. 口或鼻部溃疡
	4. 非瘢痕性脱发
	5. ≥2个关节滑膜炎：医师观察到的2个或以上肿胀关节或者伴有晨僵的压痛关节
	6. 浆膜炎：胸膜炎和心包炎
	7. 肾脏病变：尿蛋白/肌酐异常或24小时尿蛋白>0.5 g或有红细胞管型
	8. 神经病变：癫痫、精神异常、多发性单神经炎、脊髓炎、外周或脑神经病变、脑炎（急性精神错乱状态）
	9. 溶血性贫血
	10. 白细胞减少（<4000个/mm³，至少1次）/淋巴细胞减少（<1000个/mm³，至少1次）
	11. 血小板减少（<100 000个/mm³，至少1次）
免疫学标准	1. 抗核抗体异常
	2. 抗dsDNA抗体阳性
	3. 抗Sm抗体阳性
	4. 抗磷脂抗体阳性：狼疮抗凝物；梅毒试验假阳性；抗心磷脂抗体（至少2次异常或中高滴度）；抗β$_2$-糖蛋白抗体
	5. 低补体血症：低C3或低C4或低CH50
	6. 直接抗球蛋白试验阳性（在不存在溶血性贫血的情况下）

注：分类诊断要求需符合4项诊断标准（至少1项临床+1项免疫学异常）或患者经肾活检证实为狼疮肾炎伴抗核抗体或抗dsDNA抗体阳性。

随着对SLE认识的不断深入及免疫学检测的进展，SLE的疾病分类标准也在不断更新，在提高敏感性和特异性的同时，亦促进了SLE的早期诊断。2019年EULAR与ACR联合制定了2019年SLE分类标准（表7.3）。该分类标准采用了入围与分类双重标准。将抗核抗体阳性作为SLE分类诊断的"入围"标准，抗核抗体阴性则不考虑诊断SLE。因为在特定条件下，抗核抗体阴性的SLE几乎不存在。2019年EULAR/ACR一个重大的突破是将权重的项目细化了，改为积分制，可以直观地了解哪些项目权重较大，哪些权重较小。

分类标准的变迁，主要体现在几个方面的更新：①重视肾脏活检病理结果；②重视免疫学指标异常；③重视早期诊断；④重视更新流行病学方法学。通过验证队列发现，2012年SLICC发布的SLE分类标准与1997年ACR修订的SLE分类标准（特异性83%，敏感性83%）相比，其敏感性升至97%，而特异性不变为83%；2019年EULAR与ACR联合发布的SLE分类标准的敏感性为96%，特异性为93%，均为最优。根据《2020中国系统性红斑狼疮诊疗指南》推荐意见1：推荐使用2012年SLICC或2019年EULAR/ACR制定的SLE分类标准对疑似SLE者进行诊断（1B）；采用不同的分类标准，可以提高早期诊断的敏感性和特异性,避免漏诊及误诊,但需注意的是,在诊断准确性研究中,2012年的SLICC标准虽然有着较高的敏感性(100%),但是特异性(75%)较低,而2019年EULAR/ACR分类标准敏感性较高(93%),特异性也不高(73%)。2019年的EULAR/ACR分类标准不能诊断抗核抗体持续阴性的SLE,虽然这部分患者并不多见,但仍需探讨其他分类标准来实现。故临床医师在选择诊断标准的时候还需要综合考虑,不能只选用最新的标准,必要的时候可以全都要。

表7.3 2019年EULAR/ACR制定的SLE分类标准

项目	标准		评分(分)
临床标准	1. 全身系统:发热≥38.3 ℃		2
	2. 皮肤黏膜	非瘢痕性脱发	2
		口腔溃疡	2
		亚急性皮肤型狼疮或盘状狼疮	4
		急性皮肤型狼疮	6
	3. 关节炎:≥2个关节滑膜炎或≥2个压痛关节+≥30分钟晨僵		6
	4. 神经系统	谵妄	2
		精神症状	3
		癫痫	5
	5. 浆膜炎	胸腔积液或心包积液	5
		急性心包炎	6
	6. 血液系统	白细胞计数减少($< 4 \times 10^9$/L)	3
		血小板计数减少($< 100 \times 10^9$/L)	4
		免疫性溶血	4
	7. 肾脏	24小时尿蛋白>0.5 g	4
		肾脏穿刺活检病理提示Ⅱ型或Ⅴ型狼疮肾炎	8
		肾脏穿刺活检病理提示Ⅲ型或Ⅳ型狼疮肾炎	10
免疫学指标	1. 抗磷脂抗体:抗心磷脂抗体IgG型>40 GPL单位或抗β2糖蛋白抗体IgG型>40单位或狼疮抗凝物阳性		2
	2. 补体	低补体C3或低补体C4	3
		低补体C3和低补体C4	4
	3. 高度特异性抗体	抗dsDNA抗体阳性	6
		抗Sm抗体阳性	6

注:①必须满足抗核抗体阳性(Hep2免疫荧光法≥1∶80);②每项临床标准和免疫学指标中,只将最高评分计入总分;③每条标准需排除感染、恶性肿瘤、药物因素等原因;④至少符合1条临床标准;⑤既往症状和现存临床表现均可评分;⑥临床标准和免疫学指标评分相加≥10分可分类诊断为SLE。

(二) 治疗的演变

SLE 的疾病活动通常反复，病程表现为复发 – 缓解。相当数量的患者存在病情活动持续状态，而仅有一小部分患者处于较长时间的疾病静止期。虽然如今 SLE 患者的总生存率已有明显改善（10 年生存率 85%～95%），但是仍有部分患者存在早死亡的风险。患者生活质量下降和死亡率升高与持续性炎症导致不可逆的重要脏器损害有关。因此，SLE 治疗的首要目标是减少疾病活动，防止不可逆的器官损伤，并保持生活质量。这些目标的实现是通过达到疾病缓解或达到低疾病活动度的状态。评估 SLE 疾病活动性标准国际上通用的有：SLE 疾病活动指数（SLEDAI）、英国狼疮评估小组狼疮活动评分指数（BILAG）、SLE 活动性测定（SLAM）等。其中以 SLEDAI-2000 较为常用。根据 SLE 整体活动性，可将 SLE 疾病严重程度分为轻度、中度和重度。轻度 SLE 为 SLEDAI ≤ 6 分，无重要脏器累及，轻度临床表现主要为皮肤（皮疹范围 < 9% 体表面积）、关节（轻度关节炎）和肌肉受累，无危及生命的血液系统累及。中度 SLE 为 SLEDAI 在 7～12 分，可有脏器受累，具有更多、更严重的临床表现，包括范围较大的皮疹、皮肤血管炎、中重度关节炎、多浆膜腔积液等，但尚不威胁器官功能或危及生命。重度 SLE 通常 SLEDAI > 12 分，常危及器官或生命，临床表现为神经精神狼疮、狼疮性肺炎、肠系膜血管炎、新月体性肾小球肾炎、重度血小板减少（< 20×10^9/L）、血栓性血小板减少性紫癜（thrombotic thrombocytopenic purpura，TTP）或急性溶血。

SLE 的治疗原则是早期、个体化、多学科协作诊疗，同时还应充分考虑患者意愿、医疗和社会成本。重视伴发疾病的治疗，包括高血压、糖尿病、高脂血症、动脉粥样硬化、骨质疏松等的预防及治疗。SLE 的治疗包括一般治疗和药物治疗，其中一般治疗包括患者教育、生活方式改变和辅助治疗。患者教育的目的是帮助患者正确认识疾病，使患者对疾病树立乐观情绪，学会自我认识疾病活动的征象，提高治疗和长期规律随访的依从性。

SLE 的药物治疗应根据病情的轻重程度、器官受累和合并症情况，结合循证医学证据，制定个体化方案。SLE 的治疗药物包括糖皮质激素、抗疟药、免疫抑制剂和生物制剂。糖皮质激素的使用剂量和给药途径取决于器官受累的类型和疾病严重程度，在维持治疗时应尽可能使用小剂量糖皮质激素（泼尼松 < 7.5 mg/d 或等效剂量的其他激素）治疗。SLE 药物治疗的一个核心原则是（除非有禁忌证）建议所有患者使用抗疟药进行长期治疗。同时患者在接受抗疟药羟氯喹治疗前需进行眼科检查，对于高风险（长期服用或使用高剂量的羟氯喹、伴有肝肾疾病、同时使用他莫昔芬、有视网膜或黄斑疾病史、高龄等）的患者建议 1 年进行 1 次眼科检查，而对于低风险的患者建议服药的第 5 年开始 1 年进行 1 次眼科检查；对于激素联合羟氯喹治疗效果不佳或无法将激素的剂量调整至相对安全剂量以下的患者，建议启用免疫抑制剂（甲氨蝶呤、硫唑嘌呤、吗替麦考酚酯）；伴有脏器受累者，建议初始治疗时即加用免疫抑制剂；经激素和（或）免疫抑制剂治疗效果不佳、不耐受或复发的患者，可考虑加用生物制剂（如贝利尤单抗、泰它西普）进行治疗。第一个用于治疗 SLE 的生物制剂是抗 CD20 单克隆抗体（利妥昔单抗），虽然一些病例报告显示它的有效性，但利妥昔单抗在 SLE 和 LN 的随机对照试验中结果并未达到研究终点，更多研究显示利妥昔单抗对难治性患者具

有疗效，可用于传统免疫抑制剂治疗无反应的患者。

近年来随着基础研究的进步，SLE 的治疗也有很多新的进展，如靶向 B 细胞治疗除贝利尤单抗、泰它西普、利妥昔单抗外，新型的抗 CD20 单克隆抗体奥妥珠单抗（Obinutuzumab）其补体依赖细胞毒效应和抗体依赖细胞毒效应相当，且具有更强的抗体依赖的吞噬（antibody-dependent phagocytosis，ADP）效应。2022 年在 Ann Rheum Dis 发表的小样本研究表明奥妥珠单抗不仅能显著改善狼疮性肾炎的缓解率，改善补体、抗 dsDNA 等血清学指标，还具有良好安全性。Ostendorf L 研究团队在 2020 年 N Engl J Med 的报道显示经过硫唑嘌呤、吗替麦考酚酯、他克莫司等多种治疗无效的难治性狼疮性肾炎患者，抗 CD38 单克隆抗体可能有效。针对 I 型干扰素受体的单克隆抗体阿尼鲁单抗（Anifrolumab）在临床试验中显示良好的疗效，尤其在皮肤和关节症状方面。小分子靶向药物 JAK 抑制剂乌帕替尼（Upadacitinib）和巴瑞替尼（Baricitinib）正在进行临床试验，显示出潜在的疗效。改良型的钙调神经磷酸酶抑制剂伏环孢素（Voclosporin）可用于治疗狼疮性肾炎，与霉酚酸酯联用能显著提高肾脏疾病缓解率。新型免疫调节剂包括 Dapirolizumab Pegol、Bruton 酪氨酸激酶（BTK）抑制剂（Ibrutinib 和 Fenebrutinib）的临床试验正在进行中。另外还包括造血干细胞移植、间充质干细胞移植、CAR-T 细胞疗法等。总而言之，随着人们对 SLE 病理机制的不断深入了解，更多靶向性更强、副作用更低的新药物正在研究和开发中，这些新进展为 SLE 患者的治疗提供了更多选择和带来了更好的预后可能性，后续进展值得我们期待。

随着早期诊断方法的增多、治疗 SLE 水平的提高、新药的不断研制与进入临床使用，SLE 预后已有明显改善。SLE 的多脏器严重损害和感染是急性期患者的主要死亡原因，尤其是伴有严重神经精神性疾病、肺动脉高压和急进性狼疮性肾炎的患者；而 SLE 远期死亡的主要原因是慢性肾功能不全和药物（尤其是长期使用大剂量激素）的不良反应，如冠状动脉粥样硬化性心脏病等。

三、国内外系统性红斑狼疮诊疗管理指南解读

（一）国内 SLE 诊疗管理指南解读

在充分参考各级循证医学证据、国内外权威诊治指南和专家建议的基础上，2023 年中华医学会风湿病学分会在中华内科学杂志发布了 SLE 最新诊疗规范。新规范继续沿用 2020 版《系统性红斑狼疮诊疗规范》的框架结构，从 SLE 的临床表现、辅助检查、诊断与评估、治疗与监测四个方面对 SLE 的规范化诊治进行详细阐述，旨在提高广大风湿免疫科医师诊治 SLE 的科学性和规范性，改善患者预后。诊疗规范提到 SLE 临床表现的多样性导致其一般实验室检查同样具有多样性，需要根据患者不同的临床症状进行检查。分类标准方面 2023 版依旧推荐目前普遍使用的 SLE 分类标准，包括：1997 年 ACR 修订的 SLE 分类标准，2012 年 SLICC 发布的 SLE 分类标准和 2019 年 EULAR 与 ACR 联合发布的 SLE 分类标准。治疗策略在 2020 版的基础上给到了不同系统受累情况下 SLE 患者具体治疗情况，强调了 SLE 的药

物治疗应根据病情的轻重程度、器官受累及合并症情况，结合循证医学证据制定个体化治疗方案。

近年来随着越来越多生物制剂获批用于 SLE 的治疗，但由于生物制剂在我国上市时间短，临床医师对其认知尚不充分，为解决如何合理、有效且安全的用药问题，中国初级卫生保健基金会风湿免疫学专委会 SLE 专家委员会牵头，联合中华医学会风湿病学分会邀请了全国多名风湿免疫及肾内风湿免疫科专家共同制定了生物制剂在系统性红斑狼疮中应用的中国专家共识，2024 年在中华风湿病学杂志发布。该共识主要聚焦国内临床已应用的 3 种生物制剂，即贝利尤单抗、泰它西普和利妥昔单抗，基于临床证据，结合 SLE 诊疗指南及我国临床专家的实践经验，对生物制剂的适用人群、使用时机、疗效评估、安全用药等关键问题提出推荐意见，为临床医师提供参考，推动生物制剂在临床中的规范合理应用。

SLE 多发于育龄期女性，其生育管理已成为 SLE 患者疾病管理的重要内容。为提高 SLE 患者妊娠成功率、降低母婴病死率，2022 年由国家皮肤与免疫疾病临床医学研究中心、国家妇产疾病临床医学研究中心、中国系统性红斑狼疮研究协作组、中国风湿免疫病相关生殖及妊娠研究委员会联合发起制定了我国首部系统性红斑狼疮患者生殖与妊娠管理指南。该指南针对 13 个亟待解决的临床问题做出基于循证证据的推荐，涵盖孕前准备（孕前咨询、妊娠风险评估、妊娠时机选择、辅助生育措施选择）、妊娠期疾病监测与治疗、胎儿监测与并发症诊治、产后随访与哺乳注意事项及新生儿监护的母婴全程管理等。

（二）国外 SLE 诊疗管理指南解读

2008 年 EULAR 首次发布了 SLE 管理的第一版推荐意见，有关疾病的检测、神经精神 SLE 和 LN、狼疮患者妊娠期和女性健康问题等都得到了关注，并在 2019 年和 2020 年分别发布了 EULAR SLE 管理指南，以及 EULAR/ 欧洲肾脏协会 / 欧洲透析和移植协会（European Renal Association/European Dialysis and Transplant Association，ERA/EDT）联合发布了 LN 管理指南。随着 SLE 治疗相关药物研发加速，第 2 款生物制剂阿尼鲁单抗获批上市；而在狼疮肾炎领域也有重大突破，贝利尤单抗和伏环孢素也获批用于治疗活动性狼疮肾炎，引发了关于狼疮肾炎"模式转变"的讨论，即从传统的"诱导 - 维持"方案向早期联合治疗方案转变。这些进展推动了推荐意见的更新。2023 年 6 月，备受瞩目的《2023 年欧洲抗风湿病联盟（EULAR）系统性红斑狼疮管理建议》在 EULAR 年会上重磅发布，10 月在 *Ann Rheum Dis* 发表了指南全文。2023 版指南国际工作组基于系统文献回顾（2018 年 1 月—2022 年 12 月）指定了问题，经过一系列会议最终制定出相关推荐意见。工作小组在 5 项总原则和 13 条建议上达成一致意见。

2023 版 EULAR SLE 管理指南的更新提示 SLE 的治疗需兼顾眼前和长远，即 SLE 疾病控制不仅是对症状的控制，更重要的是能够长期保护器官不受损伤，尽可能地减少累积的器官损伤。其次是合理用药，尤其是糖皮质激素，糖皮质激素的维持剂量从 7.5 mg/d 以下（泼尼松剂量）降低至 5 mg/d 以下，以此来降低患者长期接受高剂量糖皮质激素治疗的风险，目前国内最新诊疗指南在维持治疗中建议使用小剂量糖皮质激素（泼尼松 < 7.5 mg/d）或等效剂量的其他激素。从2019年起，EULAR对长期慢性的糖皮质激素使用就日趋严格，本次指南的更新更进一步限定了糖皮质激素长期使用的剂量范围，强调SLE达标治疗的策略。新版指南中维持剂量的推荐和2019版指南均提出糖皮质激素的使用需要结合患者脏器受累的类型和严重程度以决定是否使用及具体剂量大小。同时指南提出应在病情许可的情况下尝试逐步停用药物治疗且首先减停糖皮质激素。除糖皮质激素外，管理指南还涉及羟氯喹、免疫抑制药物（包括甲氨蝶呤、霉酚酸酯、硫唑嘌呤、环磷酰胺）、钙调磷酸酶抑制剂（环孢素、他克莫司、伏环孢素）和生物制剂，如生物制剂的推荐范围扩大和使用不再受到严格的限制。为了更早达到疾病缓解的目标，指南强调不必在传统免疫抑制剂治疗失败后再考虑使用生物制剂。另外SLE皮肤受累的一线治疗方式基本保持不变，仍然为抗疟药和外用药物（激素、钙调磷酸酶抑制剂）。而在二线治疗方面，新版指南加入了两种国际已上市的生物制剂（阿尼鲁单抗和贝利尤单抗），它们在3期研究中均表现出了良好的皮肤黏膜症状改善的疗效。同时指南强调推荐的药物仅为参考性建议，其他治疗方法也可以被作为二线或三线选择。最后新版指南还将靶向BAFF的生物制剂和新一代钙调磷酸酶抑制剂引入活动性增殖型狼疮肾炎患者的治疗，主要是基于这两种药物3期RCT研究取得了成功。

四、SLE医疗质量控制指标制定

迄今为止，国内外已经发布了多个版本的系统性红斑狼疮的分类（诊断）标准，以及治疗、管理指南，给临床医师尤其是风湿病专科医师在SLE的诊疗工作中提供了非常细化的指导建议，但我国的SLE治疗目前仍缺乏一套标准化的医疗质量控制指标，仍有一大部分SLE患者没有得到标准化的治疗，不规范的治疗会导致SLE病情反复、出现并发症、药物不良反应，甚至致残、致死等，对SLE患者的生活质量及生存期带来巨大影响。我们尝试参考国内外SLE诊疗指南、管理指南、专家共识及文献，并结合我国国情构建一套标准化的系统性红斑狼疮医疗质量控制指标集，以改善SLE患者医疗质量、规范医疗行为和提高医疗水平为目标，协助并加强风湿免疫科、其他相关科室医护人员及医疗保健相关人员对SLE医疗质量的管理。我们主要从SLE的早期筛查、SLE的诊断评估、SLE的治疗管理、宣教、随访评估等几个方面制定医疗质量控制指标，涵盖了结构指标、过程指标、结果指标3个要素。

（一）SLE诊断相关的医疗质量控制指标

1. 确诊检查率

$$确诊检查率 = \frac{单位时间内（初诊后1周内）完成确诊检查的患者人数}{同期SLE患者总人数} \times 100\%$$

临床意义：确诊相关检查是SLE诊断不可缺少的一环，目前SLE早期诊断率不高，提示可能存在较高的漏诊率。早期筛查是确诊SLE不可缺失的一环，有助于更早地发现并确诊

SLE，减少漏诊。该指标可指导并监督接诊疑似 SLE 患者时医疗人员诊疗步骤的规范程度，也可反映医疗人员诊断 SLE 时的规范性。

2. 肾脏穿刺率

$$肾脏穿刺率 = \frac{单位时间内完成肾脏穿刺的 SLE 患者人数}{同期肾脏穿刺 SLE 患者总人数} \times 100\%$$

临床意义：当 SLE 患者出现持续性蛋白尿 ≥ 500 mg 和（或）肾小球滤过率不明原因下降和（或）活动性尿沉渣提示 SLE 累及肾脏或狼疮肾炎患者病情复发或经常规治疗效果不佳。对这部分患者进行早期肾脏穿刺有助于明确狼疮肾炎病理类型，指导临床治疗方案选择，早期控制患者病情。该指标反映医疗人员对 SLE 患者肾脏穿刺指征的把握，可指导并监督针对狼疮肾炎医疗人员诊疗处理步骤的规范程度。

3. 心血管疾病分层评估率

$$心血管疾病分层评估率 = \frac{单位时间内完成心血管疾病分层评估的 SLE 患者人数}{同期 SLE 患者总人数} \times 100\%$$

临床意义：确诊 SLE 时和确诊后每年对心血管疾病风险进行分层，有助于评估传统和疾病相关的风险因素，并对包括吸烟在内的可改变的风险因素进行管理。该指标反映医疗人员对 SLE 患者心血管相关风险因素的把握能力及对医疗资源的管理能力，有利于早期预防及干预心血管事件。

4. 骨质疏松危险因素及骨折风险评估率

$$\substack{骨质疏松危险\\因素及骨折风\\险评估率} = \frac{单位时间内完成骨质疏松危险因素及骨折风险评估的 SLE 患者人数}{同期 SLE 患者总人数} \times 100\%$$

临床意义：骨质疏松的危险因素包括年龄、性别、类固醇使用、吸烟、低维生素 D、低 BMI、家族史；骨折风险包括高、中、低。该指标反映医疗人员对 SLE 患者骨质疏松相关风险因素及骨折风险的把握能力和管理能力，有利于防治骨质疏松、减少糖皮质激素药物不良反应、降低病理性骨折的发生率。

5. 诊断评估率

$$诊断评估率 = \frac{单位时间内经风湿病专家首诊 2 个月内完成诊断评估工作的疑诊 SLE 患者人数}{同期经风湿病专家首诊 2 个月内的疑诊 SLE 患者总人数} \times 100\%$$

临床意义：怀疑 SLE 患者转诊至风湿免疫科后，应及时接受风湿病专家的全面评估、明确诊断，以利于规范化治疗。该指标反映了 SLE 诊断评估情况。

（二）SLE 治疗相关的医疗质量控制指标

1. 疾病活动度评估率

$$\text{住院期间疾病活动度评估率} = \frac{\text{单位时间内住院期间完成疾病活动度评估的 SLE 患者人数}}{\text{同期 SLE 住院患者总人数}} \times 100\%$$

临床意义：反映医疗人员对 SLE 标准化疾病活动度的评估能力，有利于把控 SLE 的疾病严重程度，个体化选择治疗方案，早期控制 SLE 患者疾病活动，尽可能缩短患者平均住院日。

2. 眼科评估率

$$\text{眼科评估率} = \frac{\text{单位时间内使用 HXQ 5 年以上的 SLE 患者行眼科评估的人数}}{\text{同期使用 HXQ 5 年以上的 SLE 患者总人数}} \times 100\%$$

临床意义：在不存在 HXQ 诱导的视网膜病变危险因素的情况下，在开始 HXQ 后 5 年应通过基线眼科评估（视野检查和 OCT）和年度随访监测视网膜毒性。该指标反映医疗人员对使用 HXQ 的 SLE 患者相关副作用的把握能力，监测 HXQ 使用相关眼科不良反应，减少对患者的伤害。

3. 泼尼松减至最低剂量率

$$\text{泼尼松减至最低剂量率} = \frac{\text{单位时间内接受泼尼松剂量} < 7.5 \text{ mg/d 的 SLE 患者人数}}{\text{同期 SLE 患者总人数}} \times 100\%$$

临床意义：接受泼尼松 ≥ 7.5 mg/d 治疗 ≥ 3 个月，则应尽量将泼尼松减至最低剂量。该指标反映医疗人员对 SLE 患者糖皮质激素使用剂量的把握能力及患者病情的控制管理能力，对病情控制的 SLE 患者尽可能将激素减至最低剂量，以减少激素的副作用。

4. csDMARDs 合理使用率

$$\text{csDMARDs 合理使用率} = \frac{\text{单位时间内使用 csDMARDs 的 SLES 患者人数}}{\text{同期有重要脏器累及的 SLE 患者总人数}} \times 100\%$$

临床意义：对具有重要脏器累及的患者及时使用 csDMARDs，结合 2023 年中国系统性红斑狼疮诊疗规范和 2023 年 EULAR 系统性红斑狼疮管理建议及推荐选择药物，体现医疗人员对 SLE 的处理能力，可有效改善患者的生活质量，该指标反映了 SLE 患者中免疫抑制剂的使用情况。

5. 生物制剂合理使用率

$$\text{生物制剂合理使用率} = \frac{\text{单位时间内使用生物制剂的 SLE 患者人数}}{\text{同期 SLE 患者总人数}} \times 100\%$$

临床意义：为了更早达到疾病缓解的目标，可早期应用或联用生物制剂治疗，结合 2023 年中国系统性红斑狼疮诊疗规范、2024 年生物制剂在系统性红斑狼疮中应用的中国专家共识和2023年EULAR系统性红斑狼疮管理建议及推荐选择生物制剂，能更好地控制病情，体现医护人员治疗的规范性及对疾病判断的准确性，该指标反映了SLE患者中合理使用生物制剂的情况。

6. csDMARDs 相关严重并发症发生率

$$\text{csDMARDs 相关严重并发症发生率} = \frac{\text{单位时间内使用 csDMARDs 患者发生严重并发症的人数}}{\text{同期使用 csDMARDs 的患者总人数}} \times 100\%$$

临床意义：避免csDMARDs严重并发症的发生，确保患者安全、优化治疗策略，体现医护人员治疗的规范性，该指标反映了SLE患者使用免疫抑制剂的安全性。

7. 生物制剂相关严重并发症发生率

$$\text{生物制剂相关严重并发症发生率} = \frac{\text{单位时间内使用生物制剂患者发生严重并发症的人数}}{\text{同期使用生物制剂的患者总人数}} \times 100\%$$

临床意义：避免生物制剂严重并发症的发生，确保患者安全、优化治疗策略，体现医护人员治疗的规范性，该指标反映了SLE患者使用生物制剂的安全性。

8. SLICC/ACR 监测率

$$\text{SLICC/ACR 监测率} = \frac{\text{单位时间内完成年度 SLICC/ACR 评估的 SLE 患者人数}}{\text{同期 SLE 患者总人数}} \times 100\%$$

临床意义：对SLE患者进行年度重要脏器评估，及时发现SLE患者病情变化，早期采取相应措施进行干预，可以尽可能地减少患者住院次数、改善预后、减少并发症及药物副作用的发生，反映医疗人员对SLE患者疾病管理能力。

9. 疾病稳定期疫苗接种率（非活性疫苗或者减毒活疫苗）

$$\text{疾病稳定期疫苗接种率} = \frac{\text{单位时间内完成疫苗接种的疾病稳定期 SLE 患者人数}}{\text{同期疾病稳定期 SLE 患者总人数}} \times 100\%$$

临床意义：SLE患者的感染风险显著提高，处于疾病稳定期的患者应接种非活性疫苗，如流感、肺炎球菌和人乳头瘤病毒疫苗，同时可以考虑接种减毒活疫苗（如带状疱疹病毒疫苗）减少相应的感染风险，改善预后。该指标反映了医疗人员对SLE患者疾病管理的能力。

（三）SLE 随访相关的医疗质量控制指标

1. 生活质量评价率

$$\text{生活质量评价率} = \frac{\text{单位时间内完成 LEQoL 的住院 SLE 患者人数}}{\text{同期住院 SLE 患者总人数}} \times 100\%$$

临床意义：SLE可导致患者生理功能丧失，影响患者的社会功能，造成生活质量下降。

有效的治疗方案能够让患者的生活质量改善。可采用红斑狼疮生活质量问卷（LEQoL）量表对患者进行评估。该指标反映了医疗人员对 SLE 患者的综合评估和管理水平。

2. 随访完成率

$$随访完成率 = \frac{单位时间内完成随访的\,SLE\,患者人数}{同期\,SLE\,患者总人数} \times 100\%$$

临床意义：定期随访，评估病情变化、调整治疗方案对于 SLE 的疾病长期管理非常重要，反映医疗人员对 SLE 患者的慢性病管理水平。随访内容包括：每 1～3 个月复查 1 次血常规、红细胞沉降率、肝肾功能、C 反应蛋白、尿常规、体液免疫功能，采用 SLEDAI 和（或）PGA 进行疾病活动度评估。对于有肺部累及的 SLE 患者每 3～6 个月进行 1 次胸部 HRCT 复查。有肺动脉高压的 SLE 患者每 3～6 个月进行 1 次心脏彩超复查。

3. 满意度调查完成率

$$满意度调查完成率 = \frac{单位时间内完成满意度调查的\,SLE\,患者人数}{同期\,SLE\,患者总人数} \times 100\%$$

临床意义：患者满意度评估完成率可以反映对 SLE 的综合管理水平，有利于风湿专业人员提升诊治水平和服务 SLE 患者的能力。可通过医院的满意度评估进行。该指标反映了医疗人员对 SLE 患者的医疗服务水平。

（四）SLE 转诊相关的医疗质量控制指标

$$转诊率 = \frac{单位时间内（7天内）转诊至风湿免疫科的合并复杂情况的或其他专科确诊的\,SLE\,患者人数}{同期所有合并复杂情况或其他专科确诊的\,SLE\,患者总人数} \times 100\%$$

临床意义：合并复杂情况或其他非风湿免疫科确诊的 SLE 患者应及时转诊至风湿免疫科，进行专科医师的诊断评估及治疗，有利于降低误诊率，规范化治疗。合并复杂情况的 SLE 患者包括：①各种感染；②合并肿瘤或妊娠或哺乳；③重要脏器累及；④首次发病尚无法明确诊断 SLE；⑤SLE 病情反复、控制不佳等。该指标反映了 SLE 患者专科诊治的情况。

（五）SLE 医疗质量控制指标确认表单（表 7.4）

表 7.4　SLE 医疗质量控制指标确认表单

项目	医疗质量控制指标	确认（√或×）
诊断	1. 如果疑诊 SLE，应完善确诊检查，包括血常规、尿常规、血清肌酐和血清学检查（抗核抗体、C3/C4、抗 dsDNA 抗体和抗磷脂抗体）	
	2. 如果 SLE 患者出现持续性蛋白尿 ≥ 500 mg 和（或）肾小球滤过率不明原因下降和（或）活动性尿沉渣应进行肾脏穿刺	

续表

项目	医疗质量控制指标	确认（√或 ×）
诊断	3. 如果确诊 SLE，应在确诊 SLE 时和确诊后每年对心血管疾病风险进行分层，评估传统和疾病相关的风险因素，并对包括吸烟在内的可改变的风险因素进行管理	
	4. 如果确诊 SLE，应在确诊 SLE 时和确诊后每年对骨质疏松危险因素及骨折风险进行评估	
	5. 如果确诊 SLE，应在 2 个月内完成确诊检查及心血管疾病、骨质疏松危险因素评估工作	
治疗	6. 如果 SLE 患者住院，应对住院 SLE 患者在入院及出院时均采用 SLEDAI 和（或）PGA 进行疾病活动度评估	
	7. 如果 SLE 患者使用羟氯喹，应对 SLE 患者进行眼科评估，在开始 HXQ 后 5 年通过基线眼科评估（视野检查和 OCT）和年度随访监测视网膜毒性	
	8. 如果 SLE 患者接受泼尼松 ≥ 7.5 mg/d 治疗 ≥ 3 个月，则应尽量将泼尼松减至最低剂量	
	9. 如果 SLE 患者有脏器累及，使用羟氯喹（单用或联用 GC）无效，或无法将 GC 降至维持剂量以下，应考虑添加使用 csDMARDs 或联用生物制剂	
	10. 如果 SLE 患者于门诊就诊，应记录患者每次就诊时的疾病活动评估情况，包括 SLEDAI 和（或）PGA	
	11. 如果 SLE 患者年度随访，应每年监测 SLCC/ACR 损伤指数	
	12. 如果 SLE 患者处于稳定/非活动性疾病期，应接种非活性疫苗，如流感、肺炎球菌和人乳头瘤病毒疫苗，同时可以考虑接种减毒活疫苗（如带状疱疹病毒疫苗）	
	13. 如果育龄期稳定/非活动性疾病期 SLE 患者备孕，应进行基线检查，包括抗 Ro/La 和抗磷脂抗体等	
随访	14. 如果确诊 SLE，应每 1~3 个月复查 1 次血常规、红细胞沉降率、肝肾功能、C 反应蛋白、尿常规、体液免疫功能，采用 SLEDAI 和（或）PGA 进行疾病活动度评估。对于有肺部累及的 SLE 患者，应每 3~6 个月进行 1 次胸部 HRCT 复查。对于有肺动脉高压的 SLE 患者，应每 3~6 个月进行 1 次心脏彩超复查	
	15. 如果确诊 SLE，应至少每 2 个月完成 1 次随访，住院患者完成生活质量评价及患者满意度调查	
转诊	16. 合并复杂情况或其他非风湿免疫科确诊的 SLE 患者应 7 天内转诊至风湿免疫科	
	17. 多学科协作诊疗	

参考文献

[1] FIRESTEIN G S, BUDD R C, GABRIRL S E, et al. 凯利风湿病学. 10版. 施桂英, 栗占国, 左晓霞, 等译. 北京: 北京大学医学出版社, 2020.

[2] 沈南, 赵毅, 段利华, 等. 系统性红斑狼疮诊疗规范. 中华内科学杂志, 2023, 62（7）: 775-784.

[3] FURIE R A, AROCA G, CASCINO M D, et al. B-cell depletion with obinutuzumab for the treatment of proliferative lupus nephritis: a randomised, double-blind, placebo-controlled trial. Ann Rheum Dis, 2022, 81（1）: 100-107.

[4] OSTENDORF L, BURNS M, DUREK P, et al. Targeting CD38 with Daratumumab in refractory systemic lupus erythematosus. N Engl J Med, 2020, 383（12）: 1149-1155.

[5] 耿研, 武丽君, 谢其冰, 等. 生物制剂在系统性红斑狼疮中应用的中国专家共识（2024版）. 中华风湿病学杂志, 2024, 28（2）: 78-92.

[6] 田新平, 赵久良, 李梦涛, 等. 2022中国系统性红斑狼疮患者生殖与妊娠管理指南. 协和医学杂志, 2023, 14（3）: 504-513.

[7] FANOURIAKIS A, KOSTOPOULOU M, ANDERSEN J, et al. EULAR recommendations for the management of systemic lupus erythematosus: 2023 update. Ann Rheum Dis, 2024, 83（1）: 15-29.

（黄娴倩）

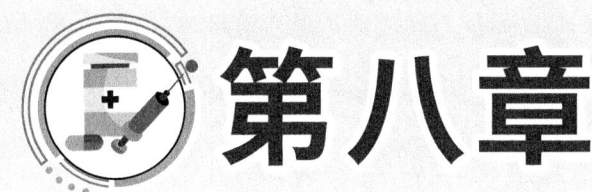

第八章

系统性红斑狼疮患者生殖健康与妊娠管理的医疗质量控制

一、概述

系统性红斑狼疮（systemic lupus erythematosus，SLE）是一种以育龄期女性为主要发病人群的系统性自身免疫病，慢性病程伴随复发和缓解。随着SLE临床诊治水平的不断提高，SLE患者的存活率也显著提高，目前我国5年患者生存率为93.8%，20年患者生存率达60%以上，与国际水平相当。随着女性SLE患者生存期延长和生活质量的提高，其生殖健康和妊娠管理已成为临床医师必须关注的重要问题；SLE患者妊娠期易出现病情复发或加重，母体和胎儿并发症的发生风险显著高于非SLE患者，如何提高妊娠成功率、改善母体和胎儿转归成为SLE患者管理的重要挑战。

近年来国内外颁布了一系列相关的指南建议。2015年中国SLE研究协作组发布了《中国系统性红斑狼疮患者围产期管理建议》；2017年欧洲抗风湿病联盟（European League Against Rheumatism，EULAR）发布了《系统性红斑狼疮和（或）抗磷脂综合征女性患者计划生育、辅助生殖、妊娠和更年期管理及健康建议》；2020年美国风湿病学会（American College of Rheumatology，ACR）颁布了《风湿性和肌肉骨骼疾病患者生殖健康的管理指南》；2022年中国发布了《2022中国系统性红斑狼疮患者生殖与妊娠管理指南》，该指南由多个国家级临床医学研究中心和研究协作组共同组织制定，包含13条推荐意见，内容涵盖孕前准备、妊娠期疾病监测与治疗、胎儿监测与并发症诊治、产后随访与哺乳注意事项及新生儿监护等方面，旨在提高SLE患者的妊娠成功率、降低母婴病死率。2023年美国母胎医学学会颁布了第64号咨询系列指南《妊娠期系统性红斑狼疮》，以便更好地发现SLE患者孕期并发症，规范其治疗与管理。本文在借鉴国内外指南、专家共识及文献的基础上，结合我国患者特征，就SLE患者所关心的"月经紊乱、生殖力受损、卵巢功能评估、生育力保护、雌孕激素替代治疗、辅助生殖、孕前指导、妊娠期母体和胎儿并发症的识别和处理，妊娠期SLE药物治疗及营养素补充、分娩方式,哺乳期注意事项"等问题展开讨论,并构建 SLE 患者生殖健康与妊娠管理的医疗质量控制指标,以促进 SLE 患者生殖健康和妊娠期的标准化管理,推动国内外指南建议的落实。

二、SLE 患者生育力管理理念及治疗的演变

研究显示,SLE 患者不孕率是健康女性的 2.2 倍,妊娠并发症是非 SLE 女性的 2~5 倍,因此 SLE 患者的生育障碍问题是风湿免疫科及妇产科医师共同关注的问题之一。一项观察性研究发现,在计划生育的 SLE 患者中,约 64% 未达到生育预期,提示 SLE 患者存在生育力受损。因此,我们将近些年国内外有关 SLE 患者生育力管理的相关研究进行整理,以提高对 SLE 患者生育力的关注及管理。

(一)SLE 患者生育力管理理念的演变

1. 月经紊乱和生殖力受损

有 54% 的 SLE 女性患者可出现月经减少,这也是系统性红斑狼疮患者最常见的月经异常表现,12%~15% 出现月经过多,17%~25% 出现继发性闭经。

月经不调的 SLE 患者泌乳素水平更高,疾病活动度更高,孕酮水平更低,且 SLE 疾病本身的慢性炎症可抑制下丘脑—垂体—性腺轴,抑制促性腺激素释放激素的分泌,导致继发性闭经和慢性无排卵。此外,SLE 患者合并自身免疫性内分泌疾病发生月经不调的概率升高,如自身免疫性甲状腺功能减退也参与了月经紊乱的发生,可引起黄体生成素分泌的减少及分泌节律的改变,导致无排卵,孕酮水平低下,高雌激素状态随之而来,引起过度、不规则和不可预测的月经大出血,进而导致 SLE 患者生育力受损。

SLE 患者月经紊乱和生殖力受损的另一个重要原因是各种治疗药物产生的不良反应,如类固醇激素、环磷酰胺和雷公藤。外源性类固醇激素抑制下丘脑—垂体—性腺轴,从而抑制促性腺激素释放激素的脉冲式释放及黄体生成素 / 促卵泡生成素(follicle-stimulating hormone,FSH)的分泌,导致月经不规律和继发性闭经。环磷酰胺是一种烷化剂,可交联 DNA,抑制细胞分裂,对卵巢中有限的生殖细胞造成永久性损伤。研究表明,环磷酰胺造成生殖毒性的预警剂量随着年龄的增长而急剧下降,20~29 岁女性的预警剂量为 20.4 g,30~39 岁为 9.3 g,40~49 岁为 5.2 g。由此可见,环磷酰胺造成卵巢衰竭的 2 个决定因素是治疗开始时的年龄和药物暴露剂量。如年龄超过 30 岁,总剂量超过 10 g,则卵巢衰竭的风险急剧增加。雷公藤甲素是一种二萜类三环氧化物,是雷公藤中最主要的生物活性成分,其生殖毒性表现为精子数量和活力下降、卵泡凋亡、睾丸、子宫和卵巢的直接损伤。

2. 卵巢功能评估和生育力保护

一项国际合作临床队列的多中心研究共纳入 339 名 SLE 患者,其中 42% 的患者从未妊娠,证实了 SLE 患者存在生育力受损。因此,对于月经紊乱和生育力下降的 SLE 患者,应进行卵

巢功能评估，包括卵泡期（月经周期第 2 天或第 3 天）的生殖激素水平、甲状腺功能、抗米勒管激素水平、窦卵泡计数等。抗米勒管激素是一种非侵入性且可靠的反映卵巢储备功能的标志物。连续 2 个月经周期的基础 FSH ≥ 10 IU/L，抗米勒管激素 < 1.1 ng/mL，两侧卵巢窦卵泡计数 < 5 ~ 7 枚，均提示卵巢储备功能减退；女性 40 岁以前出现月经异常（闭经或月经稀发），FSH > 25 IU/L 和雌激素水平波动性下降可诊断为早发性卵巢功能不全，而女性 40 岁以前出现闭经，FSH > 40 IU/L 和雌激素水平低下则诊断为卵巢早衰，是早发性卵巢功能不全的终末阶段。一项纳入 64 名 SLE 患者的研究通过检测窦卵泡计数和抗米勒管激素水平来评估患者卵巢功能，结果显示其较对照组均显著下降。

因此，对于应用具有显著生殖毒性化学药物的女性，应向她们解释药物的潜在风险和获益，并提供可行的生育力保护策略，如给予促性腺激素释放激素激动剂、胚胎冷冻保存、卵巢组织冷冻保存、未受精的卵细胞冷冻保存。2020 年 ACR 建议 SLE 女性在使用环磷酰胺过程中应联合使用促性腺激素释放激素进行卵巢保护。男性 SLE 患者接受环磷酰胺治疗前应先进行生育能力的保存（精子低温保存），或在治疗结束至少 3 个月之后再进行受孕。

（二）治疗的演变

1. 关于是否应用雌孕激素替代治疗的争议

SLE 疾病活动度的缓解有助于月经功能的改善。由于雌激素存在增加疾病活动度和发生血栓事件的风险，临床医师很少为 SLE 女性处方雌孕激素复方口服避孕药来调整月经紊乱。

所有育龄期的 SLE 患者在计划妊娠前均应采取严格的避孕措施，以避免非计划妊娠。有研究表明，如果 SLE 病情轻微且稳定，抗磷脂抗体（antiphospholipid antibody，aPL）阴性，既往无血栓事件，雌孕激素复方口服避孕药对 SLE 女性是安全的，并不增加 SLE 病情复发的风险，但对于 aPL 阳性、有肾病综合征及既往有血栓史的患者，不建议口服含雌激素成分的避孕药。

2020 年 ACR 建议，对于 aPL 阴性的更年期 SLE 患者，如出现严重的血管收缩症状，可推荐使用激素替代治疗；但对于 aPL 阳性，血栓性或产科抗磷脂综合征（antiphospholipid syndrome，APS）的 SLE 更年期患者，均反对使用激素替代治疗。

2.SLE 患者的辅助生殖技术

对于生育力低下又有妊娠意愿的 SLE 患者，可以通过辅助生殖技术助孕，其获益高于风险。一项针对 SLE 患者行体外受精的研究显示，SLE 患者的抗米勒管激素水平、可用胚胎率、囊胚及优质囊胚形成率、胚胎着床率和每个胚胎移植的临床活产率均显著低于非 SLE 的不孕症患者。辅助生殖技术需要刺激卵巢，使雌激素水平升高，这样就会增加疾病活动度和动静脉血栓的发生风险。因此，SLE 患者在没有出现并发症、疾病稳定、使用无致畸药物期间应尽早接受辅助生殖技术治疗。aPL 阳性的 SLE 患者在辅助生殖技术应用期间（从刺激卵巢开始）就应接受低分子肝素抗凝和（或）小剂量阿司匹林治疗。目前尚不主张经验性增加泼尼松的用量来预防辅助生殖技术期间出现的"点火"效应。

三、国内外SLE患者生殖健康与妊娠管理指南解读

(一) SLE 患者孕前管理

计划妊娠、孕前咨询、全面细致的风险评估及危险分层是 SLE 患者成功妊娠的关键，评估内容包括既往妊娠史及妊娠转归、疾病活动度、不可逆的损伤、共患病（高血压、糖尿病、甲状腺疾病）、自身抗体（aPL、抗 SSA/SSB 抗体）及血清学指标（抗 dsDNA 滴度、补体 C3、补体 C4）、用药情况等，为制订合理的妊娠计划提供依据。

SLE 的治疗药物应由有致畸风险的药物过渡到妊娠期可安全使用的药物，女性 SLE 患者在备孕期应停用沙利度胺、甲氨蝶呤、吗替麦考酚酯至少 3 个月，停用环磷酰胺和雷公藤应至少 6 个月，来氟米特应用考来烯胺（8 g，tid，连续 11 天）清除后停药 6 个月方可备孕。男性 SLE 患者在备孕前应停用环磷酰胺至少 12 周，停用沙利度胺至少 4 周。女性 SLE 患者备孕期可使用的药物为糖皮质激素、羟氯喹、硫唑嘌呤、他克莫司和环孢素；男性 SLE 患者备孕期推荐使用的药物为羟氯喹和硫唑嘌呤。

把握妊娠时机、排除妊娠禁忌证是避免妊娠期出现 SLE 疾病活动、实现成功妊娠的重要因素。妊娠条件包括：SLE 病情稳定 ≥ 6 个月、口服泼尼松 ≤ 15 mg/d、停用可能致畸的药物至所需时间、24 小时尿蛋白定量 ≤ 0.5 g、无重要脏器损害。妊娠禁忌证包括：肺动脉高压、重度限制性肺疾病（如用力肺活量 < 1 L）、严重的心力衰竭、慢性肾衰竭（血肌酐 ≥ 247 μmol/L）、既往有严重子痫或子痫前期及难以控制的 HELLP 综合征（溶血、转氨酶升高和血小板计数减少）导致胎儿丢失、既往 6 个月出现 SLE 疾病活动、卒中等。美国一项多中心前瞻性研究随访了 385 例病情稳定的 SLE 患者，分析了妊娠期间及产后 SLE 复发的危险因素，结果显示，妊娠前 SLE 缓解至少 6 个月的患者较妊娠前 6 个月内处于疾病活动者足月分娩率（76.47% vs.23.08%）和婴儿活产率（80.39% vs.30.77%）均明显升高，发生妊娠期高血压和子痫前期/子痫（9.80% vs.15.38%）的风险显著降低，充分证明了病情缓解 6 个月后再怀孕的重要性。

(二) 妊娠期 SLE 相关并发症的管理

妊娠期间 SLE 疾病活动度增加 2 ~ 3 倍，SLE 的复发率为 10% ~ 30%，SLE 相关并发症多发生在妊娠前 6 个月，包括肾炎、浆膜炎、血液系统受累、皮肤和肌肉骨骼炎症，其中肾脏和血液系统最常受累。妊娠期间 SLE 复发的预测因素包括：①妊娠前 6 个月出现疾病活动；②既往有肾炎；③停用羟氯喹；④初次妊娠的女性。1/3 患者可出现产后复发。

1. 狼疮性肾炎

狼疮性肾炎（lupus nephritis，LN）是 SLE 患者最常见的并发症之一，患者妊娠期间发生 LN 的风险显著增高。由于妊娠中晚期发生的子痫前期/子痫与 LN 复发均可表现为蛋白尿、下肢水肿、高血压及肾功能受损等，而且这两种情况可能叠加，因此 LN 复发与子痫前期的鉴别极具挑战性。

LN 的实验室特征包括抗 dsDNA 滴度升高、补体水平降低、血清肌酐升高和存在尿红细胞管型。在妊娠期间，补体水平的下降可能很难界定，因为补体水平在正常妊娠期间也会增加，相对于基线的下降可能比绝对水平更有价值。因此，在妊娠初期评估抗 dsDNA 滴度、补体的基线水平与疾病活动度非常重要。

子痫前期是严重的妊娠期并发症之一，通常发生在孕 20 周以后，表现为突然出现的高血压（> 140/90 mmHg）和蛋白尿（> 0.3 g/d）。Djekidel K 等人提出了一系列鉴别 LN 复发和子痫前期的实验室参数（表 8.1），但肾活检仍然是诊断 LN 的金标准。

LN 是可以通过药物治疗的，而子痫前期最好的治疗方法则是终止妊娠或者住院后根据胎龄密切监测。肾活检在妊娠期间经常被推迟，但如果明确诊断为 LN 可以避免提前终止妊娠和极早产儿的出生，肾活检是值得考虑的。

表 8.1 鉴别 LN 复发和子痫前期的实验室检查

实验室检查	子痫前期	LN
补体水平降低	+	+++
抗 dsDNA 增加	-	+++
抗凝血酶 III 缺乏	++	+/-
微血管病性溶血性贫血	++	-
抗球蛋白试验阳性溶血性贫血	-	++
血小板减少症	++	++
白细胞减少	-	++
尿细胞管型 / 血尿	-	+++
血清肌酐升高	+/-	++
低尿钙	++	+/-
肝转氨酶升高	++	+/-
血尿酸水平升高	+	-

资料来源：SOCIETY FOR MATERNAL-FETAL MEDICINE（SMFM），SILVER R，CRAIGO S，et al.Society for Maternal-Fetal Medicine consult series #64：systemic lupus erythematosus in pregnancy.Am J Obstet Gynecol，2023，228（3）：B41-B60.

2. 血液系统受累

血液系统受累包括贫血、白细胞减少和血小板减少。约 50% 的妊娠期 SLE 患者合并贫血，包括缺铁性贫血、慢性病贫血和溶血性贫血。白细胞减少较多见，往往继发于淋巴细胞减少或中性粒细胞减少。血小板减少见于 25% 的妊娠期 SLE 患者，主要是由于免疫介导的血小板破坏，其危险因素包括既往血小板减少、aPL 阳性及出现疾病活动。

当妊娠合并子痫前期、HELLP 综合征时均可导致血小板减少，需注意鉴别。诊断 HELLP 综合征的 Tennessee 分类标准为乳酸脱氢酶升高（>600 U/L）、转氨酶升高（>70 U/L）和血小板减少（<100×10⁹/L），HELLP 综合征的治疗是孕 34 周之后快速分娩。

3. 抗磷脂综合征（APS）

高达 40% 的 SLE 患者存在 aPL 阳性，其中有 1/3 的患者会出现 APS 的临床表现，APS 以持续的 aPL（抗 β2 糖蛋白抗体、抗心磷脂抗体和狼疮抗凝物）阳性和有血栓栓塞史或病理妊娠为特征。病理妊娠包括 ≥ 孕 10 周的死胎且胎儿结构正常，由严重的子痫前期或胎盘功能不全导致的孕 34 周之前的早产，或连续 ≥ 3 次孕 10 周之前不明原因的自发性流产。对于 aPL 阳性的 SLE 患者，其妊娠期管理应根据既往有无病理性妊娠史、血栓史及 aPL 阳性类型进行分层，制定个体化治疗方案，推荐使用低剂量阿司匹林和（或）低分子肝素进行治疗；若无禁忌或不耐受，推荐妊娠期全程服用羟氯喹。

（三）妊娠期 SLE 相关产科并发症的管理

SLE 患者在妊娠期间发生多种产科并发症的风险增加，主要与胎盘功能不全相关。SLE 孕妇的胎盘通常较小，且常常有血管病变，如蜕膜血管病变、血栓形成和梗死。

SLE 合并 APS 的患者流产发生风险增加 3 倍，最重要的危险因素是 aPL 阳性和活动性 LN 并存，其他危险因素还包括既往流产史和怀孕时发生疾病活动。

早产是 SLE 患者最常见的妊娠并发症之一，较非 SLE 患者高 6.8 倍，其原因包括胎膜早破、子痫前期、宫内发育迟缓等。

15%~35% 的 SLE 孕妇会发生子痫前期，高危人群包括怀孕时发生疾病活动、肾脏疾病（包括狼疮性肾炎）、慢性高血压、妊娠期间使用大剂量糖皮质激素或 aPL 阳性的患者。2020 年一项纳入 531 例中国 SLE 孕妇的队列研究发现，子痫前期的发生率为 14.4%，并建立了 SLE 患者妊娠期发生子痫前期的预测模型（预测准确性达 93.6%，敏感性为 88.5%，特异性为 94.5%），如表 8.2 所示。国内外指南均推荐在妊娠 12~16 周开始应用阿司匹林，以降低 SLE 患者发生子痫及子痫前期的风险。

宫内发育迟缓在 SLE 妊娠中也很常见，发生率为 11%~29%，其危险因素与子痫前期的危险因素相似，主要由胎盘功能不全和胎盘螺旋动脉血管内皮功能障碍所致。胎儿脐动脉血流超声检查有助于早期识别宫内发育迟缓和预测转归，宫内发育迟缓的胎儿一旦出现脐动脉舒张末期血流缺失或反向，提示需要干预或适时终止妊娠。

表 8.2 SLE 妊娠患者发生子痫前期的预测模型

危险因素	OR 值	B 系数	评分（分）
孕前高血压	18.19	2.901	2
平均动脉压 ≥ 96.5 mmHg	213.15	5.362	3
血液系统受累	4.13	1.419	1

续表

危险因素	OR 值	B 系数	评分（分）
IgM 型抗心磷脂抗体阳性	19.85	2.988	2
血清蛋白 < 31.5 g/L	9.88	2.291	1
血尿酸 ≥ 303 μmol/L	5.58	1.719	1
24 小时尿蛋白定量 ≥ 0.286 g	14.39	2.667	1

资料来源：JIANG M, WANG Y, FU Q, et al. Preeclampsia risk prediction model for Chinese pregnant patients with systemic lupus erythematosus. Arthritis Care Res（Hoboken），2020，72（11）：1602-1610.

注：>4 分提示子痫前期高风险。

（四）妊娠期 SLE 相关的胎儿或新生儿并发症的管理

SLE 可导致胎儿和新生儿出现多种不良结局，如胎儿心脏传导阻滞、新生儿红斑狼疮等，50% 以上的 SLE 患者体内有抗 SSA 抗体和（或）抗 SSB 抗体，这些抗体在孕 16 周之后可以通过胎盘主动转运，透过胎盘屏障导致抗体介导的胎儿心脏损害。抗 SSA 抗体和（或）抗 SSB 抗体阳性者首次妊娠发生胎儿心脏传导阻滞率为 1%～2%，合并甲状腺功能减退者更易出现。《2022 中国系统性红斑狼疮患者生殖与妊娠管理指南》建议从孕 16 周开始，每 2 周进行 1 次胎儿超声心动图检查，直至孕 26～28 周，以期尽早发现胎儿心脏损害。然而，2023 年美国母胎医学学会颁布的《妊娠期系统性红斑狼疮》认为，胎儿心脏传导阻滞的干预措施尚未被证明可以预防病情进展或改善预后，不建议对抗 SSA/SSB 抗体阳性的孕妇常规进行连续胎儿超声心动图来评估 P-R 间期。羟氯喹可在一定程度上预防胎儿心脏传导阻滞的发生，推荐在孕前开始，并全程服用。

（五）妊娠期 SLE 的药物治疗

国内外指南推荐羟氯喹、糖皮质激素、硫唑嘌呤、环孢素和他克莫司可以在妊娠期使用，用于预防和治疗复发的 SLE；中、重度复发可采用激素冲击治疗、丙种球蛋白静脉滴注和血浆置换；吗替麦考酚酯、环磷酰胺、来氟米特和甲氨蝶呤应避免在妊娠期应用。生物制剂在妊娠期 SLE 患者中的数据有限，建议妊娠期尽量停用或避免启用生物制剂。全球贝利尤单抗治疗妊娠期 SLE 的队列研究及病例报告显示，妊娠期使用贝利尤单抗结局良好，并未增加致畸风险，但孕晚期使用生物制剂的患者应注意新生儿在出生 6 个月内应避免接种活疫苗。非甾体抗炎药可引起未破裂卵泡黄素化综合征而致不孕，若在孕晚期使用，可导致胎儿动脉导管提前关闭，一般在孕中期使用是相对安全的，但不推荐长期使用（> 48 小时）。环氧合酶 -2 抑制剂妊娠期不推荐使用，对乙酰氨基酚妊娠期可使用。

（六）妊娠期 SLE 患者的营养素补充

根据 2017 年 EULAR 建议：SLE 孕妇需要同普通孕妇一样补充钙、维生素 D 和叶酸，确认怀孕后应检测维生素 D 水平。孟德尔随机化研究显示，25 羟维生素 D_3 与 SLE 的患病风险存在因果关系。SLE 患者的血清维生素 D 水平显著低于健康人群，孕 20 周以前维生素 D 不足或缺乏可增加子痫前期的风险。因此，SLE 患者孕期应注重维生素 D 的补充（至 30 ng/mL 以上），以减轻 SLE 患者的炎症和疾病活动度，并降低子痫前期的发生风险。研究发现，SLE 患者普遍存在高同型半胱氨酸血症，平均水平在 19 μmol/L 左右，TT 型亚甲基四氢叶酸还原酶基因是导致同型半胱氨酸异常升高的易感基因，也是 SLE 的易感基因，因此 SLE 患者孕前应注意纠正高同型半胱氨酸血症。Hobbs CA 等发现，血同型半胱氨酸 > 8.59 μmol/L 的孕妇生育先天性心脏病患儿的风险增加 5.22 倍。中国专家一致将高同型半胱氨酸血症定义为血同型半胱氨酸水平 ≥ 10 μmol/L，SLE 孕妇应低于成人参考值，补充复合营养素（叶酸、维生素 B_6、维生素 B_{12}、甜菜碱等）降同型半胱氨酸的效果优于补充单一营养素。此外，国外研究显示大量摄入维生素 B_6 和膳食纤维可预防 SLE 的疾病活动，ω-3 脂肪酸能显著降低 SLE 患者的 C 反应蛋白水平，均提示营养和饮食对调节 SLE 免疫和炎症有一定作用。

2020 年 WHO 在关于产前保健的建议更新中还积极提倡多种微量营养素的补充，同时建议怀孕期间补充维生素 D（表 8.3）。2022 年颁布的《中国居民膳食指南（2022）》强调了孕期合理营养和均衡膳食的重要性，建议常吃含铁的食物，合理补充叶酸和维生素 D；孕中晚期适量增加优质蛋白质的摄入。积极进行孕期体重管理可以减少妊娠期并发症，以保证母婴近期与远期的健康。

表 8.3 WHO 关于孕期各种微量元素的补充建议

微量元素名称	剂量
维生素 A	800 μg
维生素 D	200 IU
维生素 E	10 mg
烟酸	18 mg
叶酸	400 μg
维生素 B_1	1.4 mg
维生素 B_2	1.4 mg
维生素 B_6	1.9 mg
维生素 B_{12}	2.6 μg
维生素 C	70 mg
锌	15 mg
铁	30 mg
硒	65 μg

续表

微量元素名称	剂量
铜	2 mg
碘	150 μg

资料来源：WHO antenatal care recommendations for a positive pregnancy experience nutritional interventions update multiple micronutrient supplements during pregnancy. Geneva：World Health Organization，2020.

（七）分娩方式的选择

SLE 疾病本身并非剖宫产指征，分娩方式应根据患者个体情况由产科医师决定。对于病情稳定、胎儿已发育成熟的患者，建议孕 39 周终止妊娠，如无剖宫产指征，建议阴道试产；如出现以下情况，应尽早终止妊娠：妊娠前 3 个月即出现明显的 SLE 疾病活动、SLE 病情严重危及母体安全、胎盘功能低下危及胎儿健康、重度妊娠期高血压、精神和（或）神经异常、脑血管意外、弥漫性肺病伴呼吸衰竭、重度肺动脉高压、24 小时尿蛋白定量 ≥ 3 g。孕 36 周后可考虑停用阿司匹林；接受低分子肝素治疗的患者建议在分娩前 12 ~ 24 小时停药，分娩后如无明显出血，应尽早恢复原剂量低分子肝素。

（八）SLE 患者哺乳时的注意事项

SLE 患者本人有意愿且无禁忌证时，鼓励哺乳，但产后 1 年内 SLE 复发的风险明显升高，建议产后继续应用分娩前的治疗药物，以减少疾病复发风险。产后哺乳期 SLE 的治疗药物可参考妊娠期，但泼尼松用量 ≥ 20 mg/d（或同等剂量糖皮质激素）时，建议将服药后 4 小时内的乳汁弃去，4 小时后再行哺乳。布洛芬用量 ≤ 1600 mg/d 时，其在乳汁中的分泌量低，是哺乳期首选的非甾体抗炎药。

四、SLE 生殖健康与妊娠管理的医疗质量控制指标制定

医疗质量的定义是"为个人和群体提供的卫生健康服务增加所期望的健康结果的可能性，并且符合当前的专业知识水平"。该定义既适用于卫生保健从业人员，也适用于所有医疗机构（医院、疗养院和诊所）。医疗质量测评有助于发现卫生资源过度使用、使用不足或滥用所造成的问题。

由于 SLE 患者生殖健康与妊娠管理存在风湿免疫科、妇产科、生殖科等多学科交叉，且在临床中的关注度及疾病认识不足，导致诊断、治疗和管理存在差异，这在一定程度上影响了 SLE 患者生殖健康与妊娠管理的临床疗效。为此，我们基于宁波市地区专家的观点和临床经验，结合国内相关文献，提出一系列针对 SLE 患者生殖健康与妊娠管理的医疗质量控制指标，这将有助于医护与医疗管理人员开展 SLE 患者生殖健康与妊娠管理的医疗质量控制工作，提高 SLE 患者生殖健康与妊娠管理的规范化诊疗，未来其医疗质量控制仍需在实践中不断改

善,并根据学术发展定期修改、增补和完善。

(一) SLE 孕前及生育力评估相关的医疗质量控制指标

1. 绝经前 SLE 住院患者生殖健康和生育指导的宣教率

$$\text{绝经前 SLE 住院患者生殖健康和生育指导的宣教率} = \frac{\text{单位时间内接受生殖健康和生育指导的绝经前 SLE 住院患者人数}}{\text{同期所有绝经前 SLE 住院患者人数}} \times 100\%$$

临床意义:反映绝经前 SLE 患者接受生殖健康宣教和生育指导的情况,包括雌激素避孕的隐患、致畸药物风险、备孕前需行孕前咨询和妊娠风险评估;需满足妊娠条件,排除妊娠禁忌证后方可备孕。

2. 育龄期女性 SLE 患者行卵巢功能评估的比例

$$\text{育龄期女性 SLE 患者行卵巢功能评估的比例} = \frac{\text{单位时间内接受卵巢功能评估的育龄期女性 SLE 患者人数}}{\text{同期所有育龄期女性 SLE 患者的人数}} \times 100\%$$

临床意义:对于月经紊乱和生育力下降的育龄期女性 SLE 患者应进行卵巢功能评估,包括卵泡期(月经周期第 2 天或第 3 天)生殖激素水平、甲状腺功能、抗米勒管激素、窦卵泡计数等,反映育龄期女性 SLE 患者接受卵巢功能评估的情况。

3. 病情稳定半年以上 SLE 患者的再怀孕率

$$\text{病情稳定半年以上 SLE 患者的再怀孕率} = \frac{\text{单位时间内病情稳定半年以上再怀孕的 SLE 患者人数}}{\text{同期所有 SLE 孕妇的人数}} \times 100\%$$

临床意义:对于有备孕需求的育龄期女性 SLE 患者,风湿免疫科医师应提供孕前咨询和妊娠风险评估(如病情稳定/非活动期至少 6~12 个月再怀孕),并进行基线检测(如抗 SSA 抗体、aPL、补体等),反映满足妊娠条件再怀孕的 SLE 患者情况。

(二) SLE 妊娠期相关的医疗质量控制指标

1. SLE 孕妇在风湿免疫科及产科双向转诊或共同随诊的比例

$$\text{SLE 孕妇在风湿免疫科及产科双向转诊或共同随诊的比例} = \frac{\text{单位时间内风湿免疫科及产科双向转诊或共同随诊的 SLE 孕妇人数}}{\text{同期所有 SLE 孕妇人数}} \times 100\%$$

临床意义:SLE 女性患者一旦妊娠,应由风湿免疫科、产科等相关科室医师共同制订妊娠期随诊计划,双向转诊,必要时开展多学科协作诊疗,反映 SLE 孕妇由风湿免疫科及产科共同管理及制订随访计划的情况。

2. 妊娠期 SLE 患者羟氯喹和阿司匹林的使用率

$$\text{妊娠期 SLE 患者羟氯喹和阿司匹林的使用率} = \frac{\text{单位时间内妊娠期接受羟氯喹和阿司匹林治疗的 SLE 患者人数}}{\text{同期所有 SLE 孕妇人数}} \times 100\%$$

临床意义：反映妊娠期 SLE 患者羟氯喹和阿司匹林的使用情况，包括：若无禁忌或不耐受，建议妊娠期全程持续服用羟氯喹；抗 SSA 抗体和（或）抗 SSB 抗体阳性的 SLE 患者推荐在孕前开始使用羟氯喹，以预防胎儿发生心脏异常；推荐在孕 12～16 周开始使用阿司匹林以降低子痫风险。

3. 抗 SSA 抗体和（或）抗 SSB 抗体阳性的 SLE 孕妇的胎儿超声心动图筛查率

$$\text{抗 SSA 抗体和（或）抗 SSB 抗体阳性的 SLE 孕妇的胎儿超声心动图筛查率} = \frac{\text{单位时间内抗 SSA 抗体和（或）抗 SSB 抗体阳性的 SLE 孕妇接受胎儿超声心动图筛查的人数}}{\text{同期所有抗 SSA 抗体和（或）抗 SSB 抗体阳性的 SLE 孕妇人数}} \times 100\%$$

临床意义：抗 SSA 抗体和（或）抗 SSB 抗体阳性的 SLE 孕妇建议从孕 16 周开始进行胎儿超声心动图筛查（至少 1 次），反映抗 SSA 抗体和（或）抗 SSB 抗体阳性的 SLE 孕妇接受胎儿超声心动图筛查的情况。

4. aPL 阳性的 SLE 孕妇在孕期使用阿司匹林和（或）低分子肝素的比例

$$\text{aPL 阳性的 SLE 孕妇在孕期使用阿司匹林和（或）低分子肝素的比例} = \frac{\text{单位时间内 aPL 阳性的 SLE 孕妇在孕期使用阿司匹林和（或）低分子肝素的人数}}{\text{同期所有 aPL 阳性的 SLE 孕妇人数}} \times 100\%$$

临床意义：aPL 阳性的 SLE 孕妇，孕期应根据既往有无病理性妊娠史、血栓史及 aPL 阳性类型进行分层，个体化使用阿司匹林和（或）低分子肝素治疗。可反映 aPL 阳性的 SLE 孕妇在孕期使用阿司匹林和（或）低分子肝素的情况。

5. SLE 患者妊娠期间的病情复发率

$$\text{SLE 患者妊娠期间的病情复发率} = \frac{\text{单位时间内 SLE 患者妊娠期间出现病情复发的人数}}{\text{同期所有 SLE 孕妇人数}} \times 100\%$$

临床意义：反映 SLE 患者妊娠期间病情复发的情况，应尽量减少因病情复发或加重导致的激素加量、免疫抑制剂剂量的调整及提前终止妊娠等情况的发生。

6. SLE 孕妇出现妊娠期并发症的比例

$$\text{SLE 孕妇出现妊娠期并发症的比例} = \frac{\text{单位时间内 SLE 孕妇出现妊娠期并发症的人数}}{\text{同期所有 SLE 孕妇人数}} \times 100\%$$

临床意义：反映SLE孕妇出现妊娠期并发症的情况，包括：子痫及子痫前期、HELLP综合征、胎膜早破、早产、羊水减少、胎儿宫内发育迟缓、产褥感染、感染、血栓事件、妊娠期糖尿病、妊娠期高血压等。

7.SLE患者妊娠期发生胎儿心脏损伤的发生率

$$SLE患者妊娠期发生胎儿心脏损伤的发生率 = \frac{单位时间内SLE患者妊娠期发生胎儿心脏损伤的人数}{同期所有SLE孕妇人数} \times 100\%$$

临床意义：抗SSA抗体和（或）抗SSB抗体介导的胎儿心脏损伤包括心律失常、心内膜弹力纤维增生、瓣膜损害、扩张型心肌病等，抗SSA抗体和（或）抗SSB抗体阳性的SLE患者妊娠期胎儿均应视为发生心脏异常的高危胎儿，应进行筛查，反映SLE患者妊娠期发生胎儿心脏损伤的情况。

（三）SLE产后随访相关的医疗质量控制指标

1.SLE产妇产后规范治疗及复查随访率

$$SLE产妇产后规范治疗及复查随访率 = \frac{单位时间内SLE产妇产后规范治疗及复查随访的人数}{同期所有SLE产妇人数} \times 100\%$$

临床意义：若SLE产妇分娩时病情稳定，建议产后维持原治疗方案，产后4~6周随访，行SLE病情评估后酌情调整治疗方案，并密切随诊至产后6~12个月，反映SLE产妇产后复查随访的情况。

2.aPL阳性的SLE产妇产后预防性抗凝率

$$aPL阳性的SLE产妇产后预防性抗凝治疗率 = \frac{单位时间内aPL阳性的SLE产妇产后预防性抗凝治疗的人数}{同期所有SLE产妇人数} \times 100\%$$

临床意义：对于aPL阳性的SLE产妇，应在产后12~24小时重启抗凝治疗，预防性抗凝至产后4~6周，既往有血栓病史者恢复原长期抗凝治疗方案，反映aPL阳性的SLE产妇产后预防性抗凝的使用情况。

3.SLE产妇自然分娩率

$$SLE产妇自然分娩率 = \frac{单位时间内SLE产妇自然分娩的人数}{同期所有SLE产妇人数} \times 100\%$$

临床意义：SLE病情稳定、胎儿足月可行自然分娩，反映SLE产妇自然分娩的情况。

4.SLE产妇哺乳率

$$SLE产妇哺乳率 = \frac{单位时间内SLE产妇哺乳的人数}{同期所有SLE产妇人数} \times 100\%$$

临床意义：患者本人有意愿且无禁忌，应鼓励 SLE 产妇哺乳。该指标反映 SLE 产妇哺乳的情况。

5.SLE 患者子代新生儿红斑狼疮的发生率

$$\text{SLE 患者子代新生儿红斑狼疮的发生率} = \frac{\text{单位时间内 SLE 患者子代新生儿发生红斑狼疮的人数}}{\text{同期所有 SLE 患者子代新生儿人数}} \times 100\%$$

临床意义：新生儿红斑狼疮主要发生在抗 SSA 抗体、抗 SSB 抗体阳性的 SLE 患者子代中，累及皮肤、心脏、肝胆和血液系统等，反映 SLE 患者的子代发生新生儿红斑狼疮的情况。

（四）SLE 生殖健康与妊娠管理的医疗质量控制指标确认表单

质量控制指标是衡量患者所接受的医疗质量程度的常用工具，是一种评价医疗结构、过程或结果的定量指标。与大多数指南或建议相比，质量控制指标涉及医疗健康中的可衡量方面，明确在疾病的管理和监测方面做什么、何时做及谁负责做。2021 年欧洲学者 Katerina Chavatza 等开发了一套基于 2019 年 EULAR 推荐的针对 SLE 各个方面的质量控制指标，这些质量控制指标可用于评估和改善 SLE 患者的诊疗。结合《2022 中国系统性红斑狼疮患者生殖与妊娠管理指南》，我们提出并创建了针对 SLE 患者生殖健康与妊娠管理的医疗质量控制指标确认清单（表 8.4），用于发现 SLE 患者生殖健康与妊娠管理中存在的潜在差距，并尽力消除这些差距，从而促进国内外指南建议的实施。

表 8.4　SLE 患者生殖健康与妊娠管理的医疗质量控制指标确认表单

项目	医疗质量控制指标	确认（√或 ×）
备孕期	1. 如果为绝经前的 SLE 女性患者，应提供生殖健康和生育咨询，包括使用雌激素避孕的隐患、致畸药物的风险。	
	2. 如果育龄期的 SLE 女性患者出现月经紊乱和生育力下降，则应进行卵巢功能评估。	
	3. 如果育龄期的 SLE 女性患者有备孕需求，则应提供孕前咨询和妊娠风险评估（如病情稳定/非活动期至少 6~12 个月），并进行基线检测（如抗 SSA 抗体、aPL、免疫功能）。	
	4. 如果育龄期的 SLE 女性患者计划怀孕，则应满足妊娠条件，且排除妊娠禁忌证。	
妊娠期	5. 如果 SLE 女性患者一旦妊娠，则应由风湿免疫科、产科等相关科室医师共同制订妊娠期随诊计划。	
	6. 如果是妊娠期的 SLE 女性患者，则应全程使用羟氯喹（除非不耐受或存在禁忌证）。	
	7. 如果妊娠期的 SLE 女性患者合并抗 SSA 抗体和（或）抗 SSB 抗体阳性，则在孕 16 周之后进行胎儿超声心动图筛查（至少 1 次），并从孕前开始应用羟氯喹以预防胎儿发生心脏异常。	

续表

项目	医疗质量控制指标	确认（√或×）
妊娠期	8. 如果妊娠期的 SLE 女性患者合并 aPL 阳性，则应根据既往病态妊娠史、血栓史及 aPL 阳性类型进行分层，加用低剂量阿司匹林和（或）低分子肝素进行治疗。	
	9. 如果是妊娠期的 SLE 女性患者，则应从孕 12~16 周开始应用低剂量阿司匹林，以降低 SLE 患者发生子痫及先兆子痫的风险。	
	10. 如果妊娠期的 SLE 女性患者病情稳定、胎儿足月，且无剖宫产指征，则应建议阴道自然分娩。	
产后	11. 如果 SLE 患者在分娩时病情稳定，则产后维持原治疗方案，产后 4~6 周随访，行 SLE 病情评估后酌情调整治疗方案，并密切随诊至产后 6~12 个月。	
	12. 如果 SLE 产妇有意愿且无禁忌，则应鼓励 SLE 产妇哺乳。	
	13. 如果 SLE 产妇合并抗 SSA 抗体和（或）抗 SSB 抗体阳性，则应对其新生儿进行皮肤、心脏、肝脏、血液、神经系统检查，并定期随诊至 9 月龄~1 岁，或血清抗 SSA 抗体、抗 SSB 抗体转阴。	
	14. 如果 SLE 产妇合并 aPL 阳性，则应在产后 12~24 小时重新启动抗凝治疗，预防性抗凝治疗至产后 4~6 周，既往有血栓病史者恢复原长期抗凝治疗方案。	

参考文献

[1] WANG Z, LI M, WANG Y, et al. Longterm mortality and morbidity of patients with systemic lupus erythematosus：a singlecenter cohort study in China. Lupus，2018，27（5）：864-869.

[2] 中国系统性红斑狼疮研究协作组，国家风湿病数据中心. 中国系统性红斑狼疮患者围产期管理建议. 中华医学杂志，2015，95（14）：1056-1060.

[3] 国家皮肤与免疫疾病临床医学研究中心，国家妇产疾病临床医学研究中心，中国风湿免疫病相关生殖及妊娠研究委员会，等. 2022中国系统性红斑狼疮患者生殖与妊娠管理指南. 中华内科杂志，2022，61（11）：1184-1205.

[4] ANDREOLI L，BERTSIAS G K，AGMON-LEVIN N，et al. EULAR recommendations for women's health and the management of family planning, assisted reproduction, pregnancy and menopause in patients with systemic lupus erythematosus and/or antiphospholipid syndrome. Ann Rheum Dis，2017，76（3）：476-485.

[5] SAMMARITANO L R，BERMAS B L，CHAKRAVARTY E E，et al. 2020 American College of Rheumatology Guideline for the Management of Reproductive Health in Rheumatic and Musculoskeletal Diseases. Arthritis Rheumatol，2020，72（4）：529-556.

[6] SOCIETY FOR MATERNAL-FETAL MEDICINE（SMFM），SILVER R，CRAIGO S，et al. Society for Maternal-Fetal Medicine consult series #64：systemic lupus erythematosus in

pregnancy. Am J Obstet Gynecol, 2023, 228（3）: B41-B60.

[7] ANGLEY M, LIM S S, SPENCER J B, et al. Infertility among African American women with systemic lupus erythematosus compared to healthy women: a pilot study. Arthritis Care Res（Hoboken）, 2020, 72（9）: 1275-1281.

[8] BIRRU TALABI M, HIMES K P, Clowse M E B. Optimizing reproductive health management in lupus and Sjögren's syndrome. Curr Opin Rheumatol, 2021, 33（6）: 570-578.

[9] CLOWSE M E B, CHAKRAVARTY E, COSTENBADER K H, et al. Effects of infertility, pregnancy loss, and patient concerns on family size of women with rheumatoid arthritis and systemic lupus erythematosus. Arthritis Care Res（Hoboken）, 2012, 64（5）: 668-674.

[10] SHABANOVA S S, ANANIEVA L P, ALEKBEROVA Z S, et al. Ovarian function and disease activity in patients with systemic lupus erythematosus. Clin Exp Rheumatol, 2008, 26（3）: 436-441.

[11] MATTISON D R, NIGHTINGALE M S, SHIROMIZU K. Effects of toxic substances on female reproduction. Environ Health Perspect, 1983, 48: 43-52.

[12] VINET E, CLARKE A E, GORDON C, et al. Decreased live births in women with systemic lupus erythematosus. Arthritis Care Res, 2011, 63（7）: 1068-1072.

[13] 卵巢储备功能减退临床诊治专家共识专家组, 中华预防医学会生育力保护分会生殖内分泌生育保护学组. 卵巢储备功能减退临床诊治专家共识. 生殖医学, 2022, 31（4）: 425-434.

[14] MAO R, WANG X, LONG R, et al. A new insight into the impact of systemic lupus erythematosus on oocyte and embryo development as well as female fertility. Front Immunol, 2023, 14: 1132045.

[15] PICCOLI G B, DAIDOLA G, ATTINI R, et al. Kidney biopsy in pregnancy: evidence for counselling? A systematic narrative review. BJOG, 2013, 120（4）: 412-427.

[16] 中华医学会围产医学分会胎儿医学学组, 中华医学会妇产科学分会产科学组. 胎儿生长受限专家共识（2019版）. 中华围产医学杂志, 2019, 22（6）: 361-380.

[17] JULIAO P, WURST K, PIMENTA J M, et al. Belimumab use during pregnancy: Interim results of the belimumab pregnancy registry. Birth Defects Res, 2023, 115（2）: 188-204.

[18] WEI S R, ZHU Z Z, XU J, et al. Favorable pregnancy outcomes in two patients with systemic lupus erythematosus treated with belimumab. Int J Rheum Dis, 2023, 26（1）: 154-156.

[19] LAI Y, LI B, HUANG J, et al. Different pregnancy outcomes in patients with systemic lupus erythematosus treated with belimumab. Lupus, 2023, 32（1）: 149-154.

[20] KAO J H, LAN T Y, LU C H, et al. Pregnancy outcomes in patients treated with belimumab: report from real-world experience. Semin Arthritis Rheum, 2021, 51（5）: 963-968.

[21] 任韵清, 刘吉鹏, 崔勇. 维生素D水平与系统性红斑狼疮患病风险的孟德尔随机化研究. 中华预防医学杂志, 2023, 57（6）: 891-898.

[22] YUE C Y, GAO J P, ZHANG C Y, et al. Is serum vitamin D deficiency before gestational 20 weeks a risk factor for preeclampsia? Clin Nutr, 2021, 40（6）: 4430-4435.

[23] 徐晓奂, 周卫华, 肖传实, 等. 风湿性疾病中高同型半胱氨酸血症的临床研究. 中华内科杂志, 2005, 40（2）: 111-114.

[24] 徐晓奂, 肖传实, 李小峰, 等. 系统性红斑狼疮与高同型半胱氨酸血症的临床研究. 中华风湿病学杂志, 2003, 10（7）: 612-617.

[25] HOBBS C A, MALIK S, ZHAO W, et al. Meternal homocysteine and congenital heart defects. J Am Coll Cardiol, 2006, 47（3）: 683-685.

[26] 中国营养学会骨健康与营养专业委员会. 高同型半胱氨酸诊疗专家共识. 肿瘤代谢与营养电子杂志, 2020, 9（7）: 283-288.

[27] 中华医学会风湿病学分会. 风湿性疾病患者围妊娠期药物使用规范. 中华内科杂志, 2021, 60（11）: 946-953.

[28] 中华医学会风湿病学分会. 生物制剂在系统性红斑狼疮中应用的中国专家共识（2024版）. 中华风湿病学杂志, 2024, 28（2）: 78-92.

[29] 陶庆文, 罗静, 王建明, 等. 原发性干燥综合征中西医结合医疗质量控制指标专家共识（2021版）. 中日友好医院学报, 2021, 35（2）: 70-72.

[30] CHAVATZA K, KOSTOPOULOU M, NIKOLOPOULOS D, et al. Quality indicators for systemic lupus erythematosus based on the 2019 EULAR recommendations: development and initial validation in a cohort of 220 patients. Ann Rheum Dis, 2021, 80（9）: 1175-1182.

（张瑾　俞秋霞）

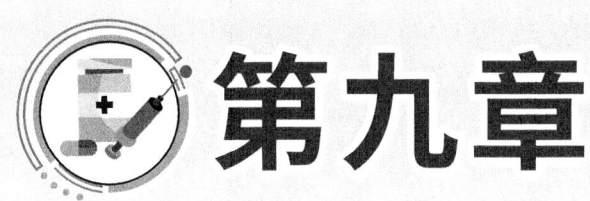

第九章

系统性硬化病的医疗质量控制

一、概述

系统性硬化病（systemic sclerosis，SSc）属于自身免疫性结缔组织疾病，其特征是进行性纤维化和血管损伤，可累及内脏器官（如肺、肾脏、胃肠道和心脏等），也可有多种血管表现（包括雷诺现象、肢端溃疡、肺动脉高压和肾危象）。SSc 相对罕见，大约每 10 000 人中有 2 人患病，其中大多数是女性（＞80%），是最严重的结缔组织疾病之一。本病出现内脏损害者通常其预后不佳，甚至会致残、致死。在过去的几十年，尽管药物治疗和非药物管理水平的进步大大改善了患者的预后，但与普通人群相比，SSc 患者的寿命仍然很短，其生活质量严重受损，因此需要制定并落实全面、循证的管理指南和建议。本文在借鉴国内外诊治经验和指南的基础上，拟制定 SSc 的医疗质量控制指标，为临床医师提供指导依据。

二、诊断的分类标准与治疗演变

（一）分类标准的演变

早在 1980 年美国风湿病学会（American College of Rheumatology，ACR）就提出了 SSc 分类标准（表 9.1），但该标准诊断早期 SSc 的敏感性和特异性分别是 75% 和 72%，难以满足临床诊断和早期干预的需求。因此，2009 年欧洲硬皮病临床试验和研究协作组（European Scleroderma Trials and Research Group，EUSTAR）还提出了极早期 SSc（very early diagnosis of SSc，VEDOSS）分类标准（表 9.2），一旦患者出现雷诺现象、抗核抗体阳性、甲襞微循环异常，即可诊断，建议进一步转诊至风湿免疫科行内脏病变的筛查。2013 年 ACR 和欧洲抗风湿病联盟（European League Against Rheumatism，EULAR）对 1980 年 ACR 发布的 SSc 分类标准进行了首次修订（表9.3）。在新的分类标准中，如果患者手指皮肤增厚范围超过掌指关节即可诊断；如果没有这种情况，则根据以下加权结果进行分类：手指皮肤增厚、指尖病变、血管扩张、毛细血管异常、间质性肺病（interstitial lung disease，ILD）或动脉性肺动脉高压（pulmonary arterial hypertension，PAH）、雷诺现象和SSc相关自身抗体。此分类标准的敏感性（91%）和特异性（92%）均优于1980年ACR标准，适用于发现早期SSc患者，但是这些标准中不包括SSc的其他症状，如钙质沉着症、胃食管反流病（gastroesophageal reflux disease，GERD）、吞咽困难、肌腱摩擦和硬皮病肾危象（scleroderma renal crisis，SRC），因此如果有更好的解释可以阐明这些体征和症状，那么SSc就不适用于这些标准，同时需要鉴别其他SSc类似疾病，如肾源性系统性纤维化、泛发性硬斑病、嗜酸性筋膜炎、糖尿病性硬肿病、硬化性黏液水肿、红斑性肢痛症、卟啉病、硬化性苔藓、移植物抗宿主病、糖尿病相关手关节病变等。

表9.1 1980年ACR的SSc分类标准

标准	症状
主要标准	近端皮肤硬化：手指及掌指（跖趾）关节近端皮肤增厚、紧绷、肿胀，可累及整个肢体、面部、颈部及躯干（胸、腹部）
次要标准	1. 指硬化：上述皮肤改变仅限手指
	2. 指尖凹陷性瘢痕，或指垫消失：由缺血导致的指端变化
	3. 双肺基底部纤维化：除原发性肺病所引起的改变

资料来源：Anonymous.Preliminary criteria for the classification of systemic sclerosis（scleroderma）. Subcommittee for scleroderma criteria of the American Rheumatism Association Diagnostic and Therapeutic Criteria Committee. Arthritis Rheum，1980，23：581-590.

注：确认标准为具备主要标准或2条以上次要标准者，可诊断为SSc。ACR：美国风湿病学会；SSc：系统性硬化病。

表9.2 2009年EUSTAR极早期SSc分类标准

标准	症状
主要标准	1. 雷诺现象
	2. 自身抗体阳性（抗核抗体、抗着丝粒抗体、抗拓扑异构酶Ⅰ）
	3. 诊断性甲襞微循环图像
次要标准	1. 钙质沉着
	2. 手指肿胀
	3. 指端溃疡
	4. 食管括约肌功能低下

续表

标准	症状
次要标准	5. 毛细血管扩张
	6. 胸部高分辨率 CT 可见磨玻璃影

资料来源：MATUCCI-CERINIC M, ALLANORE Y, CZIRJÁK L, et al. The of early systemic sclerosis for the EULAR Scleroderma Trial and Research group（EUSTAR）community. It is time to cut the Gordian knot and develop a prevention or rescue strategy. Ann Rheum Dis，2009，68：1377-1380.

注：3条主要标准或2条主要标准加1条次要标准，可诊断极早期SSc。

EUSTAR：欧洲硬皮病临床试验和研究协作组；SSc：系统性硬化病。

表 9.3　2013 年 EULAR/ACR 制定的新 SSc 分类标准

标准	症状[*]	评分（分）[#]
手指皮肤增厚（仅计分至最高值）	手指皮肤增厚延伸至 MCP 以外	9
	肿胀指	2
	未延伸至 MCP 以外	4
指尖病变（仅计分至最高值）	肢端溃疡	2
	凹陷性瘢痕	3
毛细血管扩张		2
异常甲襞毛细血管床		2
肺损伤	肺动脉高压和（或）肺间质病变	2
雷诺现象		3
SSc 特异性抗体	抗着丝粒抗体 / 抗 Scl-70 抗体 / 抗 RNA 聚合酶Ⅲ抗体阳性	3

资料来源：VAN DEN HOOGEN F, KHANNA D, FRANSEN J, et al. 2013 classification criteria for systemic sclerosis: an American College of Rheumatology/European League Against Rheumatism Collaborative Initiative. Arthritis Rheum，2013，65：2737-2747.

注：[*]在临床病史中的任何时候出现，都包括在该标准中；[#]每个项目的权重必须相加才能得到总分，≥9分者，可以将患者归类为SSc。

MCP：掌指关节；SSc：系统性硬化病；EULAR：欧洲抗风湿病联盟；ACR：美国风湿病学会。

（二）治疗的演变

针对 SSc 的治疗，EULAR、EUSTAR、英国风湿病学会（British Society of Rheumatology，BSR）和英国风湿病卫生专业人员协会（British Health Professionals in Rheumatology，BHPR）分别在 2009 年和 2015 年发表了建议，并且在 2017 年进行了更新。

1.SSc 相关血管病

（1）EULAR/EUSTAR、BSR/BHPR 均认为口服硝苯地平和静脉用伊洛前列素可降低雷诺现象（Raynaud phenomenon，RP）的发作频率和严重性。二氢吡啶类钙通道阻滞剂（calcium channel blocker，CCB）（通常是口服硝苯地平）应考虑作为 RP 的一线治疗，对于严重的 SSc 相关 RP，应考虑静脉注射伊洛前列素或其他可用的静脉注射前列腺素。而对于弥漫型 SSc，可考虑内皮素受体拮抗剂（endothelin receptor antagonist，ERA）（如波生坦）。磷酸二酯酶 5 型（phosphodiesterase type 5，PDE5）抑制剂也被越来越多地用于 SSc 相关 RP。尽管已发表的证据质量相对较低，但 BSR 还是指出有其他可以考虑的治疗方法：选择性 5-羟色胺再摄取抑制剂（如氟西汀）、α-受体阻滞剂和他汀类药物治疗。一些专家认为，对于严重的 RP，可考虑进行选择性交感神经切除术（伴或不伴肉毒杆菌毒素注射）。

（2）各指南均推荐在治疗 SSc 相关肢端溃疡（digital ulcers，DUs）时应考虑静脉注射伊洛前列素；PDE5 抑制剂可改善 DUs 的愈合，并且可能会阻止新 DUs 的发展。应考虑使用波生坦来减少新 DUs 的数量，特别是对于尽管使用了 CCB，但仍有多个 DUs 的患者。BSR/BHPR 建议严重和（或）难治性 DUs 病例也可考虑手指（手掌）交感神经切除术（伴或不伴肉毒杆菌毒素注射）。

2.SSc 相关 PAH

BSR/BHPR 首先强调 PAH 的诊断应基于临床充分评估的结果，包括右心导管检查和伴随的 SSc 相关心肺疾病的评估。EULAR/EUSTAR 强烈建议 SSc 相关 PAH 的治疗应考虑波生坦、西地那非。目前几种 ERA（安立生坦、波生坦和马昔腾坦）、PDE5 抑制剂（西地那非、他达拉非）和利奥西呱（一种可溶性鸟苷酸环化酶刺激剂）已被批准用于治疗结缔组织病相关 PAH。重症 SSc 相关 PAH 可考虑静脉注射依前列醇治疗，其他前列环素类似物（伊洛前列素，曲前列素）也已被注册并用于结缔组织病相关 PAH 治疗。

3.SSc 相关皮肤受累

首先确保皮肤的充分保湿是必要的，抗组胺药可用于皮肤瘙痒。毛细血管扩张的治疗选择包括激光或强脉冲光疗法。钙质沉着症合并感染后应尽早发现，并适当使用抗生素。对于影响患者功能和生活质量的严重、难治性钙质沉着症，应考虑手术干预。BSR/BHPR 认为进行改良 Rodnan 皮肤评分（modified Rodnan skin thickness score，mRSS）是弥漫性皮肤型 SSc（diffuse cutaneous SSc，dcSSc）治疗的前提及核心。甲氨蝶呤（methotrexate，MTX）可改善早期 dcSSc 的皮肤评分。吗替麦考酚酯（mycophenolate mofetil，MMF）、硫唑嘌呤（azathioprine，AZA）或静脉用环磷酰胺（cyclophosphamide，CTX）可用于严重的皮肤受累患者，一些患者在后续治疗中可能会用到自体干细胞移植。

4.SSc 相关 ILD

CTX、MMF 应考虑用于治疗 SSc 相关 ILD，特别是对于伴有进展性 ILD 的 SSc 患者。EULAR/EUSTAR 认为对于有器官衰竭风险的快速进展性 SSc 患者，可考虑自体干细胞移植。建议所有 SSc 病例均应进行肺纤维化评估，治疗取决于该疾病的严重程度及进展为严重疾病的可能性。尼达尼布是一个多靶点的酪氨酸激酶抑制剂，其能够抑制成纤维细胞生长因子受体、血管内皮生长因子受体，从而阻断纤维形成的途径，延缓肺纤维化进展，目前该抑制剂已获我国国家药品监督管理局批准用于 SSc 相关 ILD 的治疗。吡非尼酮已批准用于治疗特发性肺纤维化，亦可考虑用于 SSc 相关 ILD 的治疗。

5.SSc 相关 SRC

高危 SSc 相关 SRC 患者应密切监测血压和肾功能。SRC 一旦被确诊，应立即使用血管紧张素转换酶抑制剂（angiotensin-converting enzyme inhibitor，ACEI）（如卡托普利），可考虑与其他降压药物（β 受体阻滞剂和利尿剂除外）联合应用治疗 SRC 中的难治性高血压。在血压初步稳定后，应更换为长效 ACEI（如依那普利），以避免发生卡托普利带来的不良反应（皮疹、细胞数减少、低血压风险）。然而专家并不支持预防性使用 ACEI 来降低 SRC 风险或改善结果。针对难治性 SRC，依库珠单抗（eculizumab，一种针对补体 C5 的人源化单克隆抗体）与 ACEI 联合应用可改善一部分患者肾功能、溶血性贫血和血小板减少的症状。血浆置换可改善患者预后。40% ~ 50% 的 SRC 患者可发展为终末期肾病，需要肾脏替代治疗。

6.SSc 相关胃肠道疾病

专家建议质子泵抑制剂（proton pump inhibitors，PPIs）可用于治疗 SSc 相关胃肠道反流、预防食管溃疡和食管狭窄。而对于无症状的 SSc 患者，PPIs 应谨慎使用，因为长期的 PPIs 治疗可能会使肠道营养吸收减少导致营养不良，或增加感染的风险。治疗 SSc 相关胃肠道运动障碍（吞咽困难、GERD、早期饱腹感、腹胀、假性梗阻等）可使用促动力药物。对于肠内补充无效的、体重严重减轻的患者，应考虑肠外营养。抗生素治疗可能改善小肠细菌过度生长的 SSc 患者症状。止泻药（如洛哌丁胺）或泻药可用于腹泻或便秘的症状管理。

7.SSc 相关心脏病变

SSc 临床上明显的心脏受累包括舒张期或收缩期心力衰竭、心律失常和传导障碍，并且与高死亡率相关。对于收缩期心力衰竭，ACEI、卡维地洛、起搏器、植入式心律转复除颤器可能存在潜在益处，也可考虑选择性 β 受体阻滞剂，但需警惕 RP 的加重。利尿剂（包括螺内酯和呋塞米）主要用于舒张期心力衰竭。

三、国内外SSc诊疗管理指南解读

2021 年法国发布 SSc 的管理建议，主要针对患者初始评估、器官损伤筛查、治疗和随访等管理提出指导建议。2022 年中华医学会风湿病学分会在《中华内科杂志》上发表了《系统性硬化病诊疗规范》，旨在规范 SSc 的诊断方法和治疗方案，以减少漏诊、误诊及误治。现将国内外管理指南综合解读如下。

（一）SSc 的分类

SSc 通常主要根据皮肤受累程度的不同分为弥漫性亚型和局限性亚型。在局限性皮肤型 SSc（limited cutaneous SSc，lcSSc）中，皮肤增厚只发现在肘部和膝关节的远端，也可能优先出现在面部和颈部。CREST 综合征为 lcSSc 的亚型之一，表现为钙质沉着、RP、食管运动功能障碍、指硬化和毛细血管扩张。在 dcSSc 中，往往在肘部、膝关节的近端及远端和（或）

躯干上发现皮肤增厚，通常与更严重的器官受累有关。除此之外，一部分患者（< 5%）符合 SSc 分类标准，实验室检查异常和血清自身抗体类型与 lcSSc 相似，但无皮肤硬化这一特征，称为无皮肤硬化型 SSc（systemic sclerosis sine SSc，ssSSc）；上述 3 种分型与诊断明确的其他结缔组织病重叠，称为重叠综合征。

（二）系统损伤筛查

1. 详细问诊和体格检查

所有 SSc 患者都必须进行详细的病史采集和体格检查，应积极寻找可能有职业接触二氧化硅或其他化学溶剂的致病因素，以确定风险因素并进行专业调查，同时也有必要寻找可能加重血管病变的因素及是否接触烟草和娱乐性药物（大麻等）。体格检查是为了寻找诊断所必需的客观因素。

2. 系统损伤评估

（1）皮肤黏膜表现：皮肤症状包括 RP、皮肤硬化、肢端溃疡、皮下钙化、色素沉着等。RP 发生在超过 95% 的 SSc 患者中，一般出现在其他 SSc 迹象发生之前，也可以与内脏受累并发。皮肤硬化一般从指端开始，分 3 个阶段（水肿期、硬化期、萎缩期），目前应用最广泛的评估皮肤硬化程度的方法是 mRSS（图 9.1）。皮下钙化通常出现于软组织，最常发生在指尖，另外在前臂伸侧和膝关节前侧也可能出现。毛细血管扩张通常发生在手、脸、嘴唇和口腔中。皮肤色素沉着可观察到色素沉着或脱色的区域，形成"椒盐征"。

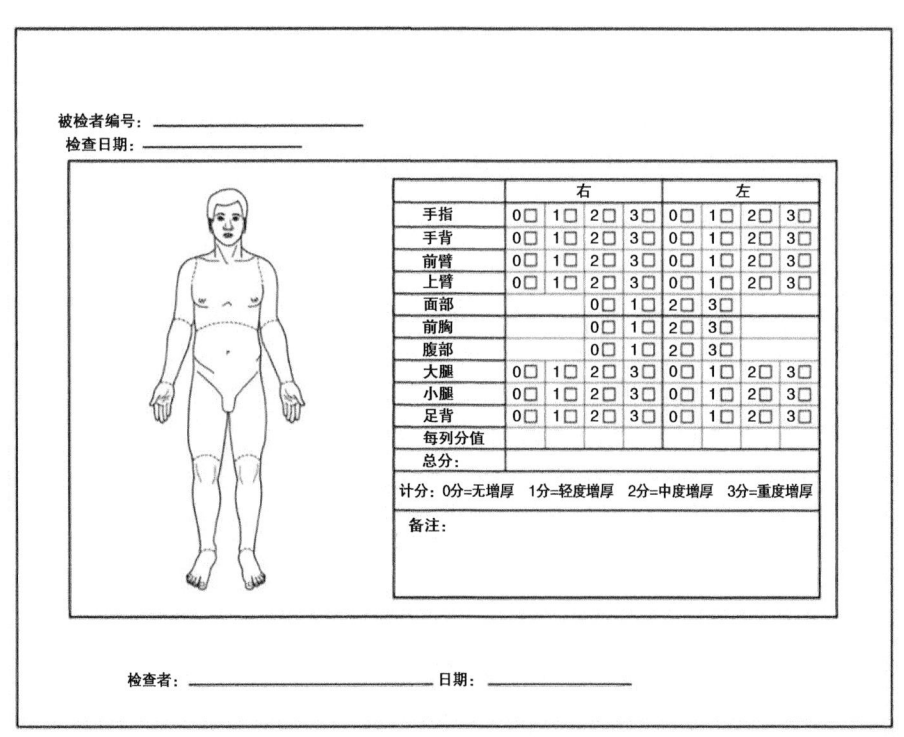

图 9.1 改良 Rodnan 皮肤评分（mRSS）记录示意

（资料来源：邹和建，朱小霞，戴生明，等.系统性硬化病诊疗规范.中华内科杂志，2022，61：874-882.）

（2）肺损伤：ILD 可能无症状，如果持续干咳或呼吸困难，应及时完善胸部 HRCT、肺功能检查。如果检测到 ILD，则必须进行病因学评估，以免错误地将 ILD 归因于 SSc，同时寻找潜在药物（如胺碘酮）的使用。当出现乏力、心悸、运动呼吸困难或右心失代偿迹象（下肢水肿、颈静脉扩张等）时，应行心脏彩超排除 PAH 可能，必要时行右心导管检查。当患者出现呼吸困难，特别是左心室衰竭、肺栓塞、贫血、呼吸道感染、肿瘤、甲状腺疾病、相关炎症性肌病背景下的呼吸肌功能障碍和外周肌无力，需要同时筛查。

（3）心肌损伤：SSc 可累及心脏各个部位，包括心律失常、瓣膜疾病、心肌功能障碍和心包疾病，典型表现为心肌纤维化和心肌炎。

（4）肾损伤：SRC 是 SSc 患者特征性的肾脏损害表现，虽罕见但致死率高。提示 SRC 的临床征象为高血压（尽管存在正常血压的 SRC），有时出现少尿、蛋白尿、肾衰竭和血栓性微血管病（表 9.4）。SRC 的高危因素包括 dcSSc、皮肤损伤的快速进展、病程少于 3～5 年、近期心脏事件（心包炎、左心衰竭）、近期出现的贫血、抗 RNA 聚合酶Ⅲ抗体阳性、近 3 个月泼尼松剂量超过 15 mg/d。

表 9.4　硬皮病肾危象分类标准

项目	标准
高血压型肾危象	1. 测量血压时间至少间隔 5 分钟，两次测量血压值均 ≥ 140/90 mmHg（或收缩压较基线上升 ≥ 30 mmHg 或舒张压较基线上升 ≥ 20 mmHg），且除 SSc 外无其他原因可以解释，且伴以下任何一条
	2. 急性肾损伤，除根据改善全球肾脏病预后组织分类的 SSc 急性肾损伤外，没有其他原因解释：前 7 天内血清肌酐比参考值增加 50% 以上，或 48 小时内绝对值增加 26.5 μmol/L（≥ 0.3 mg/dL）
	3. 血栓性微血管病 ①新发或加重性贫血，无其他原因解释 ②血涂片上可见破损细胞或红细胞碎片 ③血小板计数减少至 ≤ 100 000 个 /mm^3（涂片确认） ④溶血症状：乳酸脱氢酶升高，结合珠蛋白降低，网织红细胞计数增加 ⑤抗球蛋白试验阴性
	4. 靶器官功能障碍 ①高血压性视网膜病变 ②高血压脑病 ③肺水肿 ④急性心包炎
	5. 肾活检异常（纤维状血栓、纤维样坏死、肾小球塌陷、肾小球前小动脉和弓形动脉洋葱球增生）
血压正常型肾危象	1. 肌酐水平高于基线值 50% 或肌酐水平高于实验室正常参考值上限的 120%，且伴有以下任何一条
	2. 试纸法检测的蛋白尿 ≥ ++
	3. 试纸法检测的血尿 ≥ ++，或红细胞 ≥ 10 个 / 高倍视野

续表

项目	标准
血压正常型肾危象	4. 血小板计数＜100 000个/mm³
	5. 排除其他病因的溶血性贫血并存在以下两条 ①血涂片上可见破损细胞或红细胞碎片 ②网织红细胞计数增加
	6. 肾活检显示典型的硬皮病肾危象（纤维性血栓、纤维样坏死、肾小球塌陷、肾小球前小动脉和弓形动脉洋葱球增多）

资料来源：HACHULLA E, AGARD C, ALLANORE Y, et al. French recommendations for the management of systemic sclerosis. Orphanet J Rare Dis, 2021, 16（Suppl 2）：322.

（5）神经系统损伤：一些患者可能会有神经性疼痛，特别是严重的三叉神经痛。咀嚼时头痛和下颌骨疼痛，经常与味觉障碍和吞咽困难有关。一般不累及中枢神经系统，但情绪障碍（包括抑郁症和认知障碍）比普通人群更常见。

（6）肌肉骨骼损伤：肌肉骨骼病变包括关节炎、肌腱炎、骨吸收、肌肉损伤。关节炎最常见的情况是关节肿痛和僵硬，有些患者可出现下颌骨吸收和颞颌关节损伤，可导致口腔的开闭受限，并伴有牙咬合异常。肌腱炎可导致肌腱摩擦，是该疾病病情严重的一个标志。肌肉损伤从单纯性肌痛到近端运动障碍，其患病率差异较大。骨吸收主要影响手足的远端指骨。SSc患者骨质减少和患骨质疏松症的风险也是增加的。

（7）消化系统损伤：患者可能会出现口腔、食管、胃肠道、肝胆等部位损伤，表现为张口受限、吞咽困难、胃食管反流、腹痛、腹胀、腹泻、便秘、体重减轻、肛门失禁、胆汁淤积性肝病等。

（8）泌尿生殖系统受累：男性可能出现勃起功能障碍；女性出现尿失禁并不罕见，可能伴随性交困难、阴道干燥。

（9）SSc合并其他疾病：25%的SSc与另一种自身免疫病相关，包括自身免疫性甲状腺功能减退症、干燥综合征、肿瘤等。

3. 辅助检查

（1）自身抗体检测和甲襞毛细血管镜检查是怀疑SSc时需进行的一线检查。＞90%的患者抗核抗体滴度为＞1∶160，主要有两种荧光核型：抗着丝粒型或核仁型。SSc的特异性抗体包括抗Scl-70抗体、抗着丝粒蛋白抗体和抗RNA聚合酶Ⅲ抗体。甲襞毛细血管镜可以筛查器质性微血管病变，只有巨大毛细血管（毛细血管襻径超过50 μm）和毛细血管密度减少（≤3根/mm³）且形态异常才是SSc的特征性表现。

（2）其他实验室检查：血常规、肝肾功能、肌酸激酶、免疫功能、淋巴细胞亚群、肿瘤标志物、N末端脑钠肽前体、肌钙蛋白、甲状腺功能、抗环瓜氨酸抗体、类风湿因子、铁蛋白、粪便常规等。

（3）特殊检查：肺部疾病早期诊断至关重要，对于ILD患者应进行6分钟步行试验、心功能分级、胸部 HRCT、肺功能评估。如果出现新的呼吸道症状，则重复胸部 CT 扫描（如果怀疑患有血栓栓塞性疾病，可考虑进行计算机体层血管成像或者肺动脉造影）。建议每年通过超声心动图行 PAH 筛查，特别是对于一氧化碳弥散量 < 60% 的患者，必要时行右心导管检查。心电图、24 小时动态心电图、超声心动图、心脏增强 MRI 可用于心脏评估。若怀疑肌肉累及，可行肌电图和肌肉 MRI，必要时行肌肉活检。胃肠镜、食管造影、食管测压、小肠造影、腹部超声及 CT 等方法可用于诊断消化系统疾病。关节 X 线可发现关节侵蚀或钙质沉着，骨密度可用于骨质疏松症的筛查。

（三）SSc 的治疗

SSc 目前的治疗药物有糖皮质激素、免疫抑制剂、血管活性药物、抗纤维化药物、生物制剂等，但对于不同系统损伤仍有未满足的临床需求，现将最新国内外文献针对 SSc 不同系统损伤治疗方案总结如下（表 9.5）。对于多脏器受累或者复发难治性患者，细胞疗法（自体外周血干细胞移植、间充质干细胞移植、CART 细胞治疗等）具有一定的临床应用前景，但需要更多的数据支持。

表 9.5 SSc 不同系统损伤的治疗方案

系统损伤类型	治疗方案
血管病	RP 患者应避免感冒，要注意保暖、戒烟，避免使用麻黄碱、麦角胺、苯丙醇胺等血管收缩药物。一线治疗方法是口服二氢吡啶类 CCB（通常是硝苯地平 10 mg/次，每日 3 次），如果对 CCB 不耐受，建议使用氯沙坦（50 mg/次，每日 1 次）。对于严重的 SSc 相关 RP，推荐静脉注射前列腺素
	SSc 相关 DUs 的一般处理包括清创、抗生素，必要时进行外科干预等，系统性治疗推荐 CCB、前列环素类似物、ERA（如波生坦，推荐剂量为 62.5 ~ 125 mg/次，每日 2 次）、PDE5 抑制剂（如西地那非，推荐剂量为 20 mg/次，每日 3 次），严重的 DUs 可考虑行选择性交感神经切除术
PAH	支持治疗可用利尿剂、氧疗。ERA（波生坦、安利生坦和马昔腾坦）、PDE5 抑制剂（西地那非、他达那非）、可溶性鸟苷酸环化酶刺激剂（利奥西呱）、前列环素类似物和前列环素受体激动剂（如司来帕格）均可用于治疗 SSc 相关 PAH。抗凝治疗不常规推荐，除非合并抗磷脂综合征
皮肤受累	MTX（10 ~ 20 mg/w）可考虑用于治疗早期 dcSSc 的皮肤受累，对于急性炎症水肿期的皮肤症状可使用低剂量的泼尼松（≤ 15 mg/d），好转后减停。随着皮肤受累严重程度的增加，CTX 可作为二线治疗选择，AZA 或 MMF 可用于维持治疗
ILD	首先建议患者戒烟，并定期接种流感疫苗和肺炎球菌疫苗，必要时进行氧疗。CTX 和 MMF 是治疗 SSc 相关 ILD 的优选方法，其中 CTX 多采用静脉冲击（0.5 ~ 1.0 g/m²，每月 1 次）治疗，缓解后改为 MMF（1 ~ 2 g/d）或 AZA（50 ~ 100 mg/d）维持。抗纤维化药物尼达尼布可作为 SSc 相关 ILD 患者的一线治疗方案。严重或进展的 SSc 相关 ILD 患者可选择利妥昔单抗、托珠单抗、造血干细胞移植，甚至肺移植

续表

系统损伤类型	治疗方案
心脏病	非甾体抗炎药（在出现上消化道症状时谨慎使用）/秋水仙碱可作为症状性心包炎的首选治疗，伴有心包填塞可使用糖皮质激素联合心包引流。心律失常必须采用常规的抗心律失常药物，并采取预防措施，一般抗凝治疗是必要的。如出现严重心脏传导阻滞，可植入心脏起搏器。CCB、ACEI 的治疗可能有利于改善冠状动脉灌注和储备。若诊断为心肌纤维化，可使用免疫抑制剂，如 MMF、CTX 等，但需谨慎 CTX 所带来的潜在心脏毒性（呈剂量依赖性）
SRC	一线推荐治疗是 ACEI(通常选择卡托普利)，起始剂量为 12.5～25 mg/次，每 8 小时 1 次，后逐渐增至最大可耐受剂量，目标是 24 h 内将收缩压降低 20 mmHg，舒张压降低 10 mmHg，72 小时内降至正常。ACEI 治疗 SRC 若不能快速控制高血压，可添加 CCB 或血管紧张素受体阻滞剂，β 受体阻滞剂有加重 RP 的风险，应尽量避免。对血栓性微血管病相关性 SRC 可进行血浆置换。如果肾功能迅速恶化至肾衰竭，应尽早行透析治疗
消化系统疾病	尽量避免食用酒精、茶、咖啡和巧克力等，做好口腔卫生。建议使用 PPIs 来预防及治疗 SSc 相关 GERD、食管溃疡、食管狭窄、"西瓜胃"。促动力药物应用于治疗胃肠运动障碍。抗生素的使用有助于改善细菌过度生长导致的严重症状，如腹胀和腹泻
肌肉骨骼损伤	关节痛可使用非甾体抗炎药、小剂量糖皮质激素（相当于泼尼松 ≤ 15 mg/d，长期维持剂量 < 10 mg/d）在短期内进行治疗，但需监测肾功能、评估消化出血风险和 SRC 风险。改善病情的抗风湿药物一线推荐 MTX，生物制剂（如托珠单抗、阿巴西普）可在难治性关节炎中使用。若合并炎性肌病，可考虑糖皮质激素［一般不超过 0.5 mg/（kg·d）］并联合 MTX，难治性患者还可选择静脉注射免疫球蛋白进行治疗

四、SSc 医疗质量控制指标制定

由于医疗条件和临床操作的差异（如抗 RNA 聚合酶Ⅲ抗体的检测在国内没有常规开展，甲襞毛细血管镜的检查没有广泛推行），目前全国各地对于 SSc 的诊断、治疗和管理存在差异，部分地区尚不够规范，一定程度上影响了 SSc 的临床疗效，为此，我们基于宁波地区专家的观点和临床经验，也参考了国内相关的文献，提出一系列针对 SSc 的医疗质量控制指标，这将有助于医护人员与医疗管理人员开展 SSc 的医疗质量控制工作，提高 SSc 的规范诊疗；同时未来仍需在实践中不断改善，并根据学术发展定期修改、增补和完善。

（一）SSc 诊断及病情评估相关的医疗质量控制指标

1. 确诊检查率

$$确诊检查率 = \frac{单位时间内行确诊检查的 SSc 患者人数}{同期诊断为 SSc 患者人数} \times 100\%$$

临床意义：确诊检查是诊断 SSc 不可或缺的条件，确诊检查包括抗核抗体谱、硬皮病抗体谱、甲襞毛细血管镜、胸部 CT、心脏彩超等，对于疑似 SSc 患者应行上述检查，可反映

SSc 诊断的规范性。

2. 住院期间整体功能状态评估率

$$住院期间整体功能状态评估率 = \frac{单位时间内住院期间 SSc 患者行整体功能状态评估的人数}{同期住院的 SSc 患者人数} \times 100\%$$

临床意义：患者整体功能状态评估包括日常生活活动能力、健康评估问卷残疾指数（the health assessment questionnaire-disability index，HAQ-DI）、健康状况调查简表（SF-36），能反映对患者整体功能状态评估的规范性。

3. 住院期间皮肤状况评估率

$$住院期间皮肤状况评估率 = \frac{单位时间内住院期间 SSc 患者行皮肤状况评估的人数}{同期住院的 SSc 患者人数} \times 100\%$$

临床意义：皮肤状况评估采用改良 Rodnan 皮肤评分量表、有条件者可行皮肤超声评估，反映对 SSc 皮肤受累程度评估的规范性。

4. 住院期间皮肤外系统受累评估率

$$住院期间皮肤外系统受累评估率 = \frac{单位时间内住院期间 SSc 患者行皮肤外系统受累评估的人数}{同期住院的 SSc 患者人数} \times 100\%$$

临床意义：皮肤外系统受累包括心血管系统、呼吸系统、肌肉骨骼、消化系统、血液系统、肾脏系统等，初诊 SSc 应全面评估，能反映对 SSc 系统受累评估及诊治的规范性。

5. 转诊率

$$转诊率 = \frac{单位时间内（3 天内）转诊至风湿科的疑似 SSc 或合并复杂情况的 SSc 患者人数}{同期所有疑似 SSc 或合并复杂情况的 SSc 患者人数} \times 100\%$$

临床意义：疑似 SSc 或合并复杂情况的 SSc 患者建议 3 天内转诊至风湿免疫科治疗，包括：①出现雷诺现象，手指肿胀及抗核抗体阳性；②合并高血压；③急性肾功能衰竭；④大量蛋白尿；⑤肺动脉高压；⑥间质性肺炎，反映了 SSc 患者专科诊治的情况。

（二）SSc 治疗相关的医疗质量控制指标

1. 糖皮质激素使用率

$$糖皮质激素使用率 = \frac{单位时间内使用糖皮质激素的 SSc 患者人数}{同期所有 SSc 患者人数} \times 100\%$$

临床意义：急性炎症水肿期的皮肤、关节症状可使用低剂量的泼尼松（≤ 15 mg/d），但需密切跟踪肾功能和血压来监测 SRC 的发展，反映 SSc 患者使用糖皮质激素的情况。

2. 免疫抑制剂使用率

$$免疫抑制剂使用率 = \frac{单位时间内使用免疫抑制剂的 SSc 患者人数}{同期所有 SSc 患者人数} \times 100\%$$

临床意义：对于有系统受累的 SSc 患者（皮肤、心血管系统、呼吸系统、肌肉骨骼、血液系统等），可选择性使用免疫抑制剂以控制疾病。反映 SSc 患者使用免疫抑制剂的情况。

3. 血管活性药物使用率

$$血管活性药物使用率 = \frac{单位时间内使用血管活性药物的 SSc 患者人数}{同期所有 SSc 患者人数} \times 100\%$$

临床意义：如果 SSc 伴有血管病变（如 RP、DUs、PAH），则应在诊断后规范使用血管活性药物（如 CCB、前列环素、内皮素受体拮抗剂、PDE5 抑制剂）。反映 SSc 患者使用血管活性药物的情况。

4. SSc 相关 ILD 患者抗纤维化药物的使用率

$$SSc\ 相关\ ILD\ 患者抗纤维化药物的使用率 = \frac{单位时间内行抗纤维化药物治疗的 SSc 相关 ILD 患者人数}{同期所有 SSc 相关 ILD 患者人数} \times 100\%$$

临床意义：抗纤维化药物联合免疫抑制剂可作为慢性 ILD 的一种治疗选择。反映 SSc 患者使用抗纤维化药物的情况。

（三）SSc 随访相关的医疗质量控制指标

1. 健康宣教率

$$健康宣教率 = \frac{单位时间内进行了健康宣教的 SSc 住院患者人数}{同期所有 SSc 住院患者人数} \times 100\%$$

临床意义：宣教内容包括：①让患者了解 SSc 的临床特点、治疗方法、远期预后及常见药物副作用，告知患者按时按量服药和定期复诊的重要性，有助于提高治疗依从性；②戒烟；③保暖、避免寒冷暴露以减轻雷诺现象；④功能锻炼，如进行口面、手部、有氧和抗阻力训练以改善小口畸形、手指功能和身体功能。反映 SSc 患者接受健康宣教的情况，体现慢性病的管理水平。

2. 规律随访率

$$规律随访率 = \frac{单位时间内完成随访的 SSc 患者人数}{同期所有 SSc 患者人数} \times 100\%$$

临床意义：一般建议对 SSc 患者每 3 个月完成皮肤受累评估、血常规、尿常规、肝肾功能、红细胞沉降率、CRP、免疫球蛋白检查，并嘱定期监测血压；每 6 个月完成皮肤受累评估、系统受累情况复查；每年 1 次甲襞毛细血管镜检测。反映 SSc 的随访管理水平。

(四) SSc 医疗质量控制指标确认表单

质量控制指标 (quality indicators, QIs) 是衡量患者所接受的医疗质量程度的常用工具,是一种评价医疗结构、过程或结果的定量指标。与大多数指南或建议相比,QIs 涉及医疗健康中的可衡量方面,明确在疾病的管理和监测方面——该做什么、何时该做,以及谁负责做。2011 年美国加利福尼亚大学洛杉矶分校的学者 Khanna D 等开发了一套针对 SSc 各个方面的 QIs,这些 QIs 可用于评估和改善 SSc 患者的诊疗。我们结合中国实际情况,提出并创建了 SSc 患者 QIs 的确认清单 (表 9.6),用于发现 SSc 在诊疗中存在的潜在差距,并努力消除这些差距,从而促进国内外指南建议的实施。

表 9.6 SSc 医疗质量控制指标确认表单

项目	医疗质量控制指标	确认 (√或 ×)
基线时 QIs	1. 总体情况:如果患者新诊断为 SSc,应在诊断后 1 个月内进行抗拓扑异构酶 I、抗着丝粒和抗 RNA 聚合酶Ⅲ等抗体检测,因为这些检测有助于确定预后	
	2. 功能状态:如果患者新诊断为 SSc,那么医疗记录应该在诊断后的 1 个月内记录功能状态(如日常生活活动能力、健康评估问卷 - 残疾指数、mRSS 等),因为这些测量得分有助于预测与 SSc 相关的预后和死亡率	
	3. 心肺评估:如果患者新诊断为 SSc,应在诊断后 1 个月内进行多普勒超声心动图 / 心电图、肺部 HRCT 和肺功能测定,以筛查并确定肺及心血管受累的程度(包括 PAH、舒张功能不全、心包积液、心律失常、心肌病、FVC 和 DLCO 异常、ILD 等情况)	
	4. 肌肉骨骼 (1) 如果患者新诊断为 SSc,则应在诊断后的 1 个月内检测血清肌酸磷酸激酶,以确定是否存在肌肉受累 (2) 如果患者新诊断为 SSc,并有 1 次或多次可触及的肌腱摩擦,则应在 3 个月内进行随访,因为肌腱摩擦表明存在活动性疾病,并预测随后几个月会出现皮肤厚度增加和新的内脏器官受累	
	5. 肾脏受累 (1) 如果患者新诊断为 SSc,则应在诊断后 1 个月内检测血清肌酐,以确定 SSc 肾脏受累的存在和程度 (2) 如果患者有早期 SSc (从首次症状或症状开始 5 年),那么至少每周进行血压测量,因为血压自我监测可以早期发现 SRC,这可能需要调整治疗方案	
	6. 微循环评估:如果患者新诊断为 SSc,应在诊断后 1 个月内进行甲襞毛细血管镜检测,以识别甲襞微循环情况	
随访 QIs	7. 总体情况:如果患者诊断为 SSc,那么应该至少每 3 个月进行 1 次 Hb 检测,因为贫血会导致死亡率的增加,需要对治疗方案进一步调整	

续表

项目	医疗质量控制指标	确认（√或 ×）
随访 QIs	8. 胃肠道情况 （1）如果患者诊断为 SSc，那么应至少每 6 个月记录 1 次体重或体重指数，以评估患者的营养状态 （2）如果患者诊断为 SSc，那么医疗记录应至少每 6 个月记录 1 次有无胃食管反流病症状（如烧心、夜间咳嗽、发音困难、反酸、胸痛），以确定是否有消化道受累	
	9. 心肺情况 （1）如果患者有早期 SSc 症状（从最初症状开始 5 年），那么前 5 年应至少每年提供肺活量测定和 DLCO，以检测肺功能下降情况，筛查 ILD 患者 （2）如果 SSc 患者在运动时出现呼吸困难，应在 3 个月内进行 DLCO 和肺活量测定，以确定肺或心血管受累的程度 （3）如果患者诊断为 SSc 并新出现呼吸困难或异常 FVC 或 DLCO ＜ 80% 预测值，那么肺部 HRCT 应该在 6 个月内完成，以评估肺或心血管累及的程度，这反过来又可以帮助确定治疗方法 （4）如果诊断为 SSc，主诉新出现呼吸困难和（或）DLCO ＜ 65% 预测值，超声心动图应该在 3 个月内完成，以确定肺或心血管疾病受累的程度（包括舒张功能障碍） （5）如果患者诊断为 SSc 相关 ILD，应该至少每 12 个月检测 1 次肺活量和 DLCO，直到 FVC 稳定（1 年内变化不超过 10%），以预测 ILD 患者中的肺功能下降和对治疗的反应 （6）如果患者诊断为 SSc，新出现呼吸困难，休息时进行多普勒超声心动图检查提示 PAH（估计右心室收缩压 ＞ 50 mmHg 或三尖瓣反流速度 ＞ 3.5 mm/sec），应考虑在 3 个月内完成右心导管检查，因为右心导管检查是诊断 PAH 的金标准	
	10. 肌肉骨骼情况：如果 SSc 患者在检查时有近端肌无力，CPK 水平 ≥ 3 倍正常上限，则应提供肌电图、肌肉活检或 MRI 检查报告，因为明确的诊断有助于确定治疗	
	11. 肾脏情况 （1）如果患者诊断为 SSc，那么应该记录每次随访就诊时的血压测量值，以确定 SSc 侵犯肾脏的程度 （2）如果患者诊断为 SSc，新发高血压（收缩压 ＞ 140 mmHg 或舒张压 ＞ 90 mmHg），则血清肌酐、全血细胞计数和尿液检查应在 72 小时内进行，以识别肾功能不全，这可能导致治疗方法的改变	
	12. 微循环情况：如果患者诊断为 SSc，应在诊断后每年进行 1 次甲襞毛细血管镜检测，以识别微循环障碍并协助改善微循环治疗	
	13. 皮肤受累程度：如果患者诊断为 SSc，从非雷诺现象开始的前 3 年为皮肤症状的快速进展期，应每季度评估 1 次皮肤状态（包括 mRSS、皮肤超声等）	

续表

项目	医疗质量控制指标	确认（√或×）
治疗QIs	14. 总体情况 （1）如果患者诊断为 SSc，除非有禁忌证，否则应接受每年 1 次的非活性流感疫苗，以预防或降低流感严重程度 （2）如果患者诊断为 SSc，除非有禁忌证，否则应每 5 年接受 1 次肺炎球菌疫苗，以预防或降低肺炎球菌感染严重程度	
	15. 心肺受累 （1）如果患者诊断为 SSc，并伴有舒张功能障碍或有心力衰竭的临床症状，则应在 3 个月内进行治疗（如 ACE 抑制剂、利尿剂）或转诊咨询心脏病专家，以改善预后 （2）如果患者诊断为 SSc，且经右心导管诊断为 PAH（PAWP > 20 mmHg），应在 3 个月内接受治疗 [如 ERA、前列环素类似物和（或）PDE5 抑制剂]，以降低 PAH （3）如果患者诊断为 SSc 相关 ILD 且在过去 1 年 FVC 下降 > 5% 或 DLCO 下降 > 10% 或影像学提示 ILD 进展，应在 3 个月内行免疫抑制剂（如 CTX、MTX、AZA、环孢霉素、MMF）和（或）尼达尼布治疗，以改善肺功能和生活质量	
	16. 胃肠道受累 （1）如果患者诊断为 SSc，伴有 GERD，在诊断 3 个月内应接受抗酸治疗如 PPI 或 H2 受体阻断药，以改善症状和生活质量，减少与 GERD 相关的长期并发症 （2）如果患者诊断为 SSc，并有早期饱腹感、餐后腹胀、餐后呕吐或反流症状至少 1 个月，则应在 3 个月内提供胃镜、食管造影或食管测压等检查报告，并给予经验性治疗（如促动力药物、PPI），以改善症状和生活质量 （3）如果患者有 SSc 和 3 个月内体重减轻（≥ 5%），并出现恶心或呕吐、腹胀或腹泻症状，则应在 3 个月内完成吸收不良或细菌过度生长等检查（如乳果糖氢呼气试验、D-木糖吸收试验、空肠培养、血清胡萝卜素、粪便脂肪测定），并给予经验性治疗（如抗生素、促动力学药物、奥曲肽等），以改善吸收不良导致的营养不良	
	17. 肌肉骨骼：如果患者诊断为 SSc 伴随关节活动范围或功能受限，应该在 3 个月内制订一系列运动锻炼计划，以改善预后	
	18. 肾脏受累：如果 SSc 患者出现 SRC [定义为高血压（至少收缩压 ≥ 140 mmHg 和收缩压与基线相比升高 ≥ 30 mmHg）或快速进展性肾衰竭]，那么应在 72 小时内使用 ACEI，以提高生存率	
	19. 外周血管：如果 SSc 伴有 DUs，则应在诊断后 3 个月内进行治疗（如 CCB、前列环素、局部硝酸盐、PDE5 抑制剂），以改善 DUs 的愈合和手部功能	

注：SSc：系统性硬化病；mRSS：改良 Rodnan 皮肤评分；ILD：间质性肺病；PAH：肺动脉高压；FVC：用力肺活量；DLCO：肺一氧化碳弥散量；Hb：血红蛋白；DUs：肢端溃疡；SRC：硬皮病肾危象；CPK：肌酸磷酸激酶；GERD：胃食管反流病；PPI：质子泵抑制剂；ERA：内皮素受体拮抗剂；PAWP：肺动脉楔压；PDE5：磷酸二酯酶 5 型；QIs：质量控制指标。

参考文献

[1] DEBENDRA P, MONICA B, POSTLETHWAITE B C, et al. Pathogenesis of systemic sclerosis. Front Immunol, 2015, 6: 272.

[2] HUDSON M, FRITZLER M J, BARON M, et al. Systemic sclerosis: establishing diagnostic criteria. Medicine (Baltimore), 2010, 89 (3): 159-165.

[3] ALLANORE Y, AVOUAC J, KAHAN A. Systemic sclerosis: an update in 2008. Joint Bone Spine, 2008, 75 (6): 650-655.

[4] JOHNSON S R, GLAMAN D D, SCHENTAG C T, et al. Quality of life and functional status in systemic sclerosis compared to other rheumatic diseases. J Rheumatol, 2006, 33 (6): 1117-1122.

[5] anonymous. Preliminary criteria for the classification of systemic sclerosis (scleroderma). Subcommittee for scleroderma criteria of the American Rheumatism Association Diagnostic and Therapeutic Criteria Committee. Arthritis Rheum, 1980, 23 (5): 581-590.

[6] MATUCCI-CERINIC M, ALLANORE Y, CZIRJÁK L, et al. The of early systemic sclerosis for the EULAR scleroderma trial and research group (EUSTAR) community. It is time to cut the gordian knot and develop a prevention or rescue strategy. Ann Rheum Dis, 2009, 68 (9): 1377-1380.

[7] VAN DEN HOOGEN F, KHANNA D, FRANSEN J, et al. 2013 classification criteria for systemic sclerosis: an American college of rheumatology/European league against rheumatism collaborative initiative. Arthritis Rheum, 2013, 72 (11): 1747-1755.

[8] KOWAL-BIELECKA O, LANDEWÉ R, AVOUAC J, et al. EULAR recommendations for the treatment of systemic sclerosis: a report from the EULAR scleroderma trials and research group (EUSTAR). Ann Rheum Dis, 2009, 68 (5): 620-628.

[9] DENTON C P, HUGHES M, GAK V, et al. BSR and BHPR guideline for the treatment of systemic sclerosis. Rheumatology, 2016, 55 (10): 1906-1910.

[10] KOWAL-BIELECKA O, FRANSEN J, AVOUAC J, et al. Update of EULAR recommendations for the treatment of systemic sclerosis. Ann Rheum Dis, 2017, 76 (8): 1327-1339.

[11] BÜTIKOFER L, VARISCO P A, DISTLER O, et al. ACE inhibitors in SSc patients display a risk factor for scleroderma renal crisis-a EUSTAR analysis. Arthritis Res Ther, 2020, 22 (1): 59.

[12] HACHULLA E, AGARD C, ALLANORE Y, et al. French recommendations for the management of systemic sclerosis. Orphanet J Rare Dis, 2021, 16 (Suppl 2): 322.

[13] 邹和建, 朱小霞, 戴生明, 等. 系统性硬化病诊疗规范. 中华内科杂志, 2022, 61 (8): 874-882.

[14] NIE L Y, WANG X D, ZHANG T, et al. Cardiac complications in systemic sclerosis: early diagnosis and treatment. Chinese Medical Journal, 2019, 132 (23): 2865-2871.

[15] KANIECKI T, ABDI T, MCMAHAN Z H, et al. Clinical approach to gastrointestinal

involvement in patients with systemic sclerosis. Medical Research Archives, 2020, 8 (10): 2252.

[16] HOFFMANN-VOLD A M, MAHER T M, PHILPOT E E, et al. The identification and management of interstitial lung disease in systemic sclerosis: evidencebased European consensus statements. Lancet Rheuma, 2020, 2 (2): e71-e83.

[17] 荀翠平，铁宁. 硬皮病肾危象诊治. 中华临床免疫和变态反应杂志，2023，17（4）：362-368.

[18] KHANNA D, KOWAL-BIELECKA O, KHANNA P P, et al. Quality indicator set for systemic sclerosis. Clin Exp Rheumatol, 2011, 29 (2 Suppl 65): S33-39.

[19] 北京中西医结合学会风湿病分会，陶庆文，罗静，等. 原发性干燥综合征中西医结合医疗质量控制指标专家共识（2021版）. 中日友好医院学报，2021，35（2）：70-72.

（刘冰冰　张瑾）

第十章

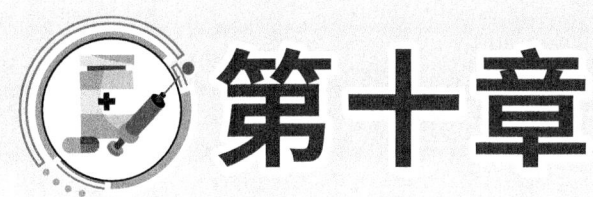

皮肌炎的医疗质量控制

一、概述

特发性炎性肌病（idiopathic inflammatory myopathy，IIM）是一组以近端对称性肌无力和多器官受累为特征的异质性疾病，主要表现为对称性、进行性近端肌无力、肌痛，肌酶水平明显增高。该病主要分为皮肌炎（dermatomyositis，DM）、抗合成酶抗体综合征、免疫介导的坏死性肌病、多发性肌炎、包涵体肌炎和重叠性肌炎等亚型。而DM是其中一个亚型，表现为不同程度的皮肤、肌肉和内脏器官受累，易合并间质性肺病及肿瘤，往往造成不良预后，其中抗黑色素瘤分化相关基因5（melanoma differentiation-associated gene，MDA5）DM预后最差，研究显示3个月和6个月的生存率分别为82.8%和72.4%。

由于DM可表现为多系统累及、异质性强，为诊断和治疗带来了极大的挑战，但随着对疾病研究的深入及肌炎抗体谱的推广，诊断标准不断更新，国内外陆续推出了诊治指南和专家共识，我们尝试通过对相关指南、共识的解读，构建一套DM的医疗质量控制指标，以规范DM的临床诊治，改善患者预后。

二、诊断的分类标准与治疗演变

（一）分类标准的演变

1.Bohan和Peter标准

1975年Bohan和Peter基于153例患者的临床数据和相关文献提出的诊断标准在当时是最为全面的且便于临床应用的，从而成为首个被普遍接受的DM诊断标准（表10.1）。该标准通过典型皮肤损害、肌炎症状、血清肌酶水平、肌电图和肌肉组织活检5个方面，以条目累计的方式诊断。诊断分为确诊、拟诊、可疑3个级别；将肌炎分为5个类型：多发性肌炎（polymyositis，PM）、DM、幼年型PM/DM（Juvenile PM/DM）、合并恶性肿瘤的PM/DM、重叠综合征。该标准的敏感性高（94.3%～98%），特异性低（29.4%～55%）。

表10.1　1975年Bohan和Peter提出的皮肌炎诊断标准

标准	条目	内容
诊断标准	1.肌无力表现	四肢近端肌肉和颈前屈肌对称性肌无力，持续数周至数月，伴或不伴吞咽困难和呼吸肌受累
	2.肌肉活检异常	肌纤维坏死、细胞吞噬、再生、嗜碱变性、核膜变大、核仁明显，筋膜周围结构萎缩，肌纤维大小不一，伴炎性渗出
	3.血清肌酶升高	如肌酸磷酸激酶、醛缩酶、丙氨酸转氨酶、天冬氨酸转氨酶和乳酸脱氢酶
	4.肌电图示肌源性损害	时限短、小型的多相运动电位；纤颤电位和正尖波；插入性激惹和异常的高频放电
	5.皮肤表现	眼睑紫红斑伴眶周水肿；手背出现红斑、鳞屑，尤其是掌指关节和近端指间关节；膝、肘、内踝、面部、颈部、上半身皮肤受累
判定标准	可疑皮肌炎	第5条+第1～4条中任意1条
	拟诊皮肌炎	第5条+第1～4条中任意2条
	确诊皮肌炎	第5条+第1～4条中任意3条
	排除标准	中枢或周围神经系统疾病、肌营养不良症、感染性肌病、药物性肌病、代谢性肌病、内分泌性肌病、重症肌无力等

2.2017年EULAR/ACR标准

2017年EULAR/ACR开展的一项研究旨在确定简要易得的临床特征和实验室指标以鉴别IIM与其他相似疾病，并进行了IIM分型，建立了新的IIM分类标准（表10.2）。此标准根据是否进行肌肉活检分别计算可能性评分（probability score），以此判断患者罹患肌炎的可能性。根据其可能性将患者分为确诊IIM（可能性≥90%）、拟诊IIM（可能性≥55%）及可疑IIM（可能性≥50%）。诊断为IIM患者后，再根据分类树将其分型为PM、DM、IBM、无肌病性皮肌炎（amyopathic dermatomyositis，ADM）、幼年型DM（JDM）或其他青少年肌炎（图10.1）。新标准的灵敏性和特异性分别为87%和82%，均高于1975年标准。然而该标准临床操作较为复杂，未纳入除Jo-1抗体外的肌炎特异性抗体（myositis specific autoantibody，MSA）和和肌炎相关自身抗体（myositis associated autoantibody，MAA），且主要基于高加索人群，故在国内的应用有待进一步验证。

表 10.2 2017 年 EULAR/ACR 关于成人特发性炎性肌病的分类标准

项目	变量	评分（分）	
		无肌肉活检	有肌肉活检
疾病相关症状初发年龄	18～＜40 岁	1.3	1.5
	≥40 岁	2.1	2.2
肌无力	客观的上肢近端对称性肌无力，常为进展性	0.7	0.7
	客观的下肢近端对称性肌无力，常为进展性	0.8	0.5
	颈屈肌无力较颈伸肌明显	1.9	1.6
	下肢近端肌无力较远端明显	0.9	1.2
皮肤表现	Heliotrope 征	3.1	3.2
	Gottron 丘疹	2.1	2.7
	Gottron 征	3.3	3.7
其他临床表现	吞咽困难或食管运动功能障碍	0.7	0.6
实验室检查	抗 Jo-1（抗组氨酰 tRNA 合成酶）抗体阳性	3.9	3.8
	≥1 种血清肌酶水平升高，如 CK、LDH、AST、ALT	1.3	1.4
肌肉活检特征	单个核细胞浸润肌内膜，但局限于肌纤维周围，不侵入肌纤维		1.7
	单个核细胞浸润肌束膜和（或）血管周围		1.2
	束周萎缩		1.9
	镶边空泡		3.1
判定标准（评分总和）	排除特发性炎性肌病（概率＜50%）	＜5.3	＜6.5
	可疑特发性炎性肌病（50%≤概率＜55%）	5.3～＜5.5	6.5～＜6.7
	拟诊特发性炎性肌病（55%≤概率＜90%）	5.5～＜7.5	6.7～＜8.7
	确诊特发性炎性肌病（概率≥90%）	≥7.5	≥8.7

3.ENMC 皮肌炎分类标准

2018 年第 239 届欧洲神经肌肉疾病中心（European Neuromuscular Centre，ENMC）和美国肌病研究协作组会议上提出，根据 DM 患者的特征性临床表现、皮肤和肌肉组织病理学特点，结合 DM 特有的 MSA，定义了 6 种 DM 亚型：抗转录中介因子 1-γ（transcriptional intermediary factor 1-γ，TIF1-γ）-DM、抗核基质蛋白 2（nuclear matrix protein 2，NXP2）-DM、抗 Mi-2-DM、抗 MDA5-DM、抗小泛素样修饰物活化酶（anti-small ubiquitin-like modifier activating enzyme，SAE）-DM 和自身抗体阴性 DM。2020 年又提出了 ENMC-DM 分类标准，

该标准基于组织病理学和肌炎自身抗体检测，有助于临床早期识别 DM，与其他标准相比，该标准简单、实用、准确，目前在临床中广泛应用（图 10.2）。

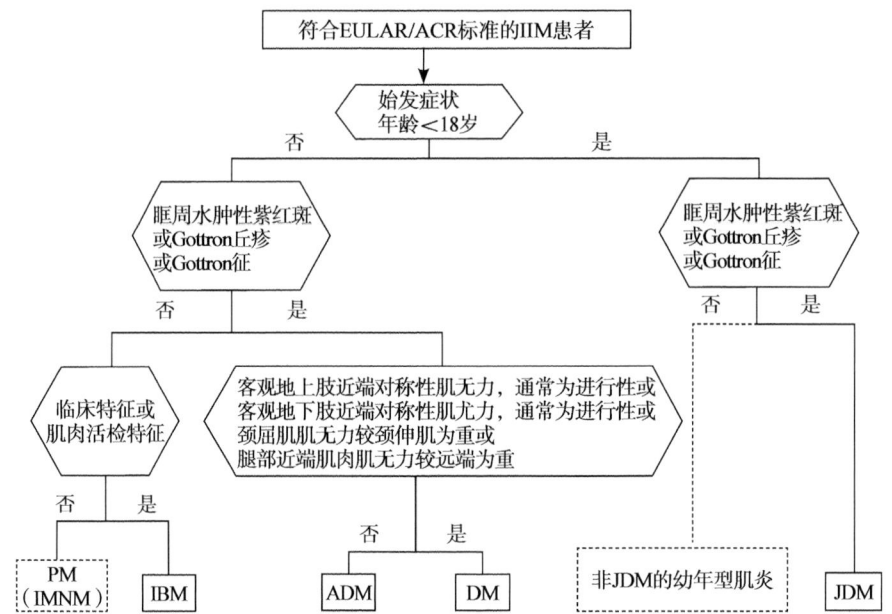

注：PM：多肌炎；IMNM：免疫介导坏死性肌病；IBM：包涵体肌炎；ADM：无肌病性皮肌炎；DM：皮肌炎；JDM：幼年型皮肌炎。

图 10.1 诊断为 IIM 患者后再分型

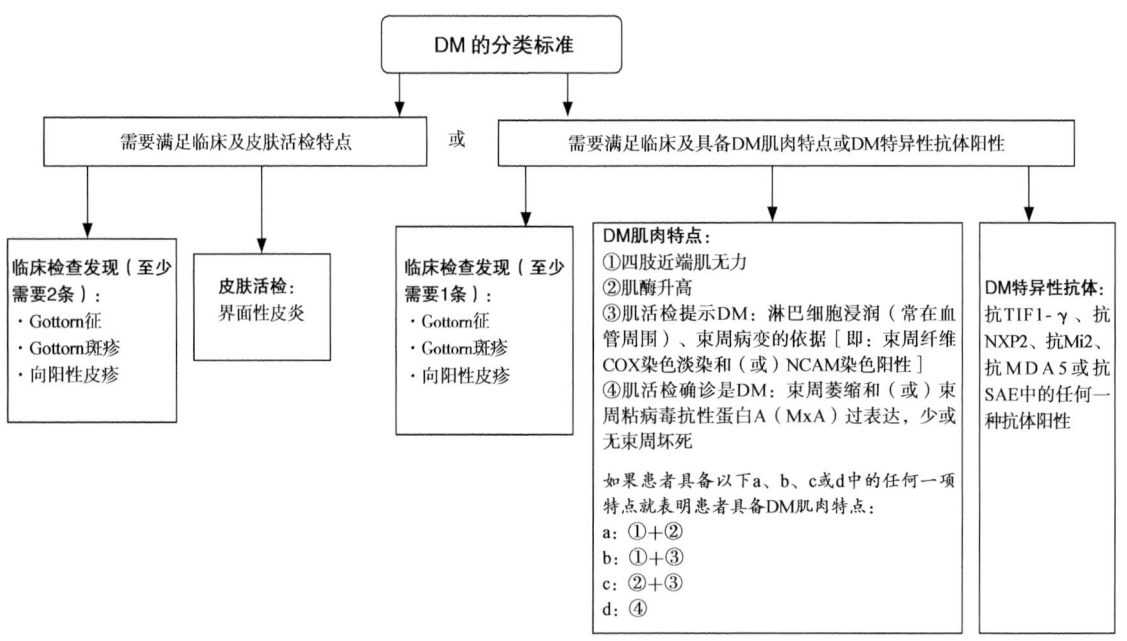

图 10.2 2020 年 ENMC-DM 分类标准

目前国内最常用的皮肌炎诊断标准为1975年Bohan和Peter提出的标准，该标准简便实用，但由于其未纳入MSA及影像学等指标，因此不能诊断无肌病性皮肌炎、包涵体肌炎。2017年EULAR/ACR标准未纳入除Jo-1抗体外的MSA，且在亚洲人群应用有待验证。而2020年ENMC标准是基于组织病理学及肌炎自身抗体，临床使用越来越广泛。

（二）治疗的演变

皮肌炎临床表现多种多样，是一组异质性疾病，治疗需遵循个体化原则。总体治疗目标是控制疾病进展，改善临床症状，减少并发症和重要系统损害，从而提高患者生活质量。

1. 糖皮质激素

目前糖皮质激素仍是皮肌炎的一线初始治疗药物，激素剂量一般为泼尼松0.75～1 mg/（kg·d）（最大不超过80 mg/d），或等效剂量的其他激素。当疾病快速进展或伴有呼吸衰竭时，静脉使用甲泼尼龙500～1000 mg，连续3天，可迅速改善患者病情。初始激素治疗持续4～6周，肌酶明显下降和肌力明显恢复后可开始逐步减量。激素的减量应遵循个体化原则，减量过快易出现病情复发，则须重新加大剂量控制病情。我国专家共识提出激素减量方案，见表10.3。

表10.3 成人皮肌炎不同初始剂量糖皮质激素减量阶段的参考方案

初始剂量（mg/d）	减量方案（mg/d）														
	2周	4周	6周	8周	10周	12周	14周	16周	18周	20周	24周	28周	32周	36周	40周	44周
40	40	35	35	30	30	25	25	20	20	17.5	15	12.5	10			
50	45	40	40	35	35	30	30	25	25	20	17.5	15	12.5	10		
60	55	50	45	40	40	35	35	30	30	25	20	17.5	15	12.5	10	
70	60	55	50	45	40	40	35	35	30	30	25	20	17.5	15	12.5	10
80	70	60	55	50	45	40	40	35	30	25	20	17.5	15	12.5	10	

2. 免疫抑制剂

单用激素仅适用于部分轻症皮肌炎患者，多数患者需使用免疫抑制剂。通常在开始激素减量前后加用免疫抑制剂，以实现激素的早期减量，减少激素的累积用量，并降低复发率。口服羟氯喹是皮肌炎皮肤损害的一线治疗药物，但单药治疗容易复发，且对除皮肤损害外的其他系统损害无效。针对肌肉受累，最常选用的免疫抑制剂为甲氨蝶呤（MTX）和硫唑嘌呤（AZA）。MTX的初始剂量为5～7.5 mg/w，每周增加2.5～5 mg，目标剂量为10～20 mg/w。AZA的初始剂量为50 mg/d，每周增加50 mg/d，目标剂量为2～2.5 mg/（kg·d）（＜150 mg/d）。合并ILD的皮肌炎患者首选的免疫抑制剂为环磷酰胺（CTX）。对于激素联合MTX或联合AZA治疗抵抗的患者，可考虑更换为其他免疫抑制剂，如吗替麦考酚酯（MMF）、环孢素（CsA）、CTX。

3. 静脉注射免疫球蛋白

静脉注射免疫球蛋白（intravenous immunoglobulin，IVIG）有抗炎和免疫调节作用，对难治性、复发性、激素依赖性 DM 患者有效。治疗方案为 0.4 g/（kg·d），连用 3~5 天，若病情不缓解，可每月使用 1 次（3~5 天），直至病情得到控制。

4. 生物制剂

对于经典的激素、免疫抑制剂和 IVIG 仍反应不佳的患者，推荐生物制剂作为三线治疗。目前用于治疗 DM 的生物制剂有靶向 B 细胞、肿瘤坏死因子-α（tumor necrosis factor-α，TNF-α）抑制剂、细胞毒性 T 淋巴细胞相关抗原-4（cytotoxic T lymphocyte-associated antigen-4，CTLA-4）、白介素-6 受体（interleukin-6 receptor，IL-6R）拮抗剂和小分子 Janus 激酶（Janus kinase，JAK）抑制剂等。利妥昔单抗（RTX）能特异性地清除 B 细胞和 IIM 特异性抗体，在帮助 IIM 患者减少激素治疗量、治疗合并 ILD、抗-MDA5-DM 和 IBM 上均有获益。TNF-α 抑制剂英夫利西单抗、阿达木单抗和依那西普，临床上广泛用于治疗类风湿关节炎、强直性脊柱炎和银屑病关节炎等，也有报道用于治疗 IIM，但治疗效果待评定。阿巴西普（CTLA4-Fc 融合蛋白），通过阻止抗原呈递细胞表面 CD80/CD86 与 T 细胞表面 CD28 相互作用，抑制自身抗原诱导的 T 细胞活化。在阿巴西普治疗 PM/DM 的 Ⅱb 期研究中，近半数患者获得低疾病活动度缓解。托珠单抗（IL-6R 拮抗剂）主要用于治疗活动性类风湿关节炎、系统性硬化和大动脉炎，也有报道用于治疗难治性 PM/DM、抗 MDA5-DM 合并快速进展型 ILD。JAK 抑制剂通过阻断细胞内 JAK/STAT 信号转导，抑制免疫细胞激活和 T 细胞介导的炎症性疾病。对难治性 DM、ADM-ILD、抗 MDA5、抗 NXP2 和 TIF-γ 阳性 DM 患者采用托法替布、巴瑞替尼、芦可替尼联合激素治疗均可获得较好改善、不良反应少且轻微，是目前治疗难治性 DM 的有效新型药物。

三、国内外皮肌炎诊疗管理指南解读

（一）国外皮肌炎诊疗管理指南

2022 年 BSR 针对儿童、青少年、成人 IIM 的诊治和管理，在 Rheumatology 上发表了"British Society for Rheumatology guideline on management of paediatric, adolescent and adult patients with idiopathic inflammatory myopathy"。该指南对 IIM 的治疗、合并皮肤表现的处理、合并 ILD 的药物治疗，以及对筛查癌症、心脏、吞咽功能等 13 个方面提出了建议。以下将成人 IIM 的相关内容作简单介绍。

1. 如何治疗 IIM

（1）诱导治疗时应使用大剂量糖皮质激素治疗活动性肌炎：推荐口服泼尼松龙，剂量为 0.5~1 mg/（kg·d），通常为 40~60 mg。当担心胃肠道吸收不佳时，应考虑静脉注射甲基泼尼松龙。

（2）应根据临床反应逐渐减少泼尼松龙剂量：应使用抗风湿药物以达到临床缓解并降低类固醇负担。成人可使用甲氨蝶呤（MTX）、硫唑嘌呤（AZA）、他克莫司（TAC）、环孢素（CsA）和吗替麦考酚酯（MMF）治疗活动性肌炎和维持疾病长期缓解。

（3）严重和（或）难治性肌炎可考虑 IVIG、CTX、RTX、阿巴西普治疗。

2. 如何治疗 IIM 相关皮肤表现

（1）RTX 可用于治疗对糖皮质激素 /csDMARDs 无效的皮肤病。

（2）IVIG 可用于治疗对糖皮质激素 /csDMARDs 无效的皮肤病。

（3）避免晒太阳和定期使用高防晒因子的防晒霜降低皮肤或肌肉疾病发作的可能性。

3. 如何管理 IIM 相关 ILD

（1）成人高危患者应筛查 ILD。

（2）治疗成人快速进展型 ILD（RP-ILD），应考虑使用大剂量类固醇进行诱导治疗。RP-ILD 患者应考虑使用 CsA、TAC 及类固醇，应尽早考虑进行 CTX 或 RTX 诱导治疗。

（3）治疗成人慢性 IIM 相关 ILD，应考虑使用单用糖皮质激素或联合 DMARDs（AZA、CsA、TAC、MMF）治疗。难治性患者应考虑使用 RTX 或 CTX。

4. 降低 IIM 患者的骨折风险措施有哪些

成人患者无论糖皮质激素治疗如何，都应进行骨骼评估，并进行适当的管理。

5. 自身抗体检测对 IIM 患者是否有用

应检测患者的肌炎自身抗体。肌炎特异性抗体和肌炎相关性抗体与诊断、识别疾病表型和治疗相关。自身抗体滴度不应用于监测疾病活动。

6. IIM 患者如何筛查癌症

所有成人患者均应考虑患癌风险，尤其是具有以下风险因素的患者应特别注意筛查：发病年龄较大、男性、吞咽困难、皮肤坏死、对免疫抑制剂治疗耐药、疾病进展快、抗 TIF1-γ 阳性、抗 NXP2 抗体阳性、已知肌炎特异性自身抗体阴性。

7. 孕期和哺乳期 IIM 患者的治疗方案应该如何调整

建议在疾病得到良好控制的情况下备孕，并应与妇产科专家一起管理妊娠，产后需要提高警惕，因为患者有疾病发作的风险。

8. 如何评估和治疗 IIM 相关的心血管疾病

成人患者应定期接受心血管风险评估。IIM 与高血压、糖尿病、血脂异常、肥胖和冠状动脉疾病（成人特异性）的发病率增加有关。

9. 如何筛查 IIM 中的心脏受累

成人患者应接受心脏受累筛查，包括血清心脏损伤标志物、心电图、心脏超声和心脏 MRI。心肌肌钙蛋白 I（不是心肌肌钙蛋白 T）应作为筛查和监测心脏受累的首选血清标志物。

10. 如何筛查和管理 IIM 相关的吞咽困难

所有患者都应对吞咽困难进行常规评估。吞咽困难患者应考虑吞咽评估，且需要言语 – 语言治疗师 / 胃肠病学团队的参与。活动性疾病和对其他治疗有抵抗力的吞咽困难应考虑 IVIG 治疗。

11. 如何评估和治疗 IIM 患者的生活质量和心理健康

应评估心理健康和精神合并症。应使用适合相对年龄的工具定期评估心理健康和健康相关生活质量（HRQoL），应解决对 HRQoL 产生负面影响的因素（如皮肤受累、瘙痒、类固醇不良反应）。

（二）国内皮肌炎诊疗管理指南

（1）2021 年中华医学会风湿病学分会编写了《风湿病诊疗规范（2021）》，其中《特发性炎性肌病诊疗规范》就皮肌炎的诊断、临床分型与治疗做出了全面介绍，规范中提出建议采用 2020 年 ENMC 制定的 DM 诊断分类标准（表 10.3），且提出糖皮质激素是治疗 DM 的基础药物，泼尼松一般初始剂量为 1～2 mg/（kg·d）或等效剂量的其他糖皮质激素，1～2 个月后逐渐减量，减量遵循个体化原则。对于重症患者可加用甲基泼尼松龙冲击治疗，对激素治疗反应不佳的患者应及时加用免疫抑制剂治疗，常用的包括 MTX、AZA、CsA、TAC、MMF 及 CTX 等。MTX 和 AZA 一般针对轻症患者，对于改善患者的皮疹及肌无力有帮助。CsA、TAC、MMF 及 CTX 主要用于中重度及难治性患者的治疗。对于复发性和难治性的病例可考虑加用 IVIG，常规的治疗剂量是 0.4 g/（kg·d），每月用 5 天，连续用 3～6 个月以维持疗效。近年来，抗 B 细胞抗体、JAK 抑制剂等新型生物制剂用于常规激素联合传统免疫抑制剂治疗效果不佳的研究逐渐增多，因此确切的疗效有待于进一步的大样本数据研究。

（2）2022 年，中国医疗保健国际交流促进会皮肤科分会、国家皮肤与免疫疾病临床医学研究中心以国内外成人皮肌炎诊断和治疗的相关文献和专家建议作为依据，制定了《成人皮肌炎诊疗中国专家共识（2022 年）》，该共识从皮肌炎的临床表现、诊断标准、治疗的各个方面展开介绍，同时就典型皮肌炎、临床无肌病性皮肌炎、皮肌炎合并系统受累、皮肌炎合并恶性肿瘤、皮肌炎合并妊娠、慢性复发型皮肌炎分别做了管理与治疗推荐，简易流程图见图 10.3。

（3）MDA5-DM 是一类以特征性皮疹和快速进展性间质性肺病为突出表现的 DM 亚型，对常规糖皮质激素及免疫抑制剂治疗反应差，预后差。因此 2023 年我国风湿病学、呼吸病学及皮肤病学专家，结合国内外的研究进展与我国患者的特点，制定了《抗黑色素瘤分化相关基因 5 抗体阳性皮肌炎诊疗中国专家共识（2023 版）》，该共识从流行病学、发病机制、临床特征、诊断和风险评估、防治策略等各方面进行了全面阐述，以期提高临床诊治水平，改善和提高此类患者的预后，其具体共识内容如下。

共识 1：MDA5-DM 的发病可能与遗传和环境因素有关，Ⅰ型干扰素系统、抗 MDA5 抗体 IgG 分子，以及多种免疫细胞可能共同参与发病机制。

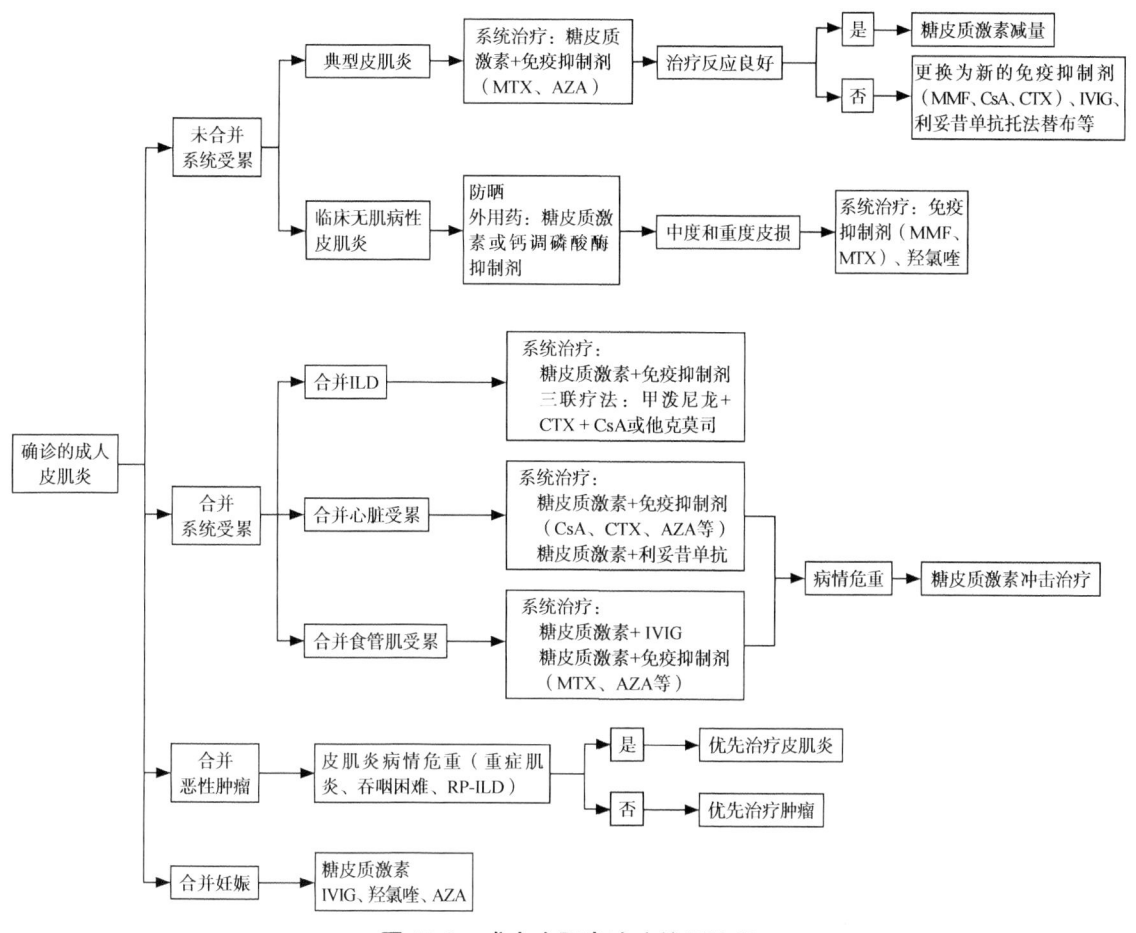

图 10.3 成人皮肌炎诊疗简易流程

共识 2：皮肤溃疡和 ILD，尤其 RP-ILD 是 MDA5-DM 突出的临床表现。重症 MDA5-DM 患者可出现自发性纵隔气肿。心脏受累尽管少见，但若出现可能导致严重预后不良。

共识 3：肺部感染是 MDA5-DM 常见的并发症，常在疾病早期出现，多为机会性感染（如真菌、PJP、CMV 等）和多重感染，且影响患者的预后。

共识 4：部分 MDA5-DM 无典型皮肌炎的皮疹（如 Gottron 征和 Heliotrope 征），以 RP-ILD 为主要临床表现，对这种无其他原因可解释的 RP-ILD，应筛查抗 MDA5 抗体，抗体阳性者应考虑诊断 MDA5-DM。

共识 5：MDA5-DM 具有异质性。外周血淋巴细胞计数是一种简单实用的分型工具。依据外周血淋巴细胞的数量，可将 MDA5-DM 分为淋巴细胞正常、轻度减少及重度减少 3 种不同亚型，不同亚型患者生存率有显著差异。

共识 6：目前尚无单一的生物学指标可以准确地判断 MDA5-DM 疾病的活动度及预后，建议综合使用抗 MDA5 抗体浓度、血清铁蛋白、外周血淋巴细胞计数、LDH 等监测 MDA5-DM 疾病变化及判断预后。

共识 7：MDA5-DM 的治疗缺乏高质量循证医学证据。不同患者的疾病进程、治疗反应和预后有明显不同，治疗策略应强调个体化。

共识 8：糖皮质激素是 MDA5-DM 的一线治疗药物，合并严重皮疹和（或）ILD 的患者通常需要糖皮质激素联合免疫抑制剂治疗。免疫抑制剂的选择尚无循证医学证据，钙调磷酸酶抑制剂近年临床应用较多。

共识 9：大剂量激素联合 1 种或 2 种免疫抑制剂治疗对 MDA5-DM 合并 RP-ILD 患者可能获益，但会增加患者机会性感染的风险。IVIG 对难治性 MDA5-DM 可能有效，且不增加感染的风险。

共识 10：小分子靶向药物（托法替布等）和生物制剂（利妥昔单抗、巴利昔单抗、托珠单抗、达雷妥尤单抗）越来越多地被应用到 MDA5-DM 患者的治疗中，但多数研究结论来自个案或单臂的非对照研究，需进一步 RCT 研究证实其疗效。

共识 11：MDA5-DM 患者合并感染，尤其是机会性感染的风险增高，在 MDA5-DM 的治疗中应重视感染的预防和治疗。推荐治疗初始即应用复方磺胺甲噁唑 – 甲氧苄啶预防 PJP 感染。

共识 12：血浆置换和抗纤维化治疗对 MDA5-DM 相关 ILD 的疗效尚不确定，有待进一步评价。终末期 ILD 可考虑肺移植。

共识 13：MDA5-DM 是皮肌炎中预后最差的一类亚型，患者的死亡常发生在疾病的早期，导致死亡的主要原因是 RP-ILD 和（或）合并感染引起的呼吸衰竭。

四、皮肌炎医疗质量控制指标制定

皮肌炎是一组异质性强的疾病，其临床表现多样，可累及不同脏器；不同亚型的皮肌炎其预后不同，治疗策略也不尽相同。目前我国皮肌炎诊治仍缺乏一套标准化的医疗质量控制指标，我们尝试参考皮肌炎诊治指南、专家共识及文献，构建一套标准化的皮肌炎医疗质量控制指标，协助并优化、加强风湿免疫科、其他科室医护人员及医疗保健相关人员对皮肌炎医疗质量的管理。

（一）皮肌炎诊断相关的医疗质量控制指标

1. 肌炎特异性抗体检测率

$$肌炎特异性抗体检测率 = \frac{单位时间内 DM 患者首次诊断时完成肌炎抗体检测的人数}{同期首次诊断 DM 患者人数} \times 100\%$$

临床意义：根据肌炎特异性抗体（MSA），皮肌炎可分成 6 个不同亚型，MSA 与独特的临床表型相关，不同亚型在肌肉受累、皮肤受累、ILD 和肿瘤发生情况等方面表现各不相同，预后不同。MSA 有助于在缺少肌肉活检及临床表现不典型的情况下进行辅助诊断，也有助于指导治疗和判断预后，所以有必要在诊断皮肌炎或疑似患者初次就诊住院时进行 MSA 检测，以协助诊断、判断预后、指导治疗。对首次诊断患者进行肌炎特异性抗体检测可协助 DM 的诊断，反映了皮肌炎诊断的规范性。

2. 肌酶谱检测率

$$肌酶谱检测率 = \frac{单位时间内 DM 患者首次诊断时完成肌酶谱检测的人数}{同期首次诊断 DM 患者人数} \times 100\%$$

临床意义：肌酸磷酸激酶（CK）、乳酸脱氢酶（LDH）、醛缩酶（ALD）、丙氨酸转氨酶（ALT）和天冬氨酸转氨酶（AST）在急性期升高，CK 和 ALD 特异性较高。CK 升高程度与肌肉损伤程度大致平行，损伤严重时 CK 可升高至正常上限的 50～100 倍。肌酶变化可反映疾病活动程度，且肌酶改变通常先于肌力改变 3～6 周。肌酶谱是皮肌炎诊断的重要依据，对首次诊断为皮肌炎或疑诊皮肌炎患者，尤其存在肌痛、肌无力症状，应进行肌酶谱检测判断有无肌肉损伤及其严重程度，这反映了 DM 诊断的规范性。

3. 肌电图检测率

$$肌电图检测率 = \frac{单位时间内 DM 患者首次诊断时完成肌电图检测的人数}{同期首次诊断 DM 患者人数} \times 100\%$$

临床意义：肌电图有助于诊断、评估病情及肌肉活检部位的选择。应选择疼痛和压痛明显的肌肉进行检查。DM 典型肌电图改变为时限短、小型的多相运动电位，出现纤颤电位和正尖波、插入性激惹和异常的高频放电等。

4. 肌肉活检完成率

$$肌肉活检完成率 = \frac{单位时间内 DM 患者首次诊断时完成肌肉活检的人数}{同期首次诊断 DM 患者人数} \times 100\%$$

临床意义：DM 的肌肉病理特点是炎症分布位于血管周围或在束间隔及其周围。浸润的炎性细胞以 B 细胞和 CD4+T 细胞为主。肌纤维表达 MHC Ⅰ分子明显上调。肌纤维损伤和坏死通常涉及部分肌束或束周而导致束周萎缩。束周萎缩是 DM 的特征性表现。对疑诊皮肌炎患者，尤其有肌痛肌无力、肌酶谱异常的患者，无典型皮肌炎皮疹或肌炎特异性抗体阳性时，肌肉病理是诊断的重要依据。对首次诊断皮肌炎的患者进行肌肉活检可协助判断肌肉损伤的病因、协助 DM 的诊断及鉴别诊断，反映了皮肌炎诊断的规范性。

5. 皮肤活检完成率

$$皮肤活检完成率 = \frac{单位时间内 DM 患者首次诊断时完成皮肤活检的人数}{同期首次诊断 DM 患者人数} \times 100\%$$

临床意义：典型皮肌炎皮肤活检可见表皮萎缩、界面皮炎、基底细胞液化变性及色素失禁；真皮基质中有黏蛋白沉积，血管及附属器周围可见少量淋巴细胞浸润。尤其当患者具有典型 DM 皮疹而 MSA 阴性时，皮肤活检有助于皮肌炎的诊断和鉴别诊断。

(二）皮肌炎评估相关的医疗质量控制指标

1. 肺部评估完成率

$$肺部评估完成率 = \frac{单位时间内 DM 患者首次诊断 1 周内完成胸部 HRCT 和（或）肺功能评估人数}{同期首次诊断 DM 患者人数} \times 100\%$$

临床意义：皮肌炎患者容易出现肺部累及，ILD 发生于 21%～74% 的患者，常表现为咳嗽、呼吸困难，甚至出现窘迫、低氧血症，肺部可闻及湿啰音，胸部影像学可见磨玻璃影、网状影、蜂窝影和实变影等。如 4 周内出现 ILD 相关临床表现、影像学表现的进行性加重，应考虑 RP-ILD。故对所有皮肌炎患者进行肺部评估，包括完善肺功能（含一氧化碳弥散功能）和肺部 HRCT 检查，以评估肺部受累情况，同时评估是否合并（RP-）ILD，这对皮肌炎患者治疗策略的选择及预后至关重要。

2. 肿瘤筛查完成率

$$肿瘤筛查完成率 = \frac{单位时间内 DM 患者首次诊断 1 个月内完成肿瘤筛查的人数}{同期首次诊断 DM 患者人数} \times 100\%$$

临床意义：约 1/3 的皮肌炎患者伴发恶性肿瘤，肿瘤可在皮肌炎诊断之前、之后或者同时发生，发病高峰期是皮肌炎诊断时和诊断后 1 年内，后续 5 年随访期间风险逐渐降低。高龄、皮肤坏死、吞咽困难及特定血清学抗体阳性可能是恶性肿瘤的高危因素，应结合皮肌炎患者的年龄、症状、MSA 等评估伴发恶性肿瘤的风险，筛查的方法包括体检、血尿便常规、肿瘤标志物（前列腺特异性抗原、糖类抗原 12-5、糖类抗原 19-9 等）、影像学检查（乳腺钼靶 X 线摄片、盆腔超声、胸腹盆 CT/MRI、PET/CT 等）、细胞学检查（宫颈脱落细胞涂片）、鼻咽喉镜和胃肠镜等。不同亚型的皮肌炎患者可选择不同的肿瘤筛查项目，但是抗 TIF1-γ 抗体和抗 NXP2 抗体阳性的皮肌炎患者应尽量完成全套的肿瘤筛查项目，且确诊后 5 年内每年筛查 1 次。

3. 心脏评估完成率

$$心脏评估完成率 = \frac{单位时间内 DM 患者首次诊断 1 周内心脏评估完成人数}{同期首次诊断 DM 患者人数} \times 100\%$$

临床意义：约 70% 的 DM 患者可出现心脏受累的亚临床表现，如心电图检查可发现心律失常或心脏传导阻滞。也可出现充血性心力衰竭和心包填塞等严重表现。IIM 患者患冠心病的风险是非 IIM 患者的 2.24 倍。因此对所有 DM 首次诊断患者应对心脏受累情况进行评估，如心电图、超声心动图检查，若怀疑心脏受累，可进一步行 24 小时动态心电图、心脏 MRI 等检查，并监测心肌酶与肌钙蛋白水平。

4. 徒手肌力检查评估率

$$徒手肌力检查评估率 = \frac{单位时间内 DM 患者首次诊断时完成徒手肌力检查人数}{同期首次诊断 DM 患者人数} \times 100\%$$

临床意义：肌力检查是评估皮肌炎疾病活动性和损害的核心指标之一，对患者的疾病诊断和活动监测具有重要意义。MMT-8 是对颈屈肌、腕伸肌、踝背屈肌、三角肌、肱二头肌、臀大肌、臀中肌和股四头肌 8 个肌力群的肌力测试，每组肌群为 0～10 分，总分为 0～80 分，通常检测右侧肌肉。MMT-8 被认为是广泛用于成人患者的肌力评估工具，其有助于协助肌力评估及疾病疗效评估。

5. 吞咽功能评估率

$$吞咽功能评估率 = \frac{单位时间内 DM 患者首次诊断时完成吞咽功能评估的人数}{同期首次诊断 DM 患者人数} \times 100\%$$

临床意义：吞咽功能评估有助于识别吞咽障碍患者，以进一步检查并及早进行干预治疗。吞咽功能评估包括仪器评估和临床评估。仪器评估主要包括吞咽造影检查、表面肌电检查、CT 和 MRI 等，其中吞咽造影检查是吞咽功能评估的金标准。临床评估包括吞咽困难的初步筛查和吞咽困难程度评定。简单的测量方法是可使用洼田饮水试验（water swallow test, WST）来快速评估患者的吞咽功能，让患者保持端坐，先喝 2～3 茶匙水，若无问题再喝下 30 mL 温开水，观察饮水次数及呛咳情况。对 DM 患者都应进行吞咽功能评估，如存在吞咽困难者需尽早进行临床干预。

（三）皮肌炎治疗相关的医疗质量控制指标

1. 糖皮质激素规范使用率

$$糖皮质激素规范使用率 = \frac{单位时间内 DM 患者规范使用糖皮质激素的人数}{同期 DM 患者使用糖皮质激素人数} \times 100\%$$

临床意义：目前糖皮质激素仍是皮肌炎一线初始治疗手段，尤其对于出现持续肌无力和 ILD 的患者。初始剂量一般为泼尼松 1～2 mg/（kg·d）（最大剂量不超过 80 mg/d），持续 4～6 周后减量，当疾病快速进展或伴有呼吸衰竭时，静脉使用甲泼尼龙 500～1000 mg，连续 3 天，可迅速改善患者病情。后根据病情对治疗药物逐步减量，减至最低维持剂量后，通常维持 2 年或以上，以减少复发。规范合理使用糖皮质激素反映了皮肌炎治疗的规范性。

2. 免疫抑制剂规范使用率

$$免疫抑制剂规范使用率 = \frac{单位时间内 DM 患者规范使用免疫抑制剂的人数}{同期 DM 患者使用免疫抑制剂人数} \times 100\%$$

临床意义：应使用改善病情的抗风湿药物治疗皮肌炎，以达到临床缓解和减少类固醇负担。治疗 DM 常用的免疫抑制剂包括 MTX、AZA、CsA、TAC、MMF 及 CTX 等。MTX 和 AZA 一般用于轻症患者，对于改善患者的皮疹及肌无力症状有帮助。CsA、TAC、MMF 及 CTX 主要用于中重度及难治性患者的治疗。不同 MDA5-DM 疾病进展其预后也不尽相同，目前尚缺乏高质量的 RCT 研究比较不同免疫抑制剂对 MDA5-DM 的疗效。近年来临床较多使用糖皮质激素联合钙调磷酸酶抑制剂治疗 MDA5-DM 相关 ILD。合理使用免疫抑制剂反映了皮肌炎治疗的规范性。

3. 静脉注射免疫球蛋白规范使用率

$$静脉注射免疫球蛋白规范使用率 = \frac{单位时间内 DM 患者规范使用静脉丙种球蛋白的人数}{同期 DM 患者使用静脉丙种球蛋白人数} \times 100\%$$

临床意义：对于复发性和难治性 DM 患者可考虑加用 IVIG。常规的治疗剂量为 0.4 g/（kg·d），每月用 5 天，连续用 3～6 个月以维持疗效。合理使用静脉注射免疫球蛋白反映了皮肌炎治疗的规范性。

4. 生物制剂规范使用率

$$生物制剂规范使用率 = \frac{单位时间内 DM 患者规范使用生物制剂的人数}{同期 DM 患者使用生物制剂人数} \times 100\%$$

临床意义：对激素、免疫抑制剂和 IVIG 反应不佳的典型患者，推荐生物制剂作为三线治疗。目前用于治疗 DM 生物制剂有靶向 B 细胞、TNF-α 抑制剂、CTLA-4、IL-6R 拮抗剂和 JAK 抑制剂等。当 MDA5-DM 患者合并 RP-ILD 时可考虑激素、免疫抑制剂基础上联用 JAK 抑制剂或使用利妥昔单抗、IL-6R 抑制剂等生物制剂治疗。合理使用生物制剂反映了皮肌炎治疗的规范性。

5. MDA5-DM 患者 SMZ-TMP 使用率

$$MDA5\text{-}DM 患者 SMZ\text{-}TMP 使用率 = \frac{单位时间内 MDA5\text{-}DM 患者使用 SMZ\text{-}TMP 的人数}{同期 MDA5\text{-}DM 患者人数} \times 100\%$$

临床意义：专家共识中提出 MDA5-DM 患者合并感染，尤其是机会性感染的风险增高，在此类患者治疗中应重视感染的预防和治疗，尤其容易合并 ILD 患者，因此推荐治疗初期即应用磺胺甲噁唑-甲氧苄啶（SMZ-TMP）预防 PJP 感染。

6. 骨质疏松防治率

$$骨质疏松防治率 = \frac{单位时间内 DM 患者进行骨质疏松相关检测及防治的人数}{同期 DM 患者人数} \times 100\%$$

临床意义：反映对 DM 患者药物相关不良反应的防治及全程管理能力。糖皮质激素治疗可致骨质减少和骨质疏松，应监测患者基线骨密度和维生素 D 水平，评估骨质疏松症的危险因素（年龄、性别、使用类固醇情况、吸烟、低维生素 D、低 BMI、家族史），并评估骨折风险（高、中、低），从而为高危患者提供骨质疏松症的预防性治疗。

（四）皮肌炎随访相关的医疗质量控制指标

1. 健康宣教率

$$健康宣教率 = \frac{单位时间内对DM首诊患者完成健康宣教的人数}{同期DM首诊患者人数} \times 100\%$$

临床意义：向患者详细介绍疾病的基本知识，如疾病的定义、病因、常见症状、分类等，可以提高患者对疾病的认知。通过宣教帮助患者理解治疗方案，如药物治疗、免疫抑制剂、生物制剂等的治疗作用和副作用，从而使患者更加配合治疗，提高服药依从性。宣教还能帮助患者制订个性化的康复计划，包括饮食调理、运动锻炼、心理调适等，以促进患者疾病康复，提高生活质量。通过对患者进行健康宣教，可提高患者对疾病的知晓率和治疗的认可度，提高服药依从性，从而加强对DM患者的全程管理。

2. 随访完成率

$$随访完成率 = \frac{单位时间内完成随访的DM患者数}{同期DM患者人数} \times 100\%$$

临床意义：①诱导缓解期治疗的患者中，至少每月进行1次随访；维持稳定期治疗时间>12个月的患者中，至少每3~6个月进行1次随访。②DM-ILD患者每3~6个月完成肺部HRCT、肺功能检查。

对皮肌炎患者进行规范随访，是疾病管理的重要部分，有助于了解患者病情变化、评价药物疗效及副作用，对于疗效不佳或因副作用不能耐受的患者可及时更改治疗方案。DM合并ILD时定期复查肺部影像学及肺功能检查有助于医护人员了解肺部病变变化情况，如出现RP-ILD时需进行治疗药物的升级或联用方案以改善患者预后。

（五）皮肌炎医疗质量控制指标确认表单（表10.4）

表10.4 皮肌炎医疗质量控制指标确认表单

项目	医疗质量控制指标	确认（√或×）
诊断	1.如果是疑诊皮肌炎患者，应在接诊后完成肌炎特异性抗体谱（肌炎特异性抗体）的检测	
	2.如果是疑诊皮肌炎患者，尤其存在肌痛、肌无力症状，应进行肌酶谱检测判断有无肌肉损伤及其严重程度	
	3.如果是疑诊皮肌炎患者，尤其有肌痛、肌无力、肌酶谱异常的患者，无典型皮肌炎、皮疹或肌炎特异性抗体阳性时，应进行肌肉活检以明确诊断	
	4.如果是疑诊皮肌炎患者，尤其有肌痛肌无力、肌酶谱异常的患者，应进行肌电图检查有助于诊断、评估病情及肌肉活检部位的选择	
	5.如果是疑诊皮肌炎患者，尤其皮疹不典型者，应进行皮肤活检以明确诊断	

续表

项目	医疗质量控制指标	确认（√或×）
评估	6. 对所有皮肌炎首次诊断患者进行肺部评估，包括完善肺功能（含一氧化氮弥散功能）和肺部 HRCT 检查，以评估肺部受累情况	
	7. 对皮肌炎首次诊断患者应全面筛查肿瘤，包括体检、血尿便常规、肿瘤标志物（前列腺特异性抗原、糖类抗原 12-5、糖类抗原 19-9 等）、影像学检查（乳腺钼靶 X 线摄片、盆腔超声、胸腹盆 CT/MRI、PET/CT 等）、细胞学检查（宫颈脱落细胞涂片）、鼻咽喉镜和胃肠镜等。尤其抗 TIF1-γ 抗体和抗 NXP2 抗体阳性 DM 患者，应尽量完成全套的肿瘤筛查项目	
	8. 对皮肌炎首次诊断患者应对心脏受累情况进行评估，如心电图、超声心动图检查，若怀疑心脏受累，可进一步行 24 小时动态心电图、心脏 MRI 等检查，并监测心肌酶与肌钙蛋白水平	
	9. 对皮肌炎首次诊断患者应进行徒手肌力检查，有助于协助肌力评估及疾病疗效评估	
	10. 对皮肌炎首次诊断患者应进行吞咽功能评估，有助于识别吞咽困难者进一步行干预治疗	
治疗	11. 规范使用糖皮质激素：初始剂量为泼尼松 1～2 mg/(kg·d) 或等效剂量的其他糖皮质激素，重症患者可予甲基泼尼松龙每天 500～1000 mg，静脉滴注，连用 3 天。糖皮质激素减量遵循个体化原则	
	12. 规范使用免疫抑制剂：MTX 和 AZA 一般用于轻症患者，对于改善患者的皮疹及肌无力有帮助。CsA、TAC、MMF 及 CTX 主要用于中重度及难治性患者的治疗	
	13. 规范静脉注射免疫球蛋白：对于复发性和难治性 DM 患者可考虑加用 IVIG。常规的治疗剂量为 0.4 g/(kg·d)，每月用 5 天，连续用 3～6 个月以维持疗效	
	14. 规范使用生物制剂：对激素、免疫抑制剂和 IVIG 反应不佳的典型患者，推荐生物制剂作为三线药物治疗	
	15. PJP 预防感染率：对于 MDA5-DM 患者，治疗初始即应用 SMZ-TMP 预防 PJP 感染	
	16. 骨质疏松防治：监测患者基线骨密度和维生素 D 水平，评估骨质疏松症的危险因素（年龄、性别、使用类固醇情况、吸烟、低维生素 D、低 BMI、家族史），并评估骨折风险（高、中、低）。为高危患者提供骨质疏松症的预防性治疗	
随访	17. 对 DM 患者进行健康宣教，包括疾病相关知识、康复训练等	
	18. 规律随访：①诱导缓解期治疗的患者中，至少每月进行 1 次随访。维持稳定期治疗时间＞12 个月的患者中，至少每 3～6 个月进行 1 次随访。② DM-ILD 患者每 3～6 个月完成肺部 HRCT、肺功能检查	

参考文献

[1] BOHAN A, PETER J B. Polymyositis and dermatomyositis（first of two parts）. N Engl J Med, 1975, 292（7）: 344-347.

[2] BOHAN A, PETER J B. Polymyositis and dermatomyositis（second of two parts）. N Engl J Med, 1975, 292（8）: 403-407.

[3] LUNDBERG I E, TJÄRNLUND A, BOTTAI M, et al. 2017 European league against rheumatism/American college of rheumatology classification criteria for adult and juvenile idiopathic inflammatory myopathies and their major subgroups. Ann Rheum Dis, 2017, 69（12）: 2271-2282.

[4] MAMMEN A L, ALLENBACH Y, STENZEL W, et al. 239th ENMC International Workshop: classification of dermatomyositis, amsterdam, the netherlands, 14-16 december 2018. Neuromuscul Disord, 2020, 30（1）: 70-92.

[5] 中华医学会风湿病学分会. 多发性肌炎和皮肌炎诊断及治疗指南. 中华风湿病学杂志. 2010, 14（12）: 828-831.

[6] 中国医疗保健国际交流促进会皮肤科分会, 国家皮肤与免疫疾病临床医学研究中心. 成人皮肌炎诊疗中国专家共识（2022年）. 中华皮肤科杂志, 2022, 55（11）: 939-948.

[7] WALDMAN R, DEWANE M E, LU J. Dermatomyositis: diagnosis and treatment. J Am Acad Dermatol, 2020, 82（2）: 283-296.

[8] ODDIS C V, AGGARWAL R. Treatment in myositis. Nat Rev Rheumatol, 2018, 14（5）: 279-289.

[9] ODDIS C V, REED A M, AGGARWAL R, et al. Rituximab in the treatment of refractory adult and juveniledermatomyositis and adult polymyositis: a randomized, placebophase trial. Arthritis Rheum, 2013, 65（2）: 314-324.

[10] 王国春, 王迁, 卢昕. 特发性炎性肌病诊疗规范//中华医学会风湿病学分会. 风湿病诊疗规范（2021）. [2022-05-05]. https://mp.weixin.qq.com/s/xkrG_INWn-vlVlM1lj_VtQ.

[11] 杨阚波, 卢昕, 王国春, 等. 抗黑色素瘤分化相关基因5抗体阳性皮肌炎诊疗中国专家共识（2023版）. 中日友好医院学报, 2024, 38（1）: 5-14.

[12] 陈梦雅, 郑捷, 曹华, 等. 皮肌炎皮损评分方法的临床应用. 中华皮肤科杂志, 2017, 50（1）: 70-72.

[13] 任晓波, 南方, 田梓蓉, 等. 吞咽训练对头颈肿瘤放疗后患者吞咽功能及生活质量影响的Meta分析. 中华现代护理杂志, 2022, 28（29）: 4038-4045.

（黄华）

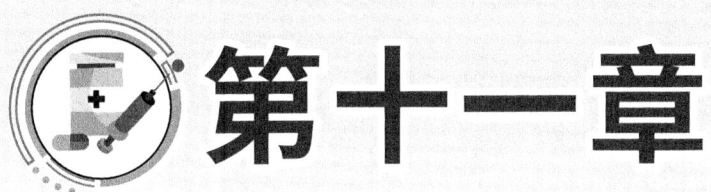

第十一章

ANCA 相关性血管炎的医疗质量控制

一、概述

抗中性粒细胞胞质抗体（antineutrophil cytoplasmic antibody，ANCA）相关性血管炎（ANCA associated vasculitis，AAV）是一组以小血管免疫坏死性炎症为特征的系统性疾病，主要累及小血管（小动脉、微小动脉、微小静脉和毛细血管）。经典的 AAV 包括肉芽肿性多血管炎（granulomatosis with polyangitis，GPA）、显微镜下多血管炎（microscopic polyangitis，MPA）和嗜酸性肉芽肿性多血管炎（eosinophilic gulomatosis with polyangitis，EGPA）。

AAV 可累及多个器官系统，如肾脏、肺、上呼吸道、皮肤、眼睛和周围神经等。该病的发病原因复杂，与环境因素、遗传因素及细菌感染等密切相关。AAV 通常存在针对中性粒细胞蛋白酶 3（proteinase 3，PR3）或髓过氧化物酶（myeloperoxidase，MPO）的 ANCA 抗体。这些抗体可以激活中性粒细胞和补体系统，导致血管壁出现炎症和损伤。AAV 一旦被确诊，应尽快开始治疗。治疗分为诱导缓解和维持缓解两个阶段。糖皮质激素是治疗 AAV 的核心药物，免疫抑制剂（如环磷酰胺、吗替麦考酚酯等）也常用于联合治疗。生物制剂利妥昔单抗是治疗复发性 AAV 的首选。

AAV 死亡率约为一般人群的 2.3 倍，但通过早期诊断和积极有效治疗，大多数患者可以缓解症状、控制病情。该病发病率低，诊治方式较为复杂，各地区诊治水平不一，故规范化的 AAV 诊治对改善患者预后、避免造成不可逆的脏器损害有重要意义。

二、诊断的分类标准与治疗演变

（一）分类标准的演变

AAV 的诊断标准随着医学研究和临床实践的发展不断演变。在早期，AAV 的诊断主要依赖于临床表现和有限的实验室检查。1990 年，美国风湿病学会（ACR）提出了针对 GPA 和 EGPA 的分类标准。这些标准主要基于临床表现和实验室检查，如鼻炎或口腔炎症、胸部 X 线片异常、尿沉渣异常等。当时并未将 MPA 单独列出，因此既往 MPA 大多归属为结节性多动脉炎，极少数归属于 GPA（表 11.1、表 11.2）。

表 11.1　1990 年 ACR 肉芽肿性多血管炎分类标准

标准	定义
鼻炎或口腔炎症	疼痛/无痛性口腔溃疡或脓性/血性鼻腔分泌物
胸部 X 线异常	结节、浸润或空洞性病变
尿沉渣异常	血尿（红细胞 > 5 个/高倍视野）或红细胞管型
活检提示肉芽肿性炎症	动脉壁、血管周围或血管外区域的肉芽肿性炎症

注：当满足4条标准中的2条或2条以上时，可以考虑诊断肉芽肿性多血管炎。其敏感性和特异性分别为88.2%和92.0%。

表 11.2　1990 年 ACR 嗜酸性肉芽肿性多血管炎分类标准

标准	定义
哮喘	呼气时有喘鸣或弥漫性啰音病史
嗜酸性粒细胞增多症	在白细胞分类计数中嗜酸性粒细胞 > 10%
过敏史	季节性过敏史（如过敏性鼻炎）或其他过敏史，包括食物过敏、接触过敏原及其他过敏物（药物过敏除外）
单发性神经病变或多发性神经病变	由全身性脉管炎引起的多发性单神经病或多发性神经病（手套袜套样分布）
非固定的肺部浸润	X 线显示由系统性血管炎引起的游走特性或短暂性肺浸润（不包括固定性浸润）
鼻旁窦异常	急性或慢性鼻旁窦疼痛或压痛或鼻旁窦影像不透明的病史
血管外嗜酸性粒细胞	动脉、小动脉或小静脉活检，显示血管外区域的嗜酸性粒细胞浸润

注：符合 ≥ 4个标准，即可诊断为EGPA。

随着医学研究的深入，Chapel Hill 共识会议在 2012 年更新了血管炎的分类方法，将小血管炎进一步分为 ANCA 相关性和免疫复合物型。这一分类方法首次将 ANCA 用于定义血管炎，提高了 AAV 分类的准确性和科学性。同时，该分类方法还强调了组织病理学检查在 AAV 诊断中的重要性。

随着对 AAV 发病机制研究的深入和诊疗技术的进步，2022 年 EULAR/ACR 联合发布了新的血管炎分类标准。这一标准在保留原有分类方法的基础上，增加了更为精确的肺部 CT 表现、肾活检表现等影像学检查手段，提高了诊断的准确性和特异性。同时，该标准还引入了评分系统，通过综合评估患者的临床表现、影像学检查、病理学检查和血清学检查等多个方面来进行诊断（表 11.3 ~ 表 11.5）。

表 11.3　2022 年 EULAR/ACR 肉芽肿性多血管炎分类标准

分类	项目	评分（分）
临床标准	鼻腔出血、溃疡、结痂、充血或堵塞，或鼻中隔缺损/穿孔	+3
	软骨受累（耳或鼻软骨炎症、声音嘶哑或喘鸣、支气管受累或鞍鼻畸形）	+2
	传导性或感音神经性听力受损	+1
实验室、影像学和活检标准	细胞质抗中性粒细胞胞质抗体（c-ANCA）或抗蛋白酶 3 抗体（抗 PR3）阳性	+5
	胸部影像学检查示肺结节、包块或空洞	+2
	活检可见肉芽肿、血管外肉芽肿性炎症或巨细胞	+2
	影像学检查示鼻腔/鼻窦炎症、实变或积液，或乳突炎	+1
	活检可见寡免疫复合物肾小球肾炎	+1
	核周抗中性粒细胞胞质抗体（p-ANCA）或抗髓过氧化物酶抗体（抗 MPO）阳性	-1
	血清嗜酸性粒细胞计数 $\geq 1 \times 10^9$/L	-4
确诊标准	上述 10 项条目，得分 ≥ 5 分可诊断为 GPA。该标准敏感性为 92%、特异性为 94%	

表 11.4　2022 年 EULAR/ACR 显微镜下多血管炎分类标准

分类	项目	评分（分）
临床标准	鼻腔出血、溃疡、结痂、充血或堵塞，或鼻中隔缺损/穿孔	-3
实验室、影像学和活检标准	核周抗中性粒细胞胞质抗体（p-ANCA）或抗髓过氧化物酶抗体（抗 MPO）阳性	+6
	胸部影像学检查示纤维化或间质性肺病	+3
	活检可见寡免疫复合物肾小球肾炎	+3
	细胞质抗中性粒细胞胞质抗体（c-ANCA）或抗蛋白酶 3 抗体（抗 PR3）阳性	-1
	血清嗜酸性粒细胞计数 $\geq 1 \times 10^9$/L	-4
确诊标准	上述 6 项条目，得分 ≥ 5 分可确诊为 MPA。该标准敏感性为 91%、特异性为 94%	

表 11.5　2022 年 EULAR/ACR 嗜酸性肉芽肿性多血管炎分类标准

分类	内容	评分（分）
临床标准	鼻腔出血、溃疡、结痂、充血或堵塞，或鼻中隔缺损/穿孔	-3
实验室、影像学和活检标准	核周抗中性粒细胞胞质抗体（p-ANCA）或抗髓过氧化物酶抗体（抗MPO）阳性	+6
	胸部影像学检查示纤维化或间质性肺病	+3
	活检可见寡免疫复合物肾小球肾炎	+3
	细胞质抗中性粒细胞胞质抗体（c-ANCA）或抗蛋白酶 3 抗体（抗PR3）阳性	-1
	血清嗜酸性粒细胞计数 $\geq 1 \times 10^9$/L	-4
确诊标准	上述 6 项条目，得分 ≥ 5 分可确诊为 EGPA。该标准敏感性为 91%、特异性为 94%	

（二）治疗的演变

1.ANCA 相关性血管炎的诱导缓解治疗

对于 GPA/MPA 的诱导治疗，ACR、EULAR、改善全球肾脏病预后组织（Kidney Disease：Improving Global Outcomes，KDIGO）等多个指南均推荐糖皮质激素联合免疫抑制剂作为新发或复发 AAV 的初始治疗，根据疾病的严重程度、发生时间、AAV 亚型进行分层，个体化制定诱导缓解和维持缓解的治疗方案。

（1）GPA/MPA 的诱导缓解治疗：目前各指南中，应用大剂量静脉糖皮质激素联合环磷酰胺或利妥昔单抗诱导重度活动性 GPA/MPA 已达成共识，但需警惕感染风险。

1）糖皮质激素：2016 年及以前的 ACR、EULAR 等各大指南均推荐糖皮质激素在诱导缓解期的起始剂量为 50～75 mg/d，4～5 个月时逐步减量至 5 mg/d。对于伴有快速进行性肾炎或肺泡出血的 AAV 患者，建议行糖皮质激素冲击治疗（甲泼尼龙 500～1000 mg/d，连续 3 天）。序贯口服糖皮质激素 1 mg/（kg·d）的剂量开始不超过 60～80 mg/d，持续 2～4 周后按照标准治疗方案逐渐减量。2022 年 EULAR/ACR 指南采用 PEXIVAS 研究中的糖皮质激素减量方案（表 11.6）。该方案与标准治疗剂量组之间的疗效没有差异，且严重感染率下降。

表 11.6　两种糖皮质激素治疗剂量方案

时间（周）	标准剂量方案（mg）			减量方案（mg）		
	< 50 kg	50～75 kg	> 75 kg	< 50 kg	50～75 kg	> 75 kg
0	冲击	冲击	冲击	冲击	冲击	冲击
1	50	60	75	50	60	75
2	50	60	75	25	30	40
3～4	40	50	60	20	25	30

续表

时间（周）	标准剂量方案（mg）			减量方案（mg）		
	< 50 kg	50 ~ 75 kg	> 75 kg	< 50 kg	50 ~ 75 kg	> 75 kg
5 ~ 6	30	40	50	15	20	25
7 ~ 8	25	30	40	12.5	15	20
9 ~ 10	20	25	30	10	12.5	15
11 ~ 12	15	20	25	7.5	10	12.5
13 ~ 14	12.5	15	20	6	7.5	10
15 ~ 16	10	10	15	5	5	7.5
17 ~ 18	10	10	15	5	5	7.5
19 ~ 20	7.5	7.5	10	5	5	5
21 ~ 22	7.5	7.5	7.5	5	5	5
23 ~ 52	5	5	5	5	5	5
> 52	个体化治疗			个体化治疗		

2）环磷酰胺：环磷酰胺在针对具有器官和危及生命表现的 AAV 患者诱导缓解治疗中具有重要地位。环磷酰胺可口服或静脉注射。《KDIGO 2024 ANCA 相关性血管炎管理临床实践指南》提出，对于 eGFR 显著降低或快速下降的患者，如血清肌酐（Serum creatinine, Scr）> 4 mg/dL（> 354 μmol/L），因支持利妥昔单抗和糖皮质激素的数据有限，可考虑使用环磷酰胺联合糖皮质激素，或者使用利妥昔单抗联合环磷酰胺。但环磷酰胺的药物毒性不容忽视，如骨髓抑制、性腺抑制、出血性膀胱炎等。

3）利妥昔单抗：利妥昔单抗是一种靶向 CD20 的单克隆抗体，通过与 B 细胞表面的 CD20 抗原结合，导致 B 细胞的溶解和凋亡，从而减少产生 ANCA 的 B 细胞和浆母细胞，达到治疗 AAV 的目的。2001 年首次报道使用利妥昔单抗（RTX）（一种靶向 CD20+ 细胞的嵌合单克隆抗体）成功治疗 AAV。2011 年，美国食品药品管理局（Food and Drug Administration, FDA）批准 RTX［375 mg/（m^2·w），静脉注射，连续 4 周］联用糖皮质激素治疗 GPA/MPA。近期发布的 RTX 治疗 EGPA 的系统综述中提到，在新发和复发性 EGPA 患者中，RTX 的诱导缓解治疗均有效，ANCA 阳性的 EGPA 患者获益可能更大。

4）Avacopan：Avacopan 是一种抑制 C5a 受体（C5aR1）的小分子药物，2021 年被 FDA 批准作为 AAV 诱导缓解的辅助疗法。《KDIGO 2024 ANCA 相关性血管炎管理临床实践指南》中，Avacopan 被推荐作为糖皮质激素的替代品，特别是在糖皮质激素毒性风险增加的患者中。在维持治疗期，Avacopan 作为辅助治疗可帮助减少糖皮质激素的用量和改善患者预后。

5）血浆置换：血浆置换是通过去除患者血液中的自身抗体和致敏红细胞等致病因子，减轻炎症反应，调节机体的免疫应答，降低自身免疫反应对机体的损伤。该方案通过清除致病性循环免疫复合物，减少抗原 – 抗体复合物的形成及释放，从而抑制炎症过程。血浆置换在 AAV 治疗中的作用仍存在争议。20 世纪 90 年代，AAV 被认为是一种致死性疾病，治疗手段有限。血浆置换作为一种血液净化技术，开始被尝试用于 AAV 的治疗，尤其是对于伴有重要器官受累的患者。在 2022 年英国医学杂志（British Medical Journal）发表的指南中，血浆置换应用于中高 / 高风险发展为终末期肾病或需要透析的 AAV 患者，以及孤立性肺出血的 AAV 患者。《KDIGO 2024 ANCA 相关性血管炎管理临床实践指南》中提出，一旦出现快速进展性肾小球肾炎、血清肌酐 ≥ 300 μmol/L，以及 AAV 和抗肾小球基底膜重叠综合征的患者，应考虑血浆置换。血浆置换也可用于严重弥漫性肺泡出血的治疗，但不作常规推荐。

6）传统 DMARDs：甲氨蝶呤和吗替麦考酚酯可以作为非重症 AAV 患者的治疗选择。如不伴有骨破坏的鼻腔和副鼻窦疾病、鼻软骨塌陷或嗅觉丧失或耳聋、骨骼肌受累者，不伴有溃疡的皮肤病变以及不伴有空洞的肺部结节者，伴有肺部浸润影但不伴有咯血者，可以使用足量糖皮质激素联合甲氨蝶呤 10 ~ 15 mg/w 或吗替麦考酚酯 2 g/d 诱导缓解，但相对复发率较高，尤其是 PR3-ANCA 阳性的患者。对于慢性肾脏病患者，应减少甲氨蝶呤药物剂量。对于 eGFR 小于或等于 30 mL/（min·1.73 m²）的患者，甲氨蝶呤毒性风险增加，不建议使用。

（2）EGPA 的诱导缓解治疗：糖皮质激素一直是 EGPA 治疗的首选药物。传统免疫抑制剂主要包括环磷酰胺、硫唑嘌呤、甲氨蝶呤等。自 2017 年美泊利单抗（一种人源化的 IL-5 单克隆抗体，400 mg 皮下注射，每 4 周 1 次）成为首个获 FDA 批准用于治疗 EGPA 的生物制剂以来，生物制剂在 EGPA 治疗中的地位逐渐提升。

2023 年在 Nature Reviews Rheumatology 中发布的《EGPA 诊断和治疗循证指南》指出，对于新发或复发性 EGPA 患者，如疾病危及器官或生命，建议使用大剂量糖皮质激素联用环磷酰胺进行诱导缓解，大剂量糖皮质激素联用利妥昔单抗可作为替代方案。对于新发或复发性非重症 EGPA 的诱导缓解，建议使用糖皮质激素治疗。对于复发性或难治性非重症 EGPA，推荐美泊利单抗诱导缓解。Avacopan 是诱导缓解的重要辅助药物，有助于缩短糖皮质激素暴露的时间。

2.ANCA 相关性血管炎的维持缓解治疗

（1）GPA/MPA 的维持缓解治疗：由于 AAV 易复发，故对于新发 GPA/MPA 患者，不同指南推荐在诱导缓解后进行 24 ~ 48 个月的维持缓解治疗；复发或复发风险较高患者的维持治疗时间应更长。对于减停药物的患者，也需要进行密切监测。

自 2021 年以来，美国风湿病学会（ACR）/ 血管炎基金会（Vasculitis Foundation，VF）和 EULAR 发布的指南建议使用利妥昔单抗作为维持缓解的一线药物。若诱导缓解治疗使用的是利妥昔单抗或环磷酰胺，则维持缓解治疗使用利妥昔单抗。《KDIGO 2024 ANCA 相关性血管炎管理临床实践指南》建议利妥昔单抗的成人剂量为 500 mg/ 次，每 6 个月 1 次；或 1 g/ 次，每 4 个月 1 次。

如果患者不可使用利妥昔单抗，硫唑嘌呤则是维持缓解的二线治疗方法。特别是对备孕期或妊娠期的 AAV 患者更有优势。

甲氨蝶呤、吗替麦考酚酯或来氟米特也可作为硫唑嘌呤不耐受患者的替代药物。甲氨蝶呤（20～25 mg/w）对肾功能正常的患者来说是一种有效的维持缓解方案；来氟米特（20～30 mg/d）在维持缓解方面可能比甲氨蝶呤更有效，但是副作用更多。

对于持续进行透析且没有任何肾外疾病表现的 AAV 患者，《KDIGO 2024 ANCA 相关性血管炎管理临床实践指南》建议可考虑在 3 个月后停止免疫抑制剂治疗。

（2）EGPA 的维持缓解治疗：2022 年 EULAR 联合欧洲肾脏病协会 – 欧洲透析和移植协会（European Renal Association–European Dialysis and Transplantation Association，ERA-EDTA）指南推荐，对于危及器官或生命的 EGPA 患者，可考虑选用甲氨蝶呤、硫唑嘌呤、美泊利珠单抗或利妥昔单抗进行维持治疗。对于复发时未危及器官或生命的 EGPA 患者，建议使用美泊利珠单抗进行维持治疗。

三、国内外ANCA相关性血管炎诊疗管理指南解读

（一）国外 ANCA 相关性血管炎诊疗管理指南解读

2023 年 3 月 Ann Rheum Dis 杂志在线发表了 2022 年 ANCA 相关性血管炎的管理建议更新（EULAR），这是自 2016 年以来 EULAR 对 AAV 的首次更新。其共制定了 4 项总体原则和 17 条建议。

4 项总体原则中提到 AAV 患者的全面管理需基于患者与医师的共同决策，加强患者教育，定期筛查不良反应和合并症，并建议采取预防措施；同时，推荐采用多学科协作诊疗管理模式。

在 17 条推荐建议中，对于新诊断和疑似复发的患者，建议活检诊断，推荐使用高质量的 PR3-ANCA 和 MPO-ANCA 进行检测。

治疗危及生命的新发或复发 GPA/MPA，推荐糖皮质激素联合利妥昔单抗或环磷酰胺。治疗非危及生命的 GPA/MPA，推荐糖皮质激素联合利妥昔单抗或甲氨蝶呤/霉酚酸酯。复发性 AAV 首选利妥昔单抗。Avacopan 联合利妥昔单抗或环磷酰胺可减少糖皮质激素的使用。对于活动性肾小球肾炎导致血清肌酐＞300 μmol/L 的患者，可考虑进行血浆置换，但血浆置换不推荐常规用于 GPA 和 MPA 患者的肺泡出血。疾病缓解后可使用利妥昔单抗维持，利妥昔单抗按一定剂量定期给药，而非参考 ANCA 滴度/CD19+B 细胞计数来制定新剂量。

治疗危及生命的新发或复发性 EGPA 诱导缓解期推荐大剂量糖皮质激素联合环磷酰胺或利妥昔单抗。治疗非危及生命的新发或复发性 EGPA 推荐糖皮质激素治疗。对于无活动性的危及器官或危及生命的疾病的复发性或难治性 EGPA 患者的诱导缓解，建议使用美泊利单抗。维持期根据病情选择甲氨蝶呤、硫唑嘌呤、美泊利单抗或利妥昔单抗。

接受利妥昔单抗治疗的 AAV 患者在治疗前需检测血清免疫球蛋白水平。对于接受利妥昔单抗、环磷酰胺和（或）大剂量糖皮质激素治疗的患者，建议使用磺胺甲噁唑 – 甲氧苄啶预防肺孢子菌肺炎和其他感染。

（二）国内 AAV 诊治指南解读

我国 AAV 的规范化诊断与治疗依然欠缺，中华医学会风湿病学分会在借鉴国内外诊治经验和指南的基础上，发布了 2022 年版《抗中性粒细胞胞质抗体相关血管炎诊疗规范》。

AAV 的治疗原则是通过临床表现、实验室检查（如 ANCA 检测）和影像学检查等手段，尽快明确诊断。一旦确诊，立即开始诱导治疗，使疾病尽快达到缓解状态。随后继续维持治疗，减少疾病复发。

糖皮质激素是诱导缓解期的一线治疗药物，环磷酰胺（CTX）是最常用的免疫抑制剂之一。利妥昔单抗在 AAV 诱导缓解中的疗效与 CTX 相当。对于复发性 AAV，首选利妥昔单抗。其他免疫抑制剂（如甲氨蝶呤和霉酚酸酯）可用于没有重要脏器损害 AAV 患者的诱导缓解治疗。

对于复发性 AAV 患者，可根据复发严重程度和既往情况制定治疗方案。重症复发患者按照新发疾病治疗，采用足量糖皮质激素联合 CTX 或利妥昔单抗。轻症复发患者可通过增加糖皮质激素剂量来重新诱导缓解。对于复发频繁的轻症患者，需加强或调整免疫抑制剂的使用。

血浆置换用于因急进性肾小球肾炎导致血清肌酐水平显著升高（> 500 mmol/L 或 5.7 mg/dL）或需要透析治疗的患者，以及严重肺泡出血的患者。

维持治疗药物包括小剂量糖皮质激素联合一种免疫抑制剂（如硫唑嘌呤、甲氨蝶呤、霉酚酸酯、钙调蛋白酶抑制剂等）。硫唑嘌呤是维持治疗的首选药物，利妥昔单抗也可用于维持缓解治疗，尤其是对于复发性或难治性 AAV 患者。

EGPA 的治疗原则大体上与 GPA 和 MPA 相同，但大规模的临床研究数据较少。近几年研究发现美泊利单抗可有效治疗 EGPA，降低其复发率和减少糖皮质激素使用剂量。

四、AAV 医疗质量控制指标制定

AAV 的规范化管理是一个复杂且需要多学科协作的过程，制定 AAV 医疗质量控制指标，对于提升诊断率、确诊率，优化个性化治疗方案、降低并发症风险、改善患者预后及死亡率具有重要意义。我们从明确诊断、个体化治疗、病情评估及多学科协作等多个方面制定医疗质量控制指标。

（一）AAV 诊断相关的医疗质量控制指标

1. ANCA 检测率

$$\text{ANCA 检测率} = \frac{\text{临床确诊的 AAV 患者在接诊 1 周内完成 ANCA 抗体检测的患人数}}{\text{同期疑似} + \text{确诊 AAV 患者总人数}} \times 100\%$$

临床意义：初诊的临床疑似 MPA、GPA 患者，可使用高敏感性和高特异性的抗 MPO 抗体、抗 PR3 抗体检测方法——化学发光免疫分析（chemiluminescence immunoassay，CLIA）

进行检测。若检测结果阴性，但临床仍高度怀疑小血管炎，应使用其他免疫学方法和（或）IF（indirect immunofluorescence assay，IIF）-ANCA 进行重复检测。对于其他 ANCA 相关疾病患者，建议在 IIF-ANCA 检测结果阳性后，再进行针对各种靶抗原的 ANCA 特异性自身抗体的检测。需要强调的是不能单纯根据 ANCA 抗体检测结果来诊断 AAV 或否定 AAV 的诊断。

2. 临床系统评估率

$$临床系统评估率 = \frac{确诊的 AAV 患者在 2 周内完成系统评估的人数}{同期确诊 AAV 患者总人数} \times 100\%$$

临床意义：AAV 患者常有多脏器受累，在明确诊断前及明确诊断后都应进行全面的评估，以帮助提高诊断正确率及评估整体病情，主要包括全身症状及皮肤、黏膜、眼、耳、鼻、喉、肺、肾脏、神经系统等的评估。实验室相关检查包括血常规、尿常规、红细胞沉降率、肝肾功能、肿瘤标志物、抗核抗体等。影像学包括耳鼻喉影像学检查、胸部 X 线/胸部 CT/HRCT，以及其他受累脏器的相关影像学检查。该指标可指导并监督接诊疑似 AAV 患者时医疗人员诊疗步骤的规范程度。

3. 病理组织活检率

$$病理组织活检率 = \frac{单位时间内 AAV 患者进行病变部位组织活检的人数}{同期 AAV 患者总人数} \times 100\%$$

临床意义：AAV 的主要病理改变为小血管壁的炎症与坏死，表现为中性粒细胞、淋巴细胞、巨噬细胞等各种炎细胞浸润及血管壁的纤维素样坏死，血管壁的纤维素样坏死是血管炎的特征性病理改变，是确诊 AAV 的金标准。发生炎症反应的血管壁会出现胶原沉积、纤维化，造成血管壁增厚、管腔狭窄，可继发形成血栓。除 EGPA 外，血管壁嗜酸性粒细胞浸润很少见。在一个血管炎患者中，可以存在一种以上的血管病理改变，即使在同一受累的血管，其病变也可呈节段性。如果病变部位有明确占位性病变的，完善病理活检可明确是否为肉芽肿性炎病，并排除其他结核感染、肿瘤等相似疾病。

4. 肾脏穿刺率

$$肾脏穿刺率 = \frac{临床疑似 AAV 患者在 1 个月内完成肾脏穿刺的人数}{同期疑似 AAV 患者总人数} \times 100\%$$

临床意义：肾脏穿刺可以帮助明确肾脏病变类型，协助诊断和鉴别诊断。AAV 肾损害的病理表现多以免疫沉积性坏死性新月体肾炎为特征，免疫荧光和电镜检查一般没有免疫复合物，或者是电子致密物被发现，或者是仅仅呈微量沉着。光镜下多表现为局灶阶段性肾小球、毛细血管袢坏死和新月体形成，而且肾小球病变新旧不等，少数可以见到肾小动脉成纤维素样坏死。肾间质病变的程度、范围和肾小球病变的严重性和受累肾小球的比例相关。临床疑似 AAV 患者，如果出现持续蛋白尿 ≥ 500 mg 和（或）肾小球滤过率不明原因的下降和（或）出现尿沉渣发现细胞管型，建议进行肾活检。

（二）AAV 治疗相关的医疗质量控制指标

1. 糖皮质激素规范使用率

$$糖皮质激素规范使用率 = \frac{单位时间内 AAV 患者规范使用糖皮质激素的人数}{同期 AAV 患者总人数} \times 100\%$$

临床意义：糖皮质激素在 AAV 的治疗中发挥着核心作用，无论是在诱导缓解还是维持缓解阶段都不可或缺，其规范使用是至关重要的。糖皮质激素起始剂量应根据患者的体重进行调整。通常建议的起始剂量为泼尼松 1 mg/（kg·d）或相当剂量，最大剂量为泼尼松 80 mg/（kg·d）或相当剂量；重症患者需进行甲基泼尼松龙 500～1000 mg 静脉输液，每天 1 次，连续 3 天。后续序贯口服糖皮质激素采用减量方案，初始剂量与标准剂量方案相同，从 1 mg/（kg·d）的剂量开始，不超过 60～80 mg/d，第 2 周剂量即减少约 50%；从第 3～6 周，剂量每 2 周减少 5 mg；从第 7 周开始，剂量每 2 周减少 1～2.5 mg，直到第 15 周减至 5 mg/d。对于伴有不受控制的糖尿病、肥胖、严重骨质疏松，以及既往患有激素相关抑郁、焦虑或精神疾病等特殊情况患者，应考虑更快地减少激素使用剂量。

2. 环磷酰胺规范使用率

$$环磷酰胺规范使用率 = \frac{单位时间内 AAV 患者规范使用环磷酰胺的人数}{同期 AAV 患者总人数} \times 100\%$$

临床意义：环磷酰胺在针对具有器官和危及生命的 AAV 患者诱导缓解治疗中具有重要地位。环磷酰胺通过与糖皮质激素的联合使用，可以显著提高患者的生存率、诱导缓解率和治疗效果。诱导缓解期治疗通常为 CTX 1000 mg 静脉输液，每 2 周 1 次，3 次后改为每 3～4 周 1 次，持续 3～6 个月；亦可采用口服 CTX 2 mg/（kg·d），最大剂量为 200 mg/d。对于 eGFR 显著降低或快速下降的患者，如血清 Scr > 4 mg/dL（> 354 μmol/L），可以考虑使用环磷酰胺和糖皮质激素，或者利妥昔单抗和环磷酰胺联合使用。

3. 利妥昔单抗规范使用率

$$利妥昔单抗规范使用率 = \frac{单位时间内 AAV 患者规范使用利妥昔单抗的人数}{同期 AAV 患者总人数} \times 100\%$$

临床意义：合理使用利妥昔单抗对于控制活动性、重症 GPA/MPA 患者病情及后续维持病情缓解起着重要作用。对于活动性、重症 GPA/MPA 患者的诱导缓解治疗，建议使用利妥昔单抗。诱导缓解期：RTX 375 mg/（m²·w），共 4 周，或第 0 周和第 2 周 1000 mg；维持给药期：完全缓解时 500 mg×2 次，之后第 6 个月、第 12 个月和第 18 个月为 500 mg 或诱导缓解后及之后第 4 个月、第 8 个月、第 12 个月和第 16 个月为 1000 mg。对于接受利妥昔单抗维持治疗的 GPA/MPA 患者，伴低丙种球蛋白血症（如 IgG < 3 g/L）和反复发作的严重感染时，有条件的建议补充免疫球蛋白。

4. 传统 DMARDs 规范使用率

$$传统 DMARDs 规范使用率 = \frac{单位时间内 AAV 患者规范使用传统 DMARDs 的人数}{同期 AAV 患者总人数} \times 100\%$$

临床意义：传统 DMARDs 在 AAV 的治疗中主要扮演辅助角色。在非重症疾病的诱导缓解和维持缓解治疗中，常与糖皮质激素联合使用，帮助改善疾病状态并减少糖皮质激素的用量。对于没有重要脏器损害的 AAV 患者，在诱导缓解期可以使用足量糖皮质激素联合甲氨蝶呤（MTX 10～15 mg/w）或霉酚酸酯（最大剂量为 2 g/d）进行诱导缓解治疗，如不伴有骨破坏的鼻腔和副鼻窦疾病、鼻软骨塌陷或嗅觉丧失或耳聋、骨骼肌受累、不伴有溃疡的皮肤病变，以及不伴有空洞的肺部结节、存在肺部浸润影但不伴有咯血者。硫唑嘌呤为维持治疗的首选药物，常用剂量为 2 mg/(kg·d)。

5. 血浆置换规范使用率

$$血浆置换规范使用率 = \frac{单位时间内 AAV 患者规范使用血浆置换的人数}{同期 AAV 患者总人数} \times 100\%$$

临床意义：无论是新发还是复发性的 AAV 患者，因急进性肾小球肾炎导致的血清肌酐水平 > 500 mmol/L（5.7 mg/dL）或需要进行透析治疗者，均需行血浆置换治疗。对于有威胁生命的肺出血 ANCA 相关性小血管炎患者，血浆置换是一种有效的治疗方法。

血浆置换的具体操作：初始治疗一般采用强化血浆置换疗法，每次置换血浆 2～4 L，每天 1 次，连续 7 天。初始治疗结束后，可隔日或数日进行 1 次血浆置换，直到肺出血或其他指标（如高滴度 ANCA 等）得到控制。在进行血浆置换时，需要密切监测患者的生命体征和反应，如血压、心率、体温等。由于血浆置换可能会导致感染、过敏等不良反应，因此需要在医师的指导下进行，并采取相应的预防措施。

6. 骨质疏松评估和预防率

$$骨质疏松评估和预防率 = \frac{单位时间内 AAV 患者进行骨质疏松评估和预防的人数}{同期 AAV 患者总人数} \times 100\%$$

临床意义：糖皮质激素治疗可致骨质减少和骨质疏松，应监测患者基线骨密度和维生素 D 水平，评估骨质疏松症的危险因素（年龄、性别、使用类固醇情况、吸烟、低维生素 D、低 BMI、家族史），并相应评估骨折风险（高、中、低），为高危患者提供骨质疏松症的预防性治疗。

7. SMZ 预防治疗的比例

$$SMZ 预防治疗的比例 = \frac{单位时间内 AAV 患者进行 SMZ 预防肺孢子菌肺炎的人数}{同期 AAV 患者总人数} \times 100\%$$

临床意义：对于接受利妥昔单抗、环磷酰胺和（或）大剂量糖皮质激素治疗的 AAV 患者，建议使用磺胺甲噁唑 – 甲氧苄啶（SMZ-TMP）预防肺孢子菌肺炎和其他感染。

8.疫苗接种率

$$疫苗接种率 = \frac{单位时间内对AAV患者进行疫苗接种的人数}{同期AAV患者总人数} \times 100\%$$

临床意义：对于AAV患者，疫苗接种的推荐主要是基于预防感染、减少疾病复发、改善预后及减少并发症。根据现有的研究，特别是在AAV缓解期的患者，接种流感疫苗被证明是安全且有效的。对于稳定/非活动性疾病的AAV患者，推荐使用非活性疫苗，如流感疫苗、肺炎球菌疫苗、冠状病毒和HPV疫苗，同时可以考虑减毒活疫苗（如带状疱疹病毒疫苗）。

（三）AAV评估相关的医疗质量控制指标

1.BVAS的采用率

$$BVAS的采用率 = \frac{单位时间内用BVAS对患者进行活动度评估的人数}{同期AAV患者总人数} \times 100\%$$

临床意义：BVAS评分是对过去4周内出现的、由血管炎活动引起的新发或者更严重的异常情况，并根据器官累及疾病活动度进行评分的一种方法；15分以上为血管炎活动。BVAS评分包括多个方面（如系统性表现、皮肤表现、黏膜/眼表现、耳鼻喉表现、胸部表现、心血管表现、腹部表现、肾脏表现和神经系统表现等），每个方面又包含多个具体的评估项目，每个项目根据患者的实际情况进行评分，最后将所有项目的评分相加得出总分。

BVAS的评分结果可以直接反映疾病的严重程度和活动性，从而指导医师选择合适的治疗方法和药物剂量。初始的BVAS评分与疾病的累积损害程度呈正相关，且评分高者预后欠佳。因此，BVAS评分可以作为判断疾病预后的一个参考指标，以帮助预测患者的长期健康状况和可能出现的并发症。

2.VDI的采用率

$$VDI的采用率 = \frac{单位时间内采用VDI进行疾病评估的患者人数}{同期AAV患者总人数} \times 100\%$$

临床意义：采用VDI可评估器官慢性损害的情况。器官慢性损害一般诊断后至少已经存在3个月。VDI涵盖了10个脏器的64项指标，能够全面评估ANCA相关性血管炎导致的全身多系统器官损伤情况。这些指标不仅包括了直接反映器官损伤的指标，还包括了长期用药可能造成的副作用指标，从而能够更全面地反映疾病的整体影响。通过VDI的评分，能够判断ANCA相关性血管炎的慢性程度，在一定程度上预测患者的预后。通过对比不同时间点的VDI评分，能够了解疾病的发展趋势，为患者的长期管理提供依据。

3.健康生活方式宣教率

$$健康生活方式宣教率 = \frac{单位时间内对新发AAV患者进行健康生活方式宣教的人数}{同期AAV患者总人数} \times 100\%$$

临床意义：患者可以更加准确地识别自己的症状，从而更早地发现病情变化，及时就医，配合治疗，提高治疗效果。通过对新发AAV患者进行健康生活方式宣教，向患者详细介绍ANCA相关性血管炎的基本知识，如疾病的定义、病因、常见症状（如发热、关节痛、皮肤病变等）、分类及病理特征等，可以提高患者对疾病的认知，从而更早地发现病情变化，及时就医。宣教可以帮助患者理解自己的治疗方案，如药物治疗（免疫抑制剂、生物制剂等）所带来的积极作用和副作用，从而更加配合治疗，提高治疗效果。宣教还能帮助患者制订个性化的康复计划，包括饮食调理、运动锻炼、心理调适等，以促进患者康复，提高生活质量。

4. 随访监测率

$$随访监测率 = \frac{每月 AAV 患者随访监测的患者人数}{同期 AAV 患者初始诱导缓解期总人数} \times 100\%$$

或

$$\frac{每 3 \sim 6 个月 AAV 患者随访监测的人数}{同期 AAV 患者持续治疗时间大于 1 年的总人数} \times 100\%$$

临床意义：AAV是一种复杂的自身免疫病，具有反复发作的特点。通过随访监测可以及时发现疾病的复发迹象、预防并发症、提高治疗效果。随访过程中，医师可以通过评估患者的临床表现、生化指标等，了解疾病的动态变化。监测内容主要包括患者的血常规、红细胞沉降率、尿常规、肝肾功能等，以评估疾病活动度和治疗效果。建议：①诱导缓解期，每月进行随访监测。②维持稳定期，每3~6个月进行随访监测。

随访监测能及时了解患者对治疗方案的反应，包括药物疗效、不良反应等，同时可以发现疾病的复发迹象，以便快速调整治疗方案。AAV患者常伴随多种并发症，如心血管疾病、肺部疾病等。通过随访监测，医师可以及时发现出现并发症的征兆，并采取相应治疗措施，降低并发症的发生率。随访监测还可以帮助医师了解患者的用药依从性，对于不遵医嘱的患者进行及时干预，可提高治疗效果。

（四）AAV多学科协作诊疗相关的医疗质量控制指标

$$MDT 的占比 = \frac{合并复杂情况或重症的 AAV 患者 2 周内进行 MDT 的人数}{同期 AAV 患者总人数} \times 100\%$$

临床意义：AAV是一种复杂的自身免疫病，涉及多个器官系统，如耳、鼻、肾脏、肺、神经系统等。其临床表现多样，且病情进展迅速，需要进行多学科协作诊疗模式，从多个角度对疾病进行全面评估和治疗。多学科团队可以根据患者的年龄、病情严重程度、受累器官等因素，通过分析制定包括药物治疗、血浆置换、免疫抑制剂治疗等在内的综合治疗方案。AAV患者常常伴随有多种并发症，如心血管疾病、肺部疾病等。多学科协作诊疗模式可以及时发现这些并发症的征兆，并采取相应的治疗措施，降低并发症的发生率。此外，多学科团队还可以共同研究新的治疗方法和技术，为患者提供更多的治疗选择。

（五）AAV 医疗质量控制指标确认表单（表 11.7）

表 11.7　AAV 医疗质量控制指标确认表单

项目	医疗质量控制指标	确认（√或 ×）
诊断	1. 如果有疑似 AAV 临床症状和体征的患者，应在接诊后 1 周内完善 ANCA 检测，建议采用 IIF-ANCA 联合抗 MPO 抗体、抗 PR3 抗体检测	
	2. 如果患者确诊 AAV，尽量在 2 周内完成系统评估，包括实验室和影像学检查	
	3. 如果患者出现耳、鼻、肺结节或肿块、眶后肿瘤、硬脑膜炎等病变，建议完善病理活检，以排除其他感染、肿瘤等相似疾病，协助诊断	
	4. 如果疑似 AAV 患者出现持续蛋白尿 ≥ 500 mg 和（或）肾小球滤过率不明原因的下降和（或）尿沉渣中发现细胞管型，建议 1 个月内完善肾活检明确病理类型	
治疗	5. 规范使用糖皮质激素：起始剂量为泼尼松 1 mg/（kg·d）或相当剂量，重症患者需甲基泼尼松龙 500~1000 mg 静脉输液，每天 1 次，连续 3 天。后续序贯口服糖皮质激素采用减量方案	
	6. 规范使用环磷酰胺：诱导缓解期使用方法为 CTX 1000 mg 静脉输液，每 2 周 1 次，6 周后改为每 3~4 周 1 次，持续 3~6 个月；亦可采用口服 CTX 2 mg/（kg·d），最大剂量为 200 mg/d。对于 eGFR 显著降低或快速下降的患者，如血清 Scr > 4 mg/dL（> 354 μmol/L），可以考虑使用环磷酰胺和糖皮质激素，或者利妥昔单抗和环磷酰胺的联合使用	
	7. 规范使用利妥昔单抗：①诱导缓解期：RTX 375 mg/（m²·w），共 4 周，或第 0 周和第 2 周 1000 mg。②维持给药期：完全缓解时 500 mg × 2 次，之后第 6 个月、第 12 个月、第 18 个月为 500 mg 或诱导缓解后及之后第 4 个月、第 8 个月、第 12 个月和第 16 个月注入 1000 mg	
	8. 规范使用传统 DMARDs：对于没有重要脏器损害的 AAV 患者，在诱导缓解期可以使用足量糖皮质激素联合甲氨蝶呤（MTX 10~15 mg/w）或霉酚酸酯（最大剂量 2 g/d）进行诱导缓解。硫唑嘌呤为维持治疗的首选药物，常用剂量为 2 mg/（kg·d）	
	9. 血浆置换指征：无论是新发还是复发性的 AAV 患者，对于因急进性肾小球肾炎导致的血清肌酐水平 > 500 mmol/L（5.7 mg/dL）或需要进行透析治疗者，需行血浆置换治疗。严重的肺泡出血也是血浆置换的治疗指征	
	10. 骨质疏松的评估和预防：监测患者基线骨密度和维生素 D 水平，评估骨质疏松症的危险因素（年龄、性别、使用类固醇情况、吸烟、低维生素 D、低 BMI、家族史），并相应评估骨折风险（高、中、低）。为高危患者提供骨质疏松症的预防性治疗	

续表

项目	医疗质量控制指标	确认（√或×）
治疗	11. 磺胺甲噁唑-甲氧苄啶的预防：对于接受利妥昔单抗、环磷酰胺和（或）大剂量糖皮质激素治疗的AAV患者，建议使用磺胺甲噁唑-甲氧苄啶预防肺孢子菌肺炎和其他感染	
	12. 对于稳定/非活动性疾病的患者，推荐使用非活性疫苗，如流感疫苗、肺炎球菌疫苗和HPV疫苗，同时可以考虑减毒活疫苗（如带状疱疹病毒疫苗）	
评估与随访	13. 用伯明翰血管炎疾病活动度评分（BVAS），对过去4周内出现的，由血管炎活动引起的新发或者更严重的异常情况，根据器官累及疾病活动度进行评分	
	14. 用血管炎损伤指数（VDI）评估器官慢性损害。一般诊断后发生且至少存在3个月	
	15. 对AAV患者进行健康生活方式宣教，包括疾病相关知识、康复训练等	
	16. 规律随访：①诱导缓解期治疗的患者中，至少每月进行1次随访。②维持稳定期治疗时间大于12个月的患者中，至少每3~6个月进行1次随访	
多学科协作诊疗	17. 合并复杂情况或重症的AAV患者2周内进行多学科协作诊疗讨论	

参考文献

[1] ZENG L, WALSH M, GUYATT G H, et al. Plasma exchange and glucocorticoid dosing for patients with ANCA-associated vasculitis: a clinical practice guideline. BMJ, 2022, 376: e064597.

[2] DE GROOT K, HARPER L, JAYNE D R, et al. Pulse versus daily oral cyclophosphamide for induction of remission in antineutrophil cytoplasmic antibody-associated vasculitis: a randomized trial. Ann Intern Med, 2009, 150（10）: 670-680.

[3] JAYNE D R W, MERKEL P A, SCHALL T J, et al. Avacopan for the treatment of ANCA-associated vasculitis. N Engl J Med, 2021, 384（7）: 599-609.

[4] JAYNE D R W, GASKIN G, RASMUSSEN N, et al. Randomized trial of plasma exchange or high-dosage methylprednisolone as adjunctive therapy for severe renal vasculitis. American Society of Nephrology, 2007, 18（7）: 2180-2188.

[5] WALSH M, MERKEL P A, PEH C A, et al. Plasma exchange and glucocorticoids in severe ANCA-associated vasculitis. N Engl J Med, 2020, 382（7）: 622-631.

[6] FURUTA S, NAKAGOMI D, KOBAYASHI Y, et al. Effect of reduced-dose vs high-dose glucocorticoids added to rituximab on remission induction in ANCA-associated vasculitis: a randomized clinical trial. JAMA, 2021, 325（21）: 2178-2187.

[7] HELLMICH B, SANCHEZ-ALAMO B, SCHIRMER J H, et al. EULAR recommendations

for the management of ANCA-associated vasculitis: 2022 update. Ann Rheum Dis, 2024, 83（1）: 30-47.

[8] KIDNEY DISEASE: IMPROVING GLOBAL OUTCOMES（KDIGO）ANCA VASCULITIS WORK GROUP. KDIGO 2024 clinical practice guideline for the management of Antineutrophil Cytoplasmic Antibody（ANCA）-associated vasculitis. Kidney Int, 2024, 105（3S）: S71-S116.

[9] 田新平，赵丽珂，姜振宇，等. 抗中性粒细胞胞质抗体相关血管炎诊疗规范. 中华内科杂志, 2022, 61（10）: 1128-1135.

[10] 胡朝军，周仁芳，张蜀澜. 抗中性粒细胞胞浆抗体检测的临床应用专家共识. 中华检验医学杂志, 2018, 41（9）: 644-650.

[11] LEAVITT R Y, FAUCI A S, BLOCH D A, et al. The American college of rheumatology 1990 criteria for the classification of Wegener's granulomatosis. Arthritis Rheum, 1990, 33（8）: 1101-1107.

[12] MASI A T, HUNDER G G, LIE J T, et al. The American college of rheumatology 1990 criteria for the classification of Churg-Strauss syndrome（allergic granulomatosis and angiitis）. Arthritis Rheum, 1990, 33（8）: 1094-1100.

（傅婷婷　周丽）

第十二章

原发性干燥综合征的医疗质量控制

一、概述

原发性干燥综合征（primary Sjögren's Syndrome，pSS）是一种慢性全身性的自身免疫病，其特征为外分泌腺的淋巴细胞及浆细胞浸润，目前普遍认为，患者体内存在多种自身抗体，血清学检查可伴有多克隆免疫球蛋白增高、唾液腺及泪腺等外分泌腺的组织学检查可有不同程度的淋巴细胞浸润，致使腺体的组织结构破坏、萎缩，分泌功能下降或者丧失；主要表现为干燥性角膜结膜炎和口腔干燥，也可累及呼吸道、消化道、血液系统、神经系统、肌肉、关节等，造成多系统、多器官受损。此外，2%~5%的pSS患者可伴发淋巴瘤。pSS属于全球性疾病，在我国较为常见，患病率为0.3%~0.7%，在老年人群中患病率高达3%~4%，欧洲范围内pSS患病率约为0.23%；多见于40~50岁女性，男女比为1:9~1:20，亦可见于儿童。

近年来，多个国家和地区已经发布了pSS相关诊疗指南及管理，但对于pSS主要为各学科交叉的对症治疗，仍是以对症处理及口服免疫抑制药物为主。无论是针对干燥、疲乏、疼痛，还是内脏器官损害方面，其治疗均缺乏经循证医学论证的有效药物，现使用的药物多为经验性治疗或借鉴类似自身免疫病的治疗。在临床实践中，除缓解患者症状外，并无其他明确且统一的标准及治疗目标，这增加了临床医师选择治疗方案的难度，因此，目前仍有许多pSS患者没有得到标准化治疗，病情控制不理想，影响了患者的工作和生活质量。针对这一情况，我们尝试参考国内外pSS的治疗指南、专家共识及文献，构建一套标准化的pSS医疗质量控制指标，以促进我国pSS规范诊疗工作的进行，改善患者预后。

二、诊断的分类标准与治疗演变

（一）分类标准的演变

原发性 pSS 的临床表现多样且复杂，pSS 目前缺乏单一而客观的诊断指标，其诊断常需要根据分类标准进行综合分析，临床上容易被误诊、漏诊。从 1965 年首个 pSS 诊断标准——"Bloch 标准"到 2016 年的 EULAR/ACR 分类标准，pSS 的诊断标准经过长期的不断发展与完善，从小规模、地区性的研究逐渐发展为多中心、国际化的协作组研究，具有广泛适用性的国际性标准逐渐取代了地区性标准。诊断细则及评估方法亦日趋简练而统一，特异性差、操作难度大而不便于临床推广应用的技术陆续被淘汰，逐渐形成了以客观检查为主、主观症状为辅的诊断体系，诊断效能日益提高。

早期的诊断标准较为简陋，如 1965 年 Bloch 标准中认为具有口干症、干燥性角膜结膜炎、类风湿关节炎或其他结缔组织病中的两项，即可诊断为 pSS。此后的 20 余年间，得益于组织病理学、血清学等领域研究的长足发展，诊断标准得到补充及完善，逐渐形成了口、眼干燥等主观症状，以及唾液腺、眼部、血清学和组织病理学等客观检查相结合的诊断体系。期间多个国家和地区的研究机构，先后制定了各自的地区性诊断标准，诸如圣地亚哥标准、日本标准、希腊标准等。但地区间的研究水平及所收集病例的临床表现不尽相同，使各国及地区对本疾病的认识存在差异，并最终体现在诊断标准中。

因此，为克服地区性标准的局限性及偏倚，20 世纪 90 年代至今，多个协作组通过全球化、多中心、大样本的前瞻性研究制定了 pSS 的国际化诊断标准。与地区性标准相比，国际化标准的样本来源于世界各地，具有更广泛的适用性。1993 年由欧洲流行病学中心主持起草了欧洲联盟标准，该标准的适用范围相对宽松，首次将患者主诉的口腔及眼部症状纳入分类标准中，同时，它既不要求血清学条件，也不要求组织病理学条件。口腔、眼部客观检查和自身抗体检测要求符合 1 项阳性结果即可诊断，且眼部症状、口干症状、眼客观检查、唾液腺检查，以及自身抗体（抗 SSA/SSB 抗体）中每一大项中符合 1 个小项为阳性即可，满足 4 项即可诊断。为进一步将本疾病与其他具有口、干眼症的疾病相鉴别，2002 年美国-欧洲共识小组（American-European Consensus Group，AECG）发布了 pSS 国际分类标准。该分类标准将唇腺淋巴细胞浸润灶、血清自身抗体（抗 SSA/SSB 抗体）阳性等客观指标作为诊断的必要指标之一。但 2002 年修订的国际分类标准过于复杂，不利于临床实践推广。随着生物制剂在风湿病中广泛使用，考虑到其可能在 pSS 患者中应用，2012 年美国风湿病学会为筛选适合进行生物制剂临床试验的病例提出了特异性更高的 2012 年 ACRpSS 分类标准。该分类标准只保留了重复性良好、特异性强的 3 项客观检查（角膜结膜染色、唇腺活检及血清自身抗体）。

尽管 AECG 和 ACR 标准的诊断效能接近，然而两者的检查项目及评价方法有较大差异，不利于临床上推广及应用，美国、欧洲风湿病学专家及组织呼吁进行 pSS 分类标准的更新及统一。2016 年 EULAR/ACRpSS 分类（诊断）标准在此背景下出版，该标准综合了 AECG 和 ACR 标准的检查条目及评分标准，其诊断的敏感性为 96%，特异性为 95%，成为被广泛认可及应用的国际化标准（表12.1）。

表12.1 2016年EULAR/ACRpSS分类（诊断）标准

1. 入选标准：至少有眼干或口干症状之一者，即下述至少1项为阳性：①每日感到不能忍受的眼干，持续3个月以上；②眼中反复沙砾感；③每日需使用人工泪液3次或3次以上；④每日感到口干，持续3个月以上；⑤吞咽干性食物需频繁饮水帮助。或在EULAR的pSS疾病活动指数（ESSDAI）问卷中出现至少1个系统阳性的可疑pSS患者
2. pSS诊断要求：当患者评分≥4分，将归类为pSS
3. 排除标准：头颈部放疗史、活动性丙肝病毒感染（由聚合酶链反应确认）、获得性免疫缺陷综合征、结节病、淀粉样变性、移植物抗宿主病、IgG4相关性疾病

条件	评分（分）
1. 唇腺灶性淋巴细胞浸润，且灶性指数≥1个灶/4 mm^2	3
2. 血清抗SSA/Ro抗体阳性	3
3. 至少单眼角膜染色评分（ocular staining score, OSS）≥5分或Van Bijsterveld评分≥4分	1
4. 至少单眼泪液分泌试验（Schirmer试验）≤5 mm/5 min	1
5. 未刺激的全唾液流率≤0.1 mL/min（Navazesh和Kumar测定法）	1

（二）治疗的演变

国内外对于pSS的治疗目前尚无根治方法，通常以对症处理和替代治疗为主。通过积极治疗缓解症状，同时针对患者不同的临床表现及脏器受累情况，采用不同的治疗方案，可延缓或阻止疾病进一步发展。在近10余年里，随着全球风湿病学专家对pSS的研究不断深入，在流行病学、发病机制、诊断标准制定、疾病活动度评估等多个方面都取得了进展。近年来关于pSS的治疗及管理指南全球多个国家和地区也在不断更新，国外主要包括：《2017年英国风湿病学会成人原发性pSS的管理指南》《2019年EULAR建议：pSS的局部和全身治疗指南》《2024年英国风湿病学会成人和青少年pSS管理指南》。国内主要包括：中华医学会风湿病学分会于2010年及2023年先后发表了《pSS诊断及治疗指南》《原发性pSS诊疗规范》等，这些指南的提出为pSS的规范诊疗提供了依据。如今pSS的治疗已经逐步迈向了生物靶向治疗的时代，多种靶向药物已处于临床试验阶段（表12.2）。

表12.2 pSS的治疗药物及特点

药物种类	特点
泪液替代品	每天至少使用两次人工泪液。一般建议使用含有透明质酸盐或羧甲基纤维素且不含防腐剂的人工泪液，润滑油膏通常只在睡前给药，以免长期使用损害视力。干燥性角膜结膜炎或难治性或严重干眼症状，局部使用含环孢素A滴眼液及自体血清处理。激素类滴眼液，应由眼科专科医师指导短期内使用（不超过2~4周）

续表

药物种类	特点
唾液替代品	轻度腺体功能受损：使用非药物刺激唾液腺分泌，可通过咀嚼无糖口香糖结合唾液替代品、润滑剂和（或）机械刺激。重度腺体功能受损且无残留唾液腺分泌功能者建议使用人工涎液替代治疗
促腺体分泌药	主要用于中重度口、干眼症，且尚残余唾液腺功能的患者。首选口服毒蕈碱激动剂，如毛果芸香碱或西维美林，毛果芸香碱 5 mg，每日 3 次（每日剂量 15～20 mg）
糖皮质激素	pSS 患者出现腺体外系统受累，如神经系统、血液系统受累，以及肾炎、间质性肺病等，可给予糖皮质激素治疗。但需警惕其潜在的副作用（如骨质疏松、糖尿病、高血压、感染等风险增加），应避免长期使用
非甾体抗炎药	约一半的 pSS 患者可出现关节肿痛症状，还可出现一些非特异性系统症状，如发热、乏力、肌肉疼痛等。非甾体抗炎药可能有助于缓解由关节炎或关节痛引起的慢性肌肉骨骼疼痛。因 pSS 患者液腺分泌减少，胃食管反流病常见，故使用非甾体抗炎药需特别关注胃肠道方面的副作用
抗疟药	对于关节肌肉疼痛反复发作的患者推荐加用抗疟药（如羟氯喹）。对于 pSS 患者有皮肤问题及口腔干燥症，抗疟药可能有用，但目前指南未对抗疟药的治疗作用进行推荐
免疫抑制剂	对于合并脏器、系统损伤的 pSS 患者，需加用免疫抑制剂，如甲氨蝶呤、来氟米特、硫唑嘌呤、环孢素、霉酚酸酯、环磷酰胺等。免疫抑制剂主要通过降低 pSS 患者的炎症和异常免疫反应（抑制 B 淋巴细胞过度增殖、分化），来延缓靶器官的损伤
生物靶向药物	可特异性针对疾病的关键靶点进行干预治疗。对于严重或难治性系统受累的 pSS 患者，如神经系统、血液系统、血管炎等，可考虑使用针对 B 细胞的靶向治疗（如用利妥昔单抗），针对 B 细胞活化因子的靶向药（贝利尤单抗）也可作为补救治疗。此外，针对共刺激信号 CD40/CD40L、酪氨酸激酶、调节性 T 细胞 / 辅助性 T 细胞 17 的生物靶向药目前正在临床试验阶段

三、国内外 pSS 诊疗管理指南解读

（一）国外管理指南解读

2019 年 10 月，EULAR 发布了《2019 年欧洲抗风湿病联盟 pSS 局部与系统性治疗推荐》，该指南是由来自 5 个大洲 30 个国家 100 多位风湿免疫科、口腔科、眼科、皮肤科专家经过反复研讨修订制定，同时也是 EULAR 发布的第一个基于循证证据及专家共识的关于局部及系统性治疗的建议，包含 3 条基本建议和 12 条针对性具体建议。

1. 基本建议

（1）pSS 患者的管理应在专业的医疗机构或与之有密切合作的专业中心进行，并采用多学科协作诊疗管理模式。

（2）对于口、干眼症症的一线治疗方法为局部用药对症缓解治疗。

（3）对于活动性系统性病变可考虑采用全身性治疗。

2. 具体建议

指南从干燥、疲劳、疼痛3大主要症状的管理到全身症状、腺体外系统性症状的治疗依次给出了12条针对性的具体建议。

（1）在治疗口腔干燥症之前，首先评估唾液腺的基础功能。推荐通过客观检查患者唾液腺功能，而不仅是根据患者的主诉进行判断。可通过检测总体唾液流量评估唾液腺基线水平，也可使用唾液腺动态显像（腮腺ECT）作为评估手段。

（2）根据唾液腺功能和口腔干燥严重程度，制定最佳的治疗方案。轻度功能障碍，选择非药物刺激；中度功能障碍，给予药物刺激；重度功能障碍，使用唾液替代品（图12.1）。

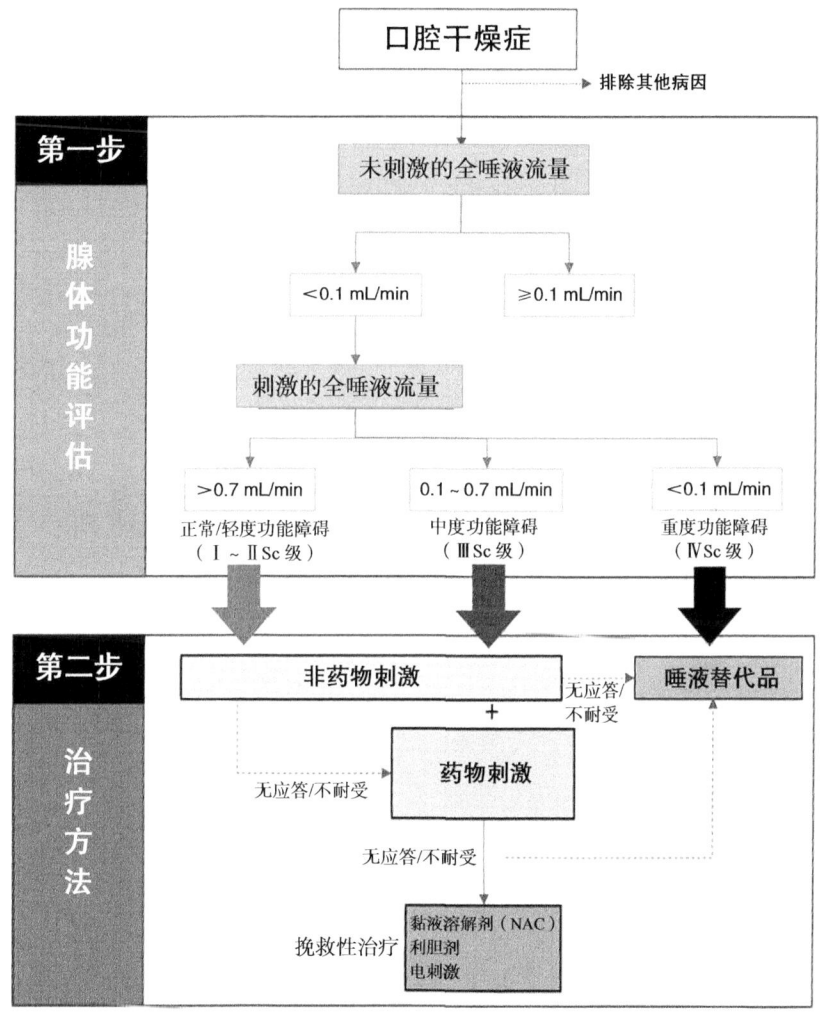

图12.1　pSS患者口腔干燥症腺体功能评估和治疗流程

（资料来源：RAMOS-CASALS M, PILAR BRITO-ZERÓN, BOMBARDIERI S, et al. EULAR recommendations for the management of Sjögren's syndrome with topical and systemic therapies. Ann Rheum Dis, 2020, 79: 3-18.）

（3）干眼症的一线治疗方法包括使用人工泪液及眼部凝胶/软膏。推荐出现眼干燥和（或）眼部检查异常的 pSS 患者，每日至少使用 2 次人工泪液，可根据严重程度增加使用频率，最多可每小时使用 1 次。眼膏推荐夜间使用。

（4）难治性/严重干眼症患者可考虑局部使用含免疫抑制剂的滴眼液或血清滴眼液。可短期内应用非甾体抗炎药或糖皮质激素滴眼液。对于效果不佳的患者可考虑使用环孢素 A 滴眼液。血清滴眼液推荐用于对局部环孢素 A 滴眼液无反应或不耐受的患者，且不推荐羟氯喹、免疫抑制剂及利妥昔单抗用于干眼症的治疗（图 12.2）。

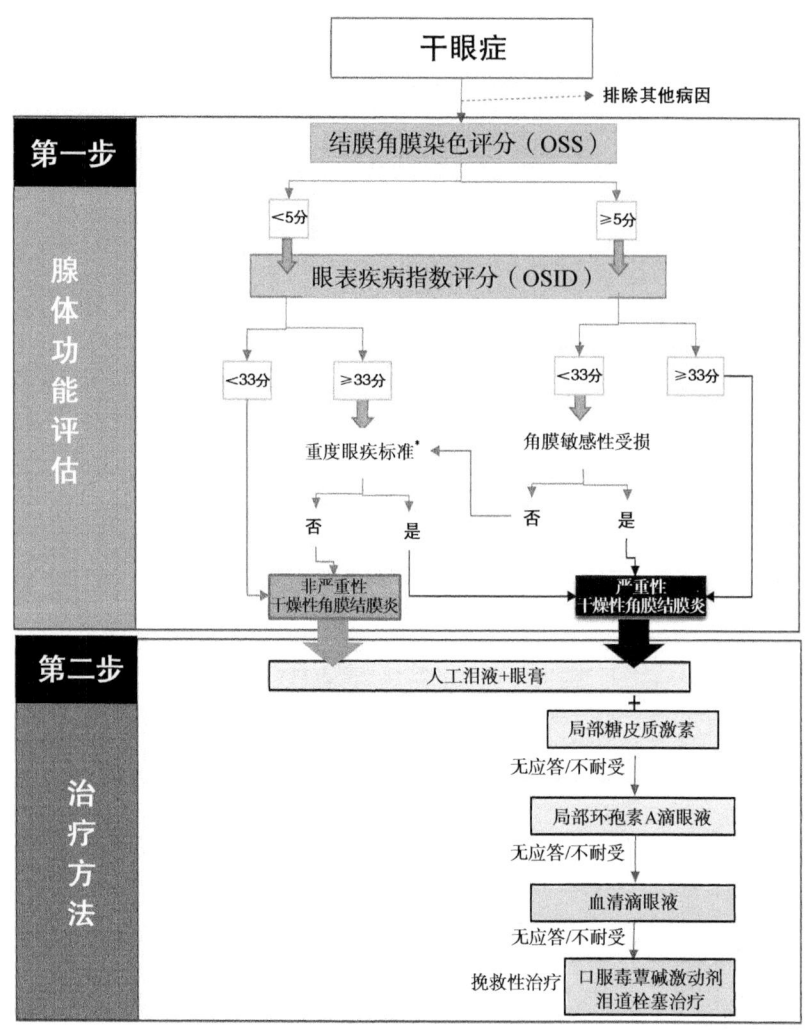

*表示：①视觉功能受损（畏光、视力下降或视觉对比敏感性下降）；②眼睑痉挛（继发于眼部炎症）；③严重的睑板腺疾病或眼睑炎症。若 OSS≤1 分考虑神经性疼痛。

图 12.2　pSS 患者干眼症腺体功能评估和治疗流程

（资料来源：RAMOS-CASALS M，PILAR BRITO-ZERÓN，BOMBARDIERI S，et al. EULAR recommendations for the management of Sjögren's syndrome with topical and systemic therapies.Ann Rheum Dis，2020，79：3-18.）

（5）对于有疲劳、疼痛的患者应进行合并症的评估，同时需评估病情的严重程度。推荐使用 EULAR 的 pSS 患者疾病活动度指标量表、疲劳评分量表、疼痛评分量表等进行评估。

（6）对于合并骨骼肌肉疼痛的患者，可使用镇痛药物或其他改善疼痛的药物，但需权衡药物的疗效获益及潜在的副作用。患者出现急性疼痛时，可短期使用对乙酰氨基酚或非甾体抗炎药。如果患者反复出现肌骨疼痛，可加用羟氯喹。对于长期持续的慢性非炎性疼痛患者，应根据病情个体化治疗，避免反复应用非甾体抗炎药或糖皮质激素，推荐非药物治疗，如体育锻炼、有氧健身等方法缓解疼痛，改善病情。

（7）对于合并系统症状的患者建议使用 pSS 疾病活动度指标量表评估疾病活动度，再根据患者疾病活动及器官受累的严重程度制定治疗方案。当至少一个系统出现中度以上活动或 pSS 疾病活动度评分 ≥ 5 分时，需考虑进行系统性治疗。

（8）推荐使用最小剂量和最短时间的糖皮质激素控制活动期的系统损害。对于重症患者可使用甲泼尼龙静脉冲击治疗，随后改为 0.5 mg/（kg·d）或更低剂量的泼尼松。对于轻中度活动患者，建议泼尼松使用量 < 0.5 mg/（kg·d），之后在联合免疫抑制剂的基础上，尽快将泼尼松减量到 ≤ 5 mg/d 以下或停用。

（9）免疫抑制剂的应用有助于减少糖皮质激素的使用量，但目前仍缺乏关于免疫抑制剂选择优先性的证据。对于可能需要长时间使用激素或有严重内脏器官受累的患者，建议加用免疫抑制剂（如来氟米特、甲氨蝶呤、硫唑嘌呤、霉酚酸酯、环磷酰胺）。对于免疫抑制剂的优先性、使用剂量、使用时间等都没有进行推荐，但需权衡使用的风险及获益。

（10）对于严重的、难治性系统受累的患者，可考虑使用 B 细胞的靶向治疗。对于严重的或难治性系统受累的 pSS 患者，尤其是合并高球蛋白血症相关性血管炎的患者，可考虑使用利妥昔单抗注射液，贝利尤单抗也可作为补救疗法。

（11）对于有器官及系统受累的患者，总体治疗原则应按照糖皮质激素、免疫抑制剂、生物制剂的顺序进行单药或联合治疗。对于大多数活动性系统受累的 pSS 患者，建议使用糖皮质激常作为一线治疗方案；免疫抑制剂作为二线治疗方案，生物制剂为三线治疗方案。

（12）根据特异性组织病理学亚型和疾病阶段确定 B 细胞淋巴瘤治疗的个体化治疗方案。B 细胞淋巴瘤作为 pSS 最严重的并发症之一，其治疗应由血液科/肿瘤科医师根据其组织学分型和疾病分期进行个体化治疗。

（二）国内管理指南解读

2023 年 9 月，中华医学会风湿病学分会发布了《2023 年原发性 pSS 诊疗规范》，旨在规范 pSS 诊断中关键指标的检测和解读，规范局部和系统受累患者的诊治。

（1）口腔科检查：包括唾液流率、腮腺造影和唇腺活检。pSS 多采用自然/非刺激唾液流率。唇腺活检结果中唾液腺腺体见灶性淋巴细胞浸润性唾液腺炎（focal lymphocytic sialadenitis，FLS），是 pSS 典型的唇腺病理表现。

（2）眼科评估：包括症状评估和客观检查两部分。客观检查应按照 Schirmer 试验、泪膜破碎时间、角膜结膜染色的顺序进行。检查目的是明确是否存在干眼症并进行严重程度的分级，用于帮助制定相应的治疗方案。

（3）诊断标准：推荐使用2016年EULAR/ACRpSS分类（诊断）标准，其具有较高敏感性和特异性，且易于操作，目前临床应用较为广泛。

（4）治疗：治疗总体原则推荐进行多学科协作诊疗，不仅要重视局部症状的缓解，更要强调保护外分泌腺体和脏器的功能。

1）局部症状的治疗：①口腔干燥症：定期的口腔护理和监测十分必要以预防牙周疾病。根据唾液腺损伤程度进行治疗方案的选择。②干眼症：避免使用减少泪液产生的全身性药物，做好眼睑卫生护理。当症状仍不能控制时，每天至少使用2次人工泪液。推荐使用不含防腐剂的人工泪液，睡前使用眼膏。对于难治性或严重的干眼症，可使用环孢素A滴眼液及自体血清治疗，激素类滴眼液可短期应用。

2）系统症状的治疗：①皮肤症状（环状红斑、血管炎）：皮肤环状红斑的治疗首选局部糖皮质激素。广泛或严重的皮肤病变及血管炎可考虑全身糖皮质激素治疗，同时可联合免疫抑制剂。②间质性肺炎：多数pSS患者的间质性肺炎症状较轻，因此只需定期随访评估，无须治疗。对于病情严重和进展较快的患者可考虑加用免疫抑制剂及抗纤维化药物等治疗。③骨骼肌肉受累：可用非甾体抗炎药、羟氯喹治疗。若控制不佳，可使用短疗程、小剂量糖皮质激素，必要时联用免疫抑制剂。④肾脏受累：糖皮质激素是治疗肾小管间质性肾炎的主要疗法。膜增生性肾小球肾炎预后差，可选糖皮质激素静脉冲击治疗，诱导缓解后联合免疫抑制剂（如环磷酰胺或硫唑嘌呤）维持。⑤神经系统受累：往往需要大剂量糖皮质激素冲击治疗，如有必要可加用免疫抑制剂。还可选择血浆置换、利妥昔单抗等治疗方式。⑥血液系统受累：对于血小板严重减少的患者，可予以甲泼尼龙冲击治疗。难治性患者可考虑静脉注射免疫球蛋白治疗。

（5）预后：pSS患者大部分预后良好，经过正规治疗后多数患者病情可得到控制，若出现进行性肺纤维化、肾小球受损伴肾功能不全、中枢神经系统病变、合并淋巴瘤等严重内脏损害，则预后较差。

四、pSS医疗质量控制指标制定

pSS是一种好发于中老年女性的以外分泌腺受累为主的常见慢性系统性自身免疫病，该病不仅影响了患者的生活质量，也增加了家庭、社会的负担。至今为止，国内外已经发布了多个版本pSS的分类（诊断）标准及治疗、管理指南，这给临床医师，尤其是风湿病专科医师，在pSS诊疗工作中提供了详细的指导建议。2021年北京中西医结合学会风湿病专业委员会制定了《原发性pSS中西医结合医疗质量控制指标专家共识》，该指标为广大中西医结合风湿病医疗管理人员实施pSS中西医结合医疗质量控制提供了参考。但是，目前pSS的管理因缺乏一套标准化的西医医疗质量控制指标而面临挑战，临床上仍有许多pSS的患者存在诊断延迟，甚至误诊的情况，部分患者在确诊后未获得标准化的治疗方案。这些都可能导致患者病情反复、受累脏器出现不可逆损害、并发症及药物副作用的发生等。因此，我们在借鉴国内外诊疗经验和指南的基础上，再结合我国地域生活文化经济特征，提出并制定了一套标准化的医疗质量控制指标，以改善 pSS 患者生活质量及疾病预后，协助并促进风湿免疫科、眼科、口腔科等其他科室医护人员及医疗保健相关人员对 pSS 医疗质量的管理。我们主要从 pSS 的接诊及诊断、疾病评估、局部症状治疗、系统症状治疗、宣教、随访评估等几个方面制定医疗质量控制指标，涵盖了结构指标、过程指标、结果指标 3 个要素。

（一）pSS 诊断及病情评估相关的医疗质量控制指标

1. 唾液流率检查率

$$唾液流率检查率 = \frac{单位时间内有口干症并怀疑 pSS 者进行唾液流率检查的人数}{同期有口干症并怀疑 pSS 的患者人数} \times 100\%$$

临床意义：口干症是指每日感口干持续 3 个月以上或者吞咽干性食物时需用水帮助。目前在 pSS 的诊断过程中进行唾液流率检查的比例相对较低，但在口干患者中若怀疑 pSS 应常规进行唾液流率检查。唾液流率指静止状态下一定时间内唾液的分泌量，其测定方法有自然/非刺激流率和刺激后流率。唾液流率检查阳性是诊断 pSS 的标准之一，也是评估唾液腺功能的方法之一。该指标有助于更早地发现并确诊 pSS，减少漏诊，并为有口干症的 pSS 患者提供分层治疗的客观依据。

2. 干眼症检查率

$$干眼症检查率 = \frac{单位时间内有干眼症状并怀疑 pSS 者进行干眼症客观检查的人数}{同期有干眼症状并怀疑 pSS 的患者人数} \times 100\%$$

临床意义：干眼症是指每日感到不能忍受的眼干，持续 3 个月以上；或者眼中反复有沙砾感；或者每日需用人工泪液 3 次或 3 次以上。干眼症的客观评估检查包括泪液流率（Schirmer 试验）、泪膜破裂时间及角膜结膜染色 3 个部分。目前在 pSS 的诊断过程中，进行干眼症客观检查的比例相对较低，怀疑 pSS 的患者需常规进行干眼症客观检查。泪液流率和角膜结膜染色检查是诊断 pSS 的标准之一。该指标有助于更早地发现并确诊 pSS，减少漏诊，为有干眼症的 pSS 患者提供治疗的客观依据。

3. 转诊率

$$转诊率 = \frac{单位时间内口腔科及眼科客观检查阳性并怀疑 pSS 者转诊至风湿科的人数}{同期所有口腔科及眼科客观检查阳性并怀疑 pSS 的患者人数} \times 100\%$$

临床意义：当口腔科及眼科医师经客观检查发现阳性指征，并怀疑有 pSS，应转诊至风湿免疫科，进行专科医师的诊断、鉴别诊断、评估病情的严重程度并制定个体化的治疗及随访方案，以降低误诊率。该指标能反映专科转诊情况及疾病的规范化诊治。

4. 确诊检查率

$$确诊检查率 = \frac{单位时间内进行了确诊检查的 pSS 患者人数}{同期所有确诊为 pSS 的患者人数} \times 100\%$$

临床意义：要确诊 pSS，需抗核抗体谱（包含血清抗 SSA/Ro 抗体及抗 SSB/La 抗体）和唇腺活检其中 1 项为阳性。确诊检查是诊断 pSS 不可或缺的条件，能够反映 pSS 诊断的规范性。

5. 疾病活动度评估率

$$疾病活动度评估率 = \frac{单位时间内进行了疾病活动度评估的 pSS 患者人数}{同期所有确诊为 pSS 的患者人数} \times 100\%$$

临床意义：在对 pSS 患者制定治疗方案前，首先使用指南推荐的 pSS 疾病活动指数（ESSDAI）对患者的疾病活动度进行评估，再根据患者疾病活动及器官受累的严重程度，为患者制定规范的局部和系统治疗方案。该指标能反映疾病诊治的规范程度。

6. 腺体外系统受累评估率

$$腺体外系统受累评估率 = \frac{单位时间内进行了腺体外系统受累评估的 pSS 患者人数}{同期所有确诊为 pSS 的患者人数} \times 100\%$$

临床意义：在对 pSS 患者制定治疗方案前，需要评估患者腺体外系统受累情况。系统受累包括皮肤、肌肉骨骼、肾脏、呼吸系统、消化系统、血液系统、神经系统、心血管系统。这有助于制定个体化治疗方案，改善预后，能反映对疾病的诊治是否规范。

7. 淋巴瘤筛查率

$$淋巴瘤筛查率 = \frac{单位时间内进行了淋巴瘤风险筛查的 pSS 患者人数}{同期所有确诊为 pSS 的患者人数} \times 100\%$$

临床意义：淋巴瘤是 pSS 最严重的并发症之一，包括黏膜相关淋巴组织型淋巴瘤、淋巴结边缘区淋巴瘤、非霍奇金淋巴瘤等。持续高疾病活动度、长病程、反复腮腺及淋巴结肿大、冷球蛋白血症、皮肤紫癜（皮肤血管炎）及单克隆免疫球蛋白血症等都是 pSS 患者合并淋巴瘤的高危因素。该指标有助于早期识别 pSS 患者的淋巴瘤风险，改善患者预后。

（二）pSS 治疗相关的医疗质量控制指标

1. 局部治疗率

$$局部治疗率 = \frac{单位时间内有口干症、眼干症的 pSS 患者并进行局部治疗的人的 pSS 患者人数}{同期所有有口干症、眼干燥症的 pSS 的患者人数} \times 100\%$$

临床意义：指南推荐，对于口干症、眼干症的一线治疗方法为局部用药以缓解病症。然而目前国内对于患者局部治疗重视程度不够，且需要多学科协作诊疗。该指标的制定有助于改善患者局部症状，反映 pSS 患者中局部治疗的情况，促进对 pSS 的规范诊治。

2. 系统性治疗率

$$系统性治疗率 = \frac{单位时间内有系统性病变的 pSS 患者并进行系统性治疗的人数}{同期所有有系统性病变的 pSS 患者的人数} \times 100\%$$

临床意义：指南推荐，对于活动性系统性病变的 pSS 患者可考虑采用全身性治疗。推荐对于至少一个系统出现中度以上活动或总体病情活动评分 ≥ 5 分时，应考虑进行系统性治疗。这一指标的制定有助于规范全身系统性治疗，反映 pSS 患者中系统性治疗的情况。

3. 系统性治疗药物的规范使用率

$$\frac{系统性治疗药物}{的规范使用率} = \frac{单位时间内规范使用系统性药物治疗的 pSS 患者人数}{同期所有使用系统性治疗药物的 pSS 患者人数} \times 100\%$$

临床意义：对于有系统受累的患者，原则上应按照糖皮质激素、免疫抑制剂、生物制剂的顺序进行单药或联合治疗。对于大多数活动性系统受累的 pSS 患者，建议将糖皮质激素作为一线治疗方案，免疫抑制剂作为二线治疗方案，生物制剂作为三线治疗方案。但需要考虑使用系统性治疗药物所带来的风险及获益。该指标可反映 pSS 患者中系统性治疗药物的规范使用情况。

（三）pSS 随访相关的医疗质量控制指标

1. 生活质量评价率

$$生活质量评价率 = \frac{单位时间内采用 SF-36 进行生活质量评估的 pSS 患者人数}{同期所有确诊为 pSS 的患者人数} \times 100\%$$

临床意义：对 SF-36 对 pSS 患者进行生活质量评价有助于了解患者的诊疗效果是否全面。

2. 随访完成率

$$随访完成率 = \frac{单位时间内完成随访的 pSS 患者人数}{同期所有确诊为 pSS 的患者人数} \times 100\%$$

临床意义：pSS 是一种慢性炎症性自身免疫病，在进行治疗后需要长期的、定期的、规律的、科学的随访监测，以了解疾病活动度、改善患者生活质量、降低药物副作用。如每 3 个月完成血常规、尿常规、肝肾功能、ESR、CRP、免疫球蛋白等检查；每 6 个月完成系统受累复查；每年完成 ESSDAI 评分。这一指标反映 pSS 的随访管理水平。

3. 满意度评估完成率

$$满意度评估完成率 = \frac{单位时间内完成满意度评估的 pSS 患者人数}{同期所有确诊为 pSS 的患者人数} \times 100\%$$

临床意义：应采用医院的满意度量表进行满意度评估，统计 pSS 患者满意度评估完成率在一定程度上可反映 pSS 综合管理水平。

（四）pSS 医疗质量控制指标确认表单（表 12.3）

表 12.3　pSS 医疗质量控制指标确认表单

项目	医疗质量控制指标	确认（√或 ×）
诊断及病情评估	1. 如果有口干症并怀疑 pSS 的患者，进行唾液流率检查	
	2. 如果有干眼症并怀疑 pSS 的患者，进行干眼症客观检查	
	3. 如果口腔科及眼科医师经客观检查发现阳性指征，应将怀疑 pSS 的患者转诊至风湿免疫科	
	4. 如果要确诊 pSS，需要完成确诊检查：抗核抗体谱（包含血清抗 SSA/Ro 抗体及抗 SSB/La 抗体）和唇腺活检中任意 1 项阳性	
	5. 如果需要对 pSS 患者制定治疗方案，则应对其采用 pSS 疾病活动指数（ESSDAI）进行疾病活动度评估	
	6. 如果需要对 pSS 患者制定治疗方案，需要评估其腺体外系统受累情况	
	7. pSS 确诊后，需要对患者进行淋巴瘤风险筛查	
治疗	8. 如果 pSS 患者有口干症、干眼症，首先应局部用药以缓解症状	
	9. 如果 pSS 患者有活动性系统性病变，可考虑采用全身系统性治疗	
	10. 如果采用全身系统性治疗，应规范使用系统性治疗药物	
随访	11. 如果确诊 pSS，应采用 SF-36 对 pSS 患者进行生活质量评价	
	12. 如果确诊 pSS，应对患者进行规律随访	
	13. 如果确诊 pSS 并完成阶段性的治疗，应对患者进行满意度评估	

参考文献

[1] MARIETTE X, CRISWELL L A. Primary Sjögren's syndrome. N Engl J Med, 2018, 378（10）：931-939.

[2] NOCTURNE G, MARIETTE X. Sjögren syndrome-associated lymphomas：an update on pathogenesis and management. Br J Haematol, 2015, 168（3）：317-327.

[3] 张文, 陈竹, 厉小梅, 等. 原发性 pSS 诊疗规范. 中华内科杂志, 2023, 62（9）：1059-1067.

[4] WU K Y, KULBAY M, TANASESCU C, et al. An overview of the dry Eye disease in Sjögren's syndrome using our current molecular understanding. Int J Mol Sci, 2023, 24（2）：1580.

[5] VITALI C, BOMBARDIERI S, JONSSON R, et al. Classification criteria for Sjögren's

syndrome: a revised version of the European criteria proposed by the American/European Consensus Group. Ann Rheum Dis, 2002, 61（6）: 554-558.

[6] SHIBOSKI S C, SHIBOSKI C H, CRISWELL L A, et al. American college of rheumatology classification criteria for Sjögren's syndrome: a datadriven, expert consensus approach in the Sjögren's international collaborative clinical alliance cohort. Arthritis Care Res（Hoboken）, 2012, 64（4）: 475-487.

[7] SHIBOSKI C H, SHIBOSKI S C, SEROR R, et al. 2016 American college of rheumatology/European league against rheumatism classification criteria for primary Sjögren's syndrome: a consensus and datadriven methodology involving three international patient cohorts. Ann Rheum Dis, 2017, 69（1）: 35-45.

[8] 王艳青, 汤建平. pSS合并神经系统损害的诊断和治疗进展. 中华风湿病学杂志, 2018, 22（6）: 411-414.

[9] RAMOS-CASALS M, BRITO-ZERÓN P, BOMBARDIERI S, et al. EULAR recommendations for the management of Sjögren's syndrome with topical and systemic therapies. Ann Rheum Dis, 2020, 79（1）: 3-18.

[10] 北京中西医结合学会风湿病分会. 原发性pSS中西医结合医疗质量控制指标专家共识（2021版）. 中日友好医院学报, 2021, 35（2）: 70-72.

（彭勇）

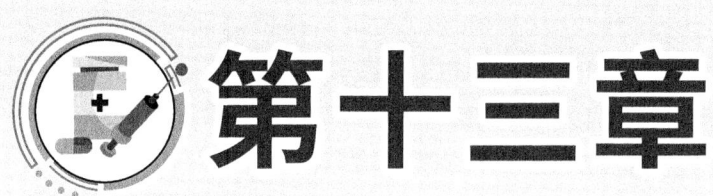

第十三章

风湿病的中医医疗质量控制

风湿病是一类可累及骨骼、肌肉、关节、血管、神经、结缔组织、内脏器官等多组织系统的自身免疫相关疾病，属于中医学"痹"之范畴。"痹"首见于《黄帝内经·素问·痹论》，曰："风寒湿三气杂至，合而为痹也。"后世多沿用此病名。

"痹"之为病，是因机体受外邪所袭，尤以"风""寒""湿"三邪为主，使得人体气血痹阻、运行不畅，进而导致筋脉及骨节肿胀、痹痛、活动不利甚至僵硬、畸形。部分痹证日久还可内舍于脏，造成脏腑内痹，引起更为广泛和严重的病证。

经过历代医家的不断完善及现代学者的不懈研究，目前"痹病"的分类已与现代医学的风湿病种有了合理的对应。如临床中常以"尪痹"对应"类风湿关节炎"，"燥痹"对应"干燥综合征"，"肌痹"对应"多发性肌炎/皮肌炎"等。

中医学讲求"辨证论治"，此为古今中医学者普遍遵循的诊治纲要。然而，即便着眼同一疾病，各方医家所持的理论和治则可能不尽相同，是为"同病异治"。正是中医个体化辨证论治的特点，可能在一定程度上影响了中医临床诊治的规范化和标准化。虽然近年来已有不少中医诊疗规范及共识发布，但风湿病的中医药规范化诊治仍有诸多不足，实为任重道远。

为进一步发挥中医药治疗风湿病的特色和优势，保证中医临床医疗质量，提升临床疗效，缓解患者疾苦，改善病患生活质量，构建完善、合理的风湿病中医医疗质量控制规范势在必行。下面将以燥痹（干燥综合征）为例，结合现有的诊疗指南、专家共识及其他相关文献资料，展开陈述风湿病中医医疗质量控制相关内容。

一、概述

燥痹是以口、眼干燥，伴或不伴有肢体关节疼痛为主要临床症状的一类疾病，多由中医邪气"燥邪"所引起。"燥痹"之病名由国医大师路志正于 20 世纪 80 年代首次正式提出，与现代医学之风湿免疫病"干燥综合征"相对应。

燥痹的病因和病机较为复杂,多由内外因合病而生。内为脏腑、气血、津液等禀赋不足;外为燥毒侵袭,久而体内积患,耗伤津液,或并发热毒、瘀血,日久津液亏虚,发为燥痹。燥邪是发病关键,阴津亏虚是其病理基础,基本病机是燥邪引起机体脏腑、四肢筋脉失于濡养。病位主要在口眼孔窍、筋脉经络,又与肝、心、肺、脾、肾、胃等脏腑关系密切。燥痹的病证性质多为本虚标实,以阴虚津亏为本,燥、热、瘀、毒等为标,病势常缠绵难愈,久病者可见多脏器损伤。

燥痹以口眼干涩、唾泪减少、肌肤干燥等症状为主要表现,可并发关节、肌肉疼痛等,亦可伴有五心烦热、乏力自汗、牙齿枯堕、皮下瘀点、咳嗽少痰、胃脘隐痛、头晕困倦等。以口、眼干燥、乏力或伴有肢体关节疼痛等为诊断要点。

近年来我国相继发布了燥痹的中医诊疗相关的专家共识与诊治指南,包括2017年国家中医药管理局修订发布的《燥痹(干燥综合征)中医诊疗方案》,以及2023年中华中医药学会风湿病分会发布的《干燥综合征病证结合诊疗指南》等,这些文件提升了燥痹中医临床的诊治水平。虽然有了前述文件的支持,但燥痹相对标准化的中医医疗质量控制指标始终没有建立,许多燥痹患者没有得到规范化的中医诊疗,导致临床疗效难以进一步提升。因此,我们尝试参考既往中医专家共识、诊治指南及其他相关文献,构建一套相对标准化的燥痹中医医疗质量控制指标,旨在切实有效地在临床工作中应用、推广,以期对燥痹的中医规范化诊疗起到积极作用。

二、诊断的分类标准与治疗演变

(一)分类标准的演变

燥痹的诊断一般分为中医诊断、西医诊断、中医证候诊断(辨证分型)等3个方面内容。

1. 中医诊断标准

2017年《燥痹(干燥综合征)中医诊疗方案》参考了《实用中医风湿病学》中的中医诊断标准,即:燥痹是由燥邪损伤气血津液而致阴津耗损、气血亏虚,使清窍失于濡润、肢体失于荣养、瘀血痹阻、脉络不通,导致口干、眼干,甚则肢体疼痛、肌肤枯涩、脏器损害的病证。2023年《干燥综合征病证结合诊疗指南》则认为,燥痹为感受燥热之邪,或湿寒内伏,蕴久化燥,耗伤阴液,痹阻气血,致使脏腑官窍、皮肤筋骨皆失濡养所致的痹病。两种诊断标准均是概念性、描述性的,体现了燥痹基本的病因、病机和证候特点,核心内容并无较大差别,均可满足临床诊疗需求。只是2023年的标准强调了燥邪的更多来源,即伏邪蕴久亦可化燥的病因转化,特别提及了湿寒之邪伏而化燥的从寒化热病因和病机。

2. 西医诊断标准

关于燥痹(即干燥综合征)的西医诊断标准,2017年《燥痹(干燥综合征)中医诊疗方案》参照了2016年EULAR/ACR制定的干燥综合征分类标准,而在2023年《干燥综合征病证结合诊疗指南》中则继续保留了对 2002 年 AECG 修订的干燥综合征国际分类标准的使用推荐，并同时推荐使用 2016 年 EULAR/ACR 干燥综合征分类标准。

2002 年 AECG 标准在我国干燥综合征人群的敏感性和特异性分别为 87.0% 和 97.8%，具有良好适用性。2016 年 EULAR/ACR 分类标准做出了更新和改进：①细化权重：针对各个分类条目给予不同数值的赋分；②剔除了部分分类条目：如抗 SSB（LA）抗体、腮腺造影和唾液腺同位素检查；③强调自身抗体、唇腺组织病理活检在干燥综合征诊断中的价值。此外，该标准还增加了腺体外表现，将口眼症状作为纳入标准而非分类标准，将 Ocular Staining Score 评分作为 van Bijsterveld 评分在角膜染色实验中的备选方案。该标准的敏感性为 96%，特异性为 95%。指南中对上述两个版本的分类标准均给予了强推荐。

3. 中医证候诊断

2017 年发布的《燥痹（干燥综合征）中医诊疗方案》将燥痹证型分为阴虚津亏证、气阴两虚证、阴虚血瘀证、阴虚热毒证；2023 年的《干燥综合征病证结合诊疗指南》则参考了 2023 年《干燥综合征中医证候专家共识》，将燥痹分为阴虚津亏证、气阴两虚证、阴虚内热证、燥瘀互结证、燥湿互结证等证候分型。二者的主要区别在于病邪偏盛的描述差异，如阴虚血瘀证与燥瘀互结证，均有口眼干涩、肌肤甲错或瘀点、瘀斑、鼻咽干燥、肢端皮肤变白、变紫等证候，但前者更注重阴虚乃致燥之本，后者则更突显燥邪为致病之标。燥湿互结证型替代了阴虚热毒证型，这并不意味着专家共识认为热毒之邪与燥痹无关，而是将热毒相关的咽痛、鼻衄、低热等证候纳入了阴虚内热证型作为兼证类型进行表述。此外，将燥痹兼见口中黏腻、脘痞腹胀、肢体沉重、周身倦怠等湿邪偏盛者总结为燥湿互结证，从而拓宽了燥痹的证候诊断分型，更好地反映了燥痹致病邪气的性质和病机演化过程。

（二）中医治疗的演变

1. 中医治疗方法

燥痹的中医治疗可分为药物治疗、非药物治疗（中医外治）两类。虽然不同中医证型采取不同的中医辨证论治思路，但燥痹的各证型均具备阴虚津燥的病机，故各型治法均不背离养阴润燥的核心治法。在此基础上，根据气虚、血瘀、热毒、湿浊等病机加用不同的针对性治法，这遵循了中医学经久不变的辨证论治原则。2017 年《燥痹（干燥综合征）中医诊疗方案》及 2023 年《干燥综合征病证结合诊疗指南》中都严格遵循了这一理念，因此总的辨证论治原则并无明显差异，只是在部分组方的选用、化裁中存在一些差别。在非药物治疗（中医外治）方面，2017 年《燥痹（干燥综合征）中医诊疗方案》中针对不同证型提出了相应的针刺疗法和中药泡洗技术以改善患者症状，并列举了应用于眼部的中药雾化治疗，用于缓解口干的中药含漱治疗，用于口腔溃疡、腮腺肿大的中药局部外敷治疗，以及药物熏蒸、中药离子导入等诸多中医外治疗法，还提出了冬令调补的膏方等治法；2023 年《干燥综合征病证结合诊疗指南》的中医非药物治疗方案中重点推荐了在辨证论治基础上联合针刺或单独使用针刀的治法，以及中药雾化熏眼的治法，还提出了药食同源的中药代茶饮，可与其他疗法结合施用。虽然新版指南对非药物疗法的种类进行了精简,但前述诸多疗法的临床疗效已获得了长期的临床验证,因此依然值得在临床上辨证选用。

2. 日常生活调摄

2017年《燥痹(干燥综合征)中医诊疗方案》中已提出了日常生活调摄对燥痹患者疾病治疗及康复的重要性,并从起居饮食调摄、局部调摄、情志调摄等方面详细论述。在饮食起居方面,该方案建议燥痹患者慎劳累、避风寒,饮食宜偏甘凉滋润之品,如雪梨、荸荠、西瓜、百合、桑椹等;兼气虚者,加山药、大枣、胡萝卜、莲子等;兼血瘀者,加葡萄、柠檬、山楂、洋葱、芹菜等;兼热毒者,加苦瓜、苦菊、薄荷、芥蓝、甘蓝等;同时要忌食肥甘厚味及辛辣之品,禁饮酒。2023年《干燥综合征病证结合诊疗指南》在此基础上强调了患者应适度增加锻炼,并重视全面饮食管理,同时指出长期坚持地中海饮食与患燥痹的可能性低有关,并提出系统补充维生素D有助于减轻干眼症的症状和体征。在局部调摄方面,两版标准均强调了口腔护理、眼部护理及皮肤护理的重要性。在情志调摄方面,2023年指南强调了燥痹患者易并发焦虑、抑郁、疲劳、疼痛和睡眠障碍,并建议可运用中医针刺疗法来改善上述症状。

三、燥痹中医诊疗管理指南解读

中华中医药学会风湿病分会在2023年制定了适合中国国情、具备中医特色、综合医患角度、改善临床现状、多学科共同参与的《燥痹病证结合诊疗指南》,涉及燥痹的诊治原则、中医治疗和全程管理等相关内容,形成了有关燥痹证候的全国专家共识。该指南适用于燥痹病证结合诊断和治疗,为中、西医风湿免疫科医师及相关专业人员提供了中医相对标准化处理策略与方法。

该指南强调"辨病""辨证"相结合,为中西医结合的诊疗指南。其中对"燥痹如何中医诊断?""如何对燥痹进行中医药辨证论治?""中医药如何改善燥痹症状?""燥痹如何辨病治疗?""对燥痹患者如何进行生活调摄?"等中医临床问题提出了推荐意见。

(一)燥痹的中医诊断

该指南指出,燥痹为感受燥热之邪,或湿寒内伏,蕴久化燥,耗伤阴液,痹阻气血,致使脏腑官窍、皮肤筋骨皆失濡养所致的痹病。该中医诊断以典型的临床证候为依据,体现了燥痹的病因、病机。凡临床上符合西医燥痹诊断标准,即2002年AECG修订的燥痹国际分类标准或2016年EULAR/ACR制定的燥痹分类标准,又符合此类中医病机、具备此类证候者,均可从"燥痹"论治。

(二)燥痹的中医药辨证论治

燥痹的中医药治疗采用辨证与辨病相结合的原则。该指南认为,燥痹常见的中医证型为阴虚津亏证、气阴两虚证、阴虚内热证、燥瘀互结证、燥湿互结证,需辨证论治。诊断采用主次症结合的判定方式，各型临床表现中符合主症两条或主症一条、次症两条，再结合舌脉即可诊断。

1. 阴虚津亏证

（1）主症：①口干舌燥；②眼干无泪。次症：①咽干；②鼻干；③皮肤干燥；④大便干或数日一行；⑤舌红，少苔/无苔或有裂纹，脉细、沉细或细弱。

（2）治法：以养阴增液、生津润燥为主。

（3）推荐方剂：沙参麦冬汤（《温病条辨》）合六味地黄丸（《小儿药证直诀》）、增液汤（《温病条辨》）。

2. 气阴两虚证

（1）主症：①口、眼干燥；②神疲乏力。次症：①动则心悸；②气短懒言；③干咳少痰、咽干；④夜尿频；⑤便溏；⑥舌红，苔少而干或有裂纹，脉细弱或细数。

（2）治法：以益气养阴、润燥通络为主。

（3）推荐方剂：生脉饮（《医学启源》）合沙参麦冬汤（《温病条辨》）、四君子汤（《太平惠民和剂局方》）合益胃汤（《温病条辨》）、路氏润燥汤（《路志正风湿病学》）。

3. 阴虚内热证

（1）主症：①口干咽痛，眼干目赤；②手足心热，盗汗或午后热甚。次症：①烦渴多饮，口角干裂；②鼻干鼻衄，干咳；③心烦失眠；④小便短赤，大便干结；⑤舌红或红绛有裂纹，舌苔干燥少津或少苔/无苔，脉细数。

（2）治法：以养阴清热、润燥生津为主。

（3）推荐方剂：一贯煎（《续名医类案》）合青蒿鳖甲汤（《温病条辨》）、清燥救肺汤（《医门法律》）等加减治疗。

如患者出现舌体灼痛、口糜、颐肿、牙龈肿痛、目赤肿痛等表现时，考虑为阴虚热毒者，加白花蛇舌草、黄芩、金银花、连翘、山慈菇、半枝莲、夏枯草等。

4. 燥瘀互结证

（1）主症：①口干不欲饮，眼干少泪；②肌肤甲错或有瘀斑、瘀点。次症：①鼻干，咽干；②关节肌肉疼痛；③肢端皮肤变白变紫；④颐肿不消或瘰疬；⑤舌质暗或有瘀斑、瘀点，或舌下脉络迂曲、青紫，苔少且干，脉涩或细涩。

（2）治法：以滋阴润燥、活血通络为主。

（3）推荐方剂：活血润燥生津汤（《医方集解》引丹溪方）等加减治疗。

5. 燥湿互结证

（1）主症：①口渴不欲饮，目涩多眵；②口中黏腻，脘痞腹胀。次症：①肢体沉重，周身倦怠；②咳嗽，痰黏难出；③关节肿胀、疼痛；④尿频，大便黏滞不爽；⑤舌淡红，苔白腻，脉濡滑。

（2）治法：以润燥祛湿、行气散结为主。

（3）推荐方剂：甘露饮（《太平惠民和剂局方》、乌梅丸（《伤寒论》）、知柏地黄丸（《医宗金鉴》）等加减治疗。

此外，《素问·痹论》言"五脏皆有合，病久而不去者，内舍于其合也"，即五体之痹久而不愈可内转于脏，发为五脏痹。因此，该指南中特别强调应当重视脏腑的传变，当出现燥痹系统性损害时，应辨明标本缓急，并给出了燥痹系统性损害与中医证型的相关对应参考，可据此进行辨证施治（表13.1）。

表13.1　燥痹系统性损害与中医证型主要分布情况

中医证型	呼吸系统受累	泌尿系统受累	血液系统受累	消化系统受累	腺体受累	皮肤受累	心血管系统受累	神经系统受累
阴虚津亏证	●		●	●	●			●
气阴两虚证	●	●		●	●		●	
阴血内热证	●		●	●	●	●		
燥瘀互结证	●				●		●	●
燥湿互结证	●	●		●	●	●		

注：●表示"有"；空白单元格表示"无"。

（三）中医外治法及代茶饮

该指南对以往诊疗方案中所提及的中医外治法进行了细化和精简，同时针对口干、眼干等外分泌腺功能障碍所引起的常见燥痹症状进行了治法推荐，建议采用中医药的针刺、针刀（弱推荐）、中药代茶饮、中药雾化熏眼（强推荐）等治法进行联合治疗。其中，口干严重患者的中药代茶饮推荐选用芦根、铁皮石斛、玉竹、葛根、枸杞子、乌梅、西洋参、太子参、天冬、麦冬等，而眼干严重者则可用菊花、密蒙花、南沙参、决明子、枸杞子、白茅根、桑椹等。中药雾化熏眼方药则仍需结合辨证论治。

（四）燥痹的辨病治疗

该指南认为，随着现代医学的不断发展，燥痹的诊治应当注重"辨证"与"辨病"相结合。辨病治疗中，推荐白芍总苷和雷公藤多苷片等植物类提取药用于燥痹的治疗或可与其他治疗方案联用。该方案强调了"久病入络、脉络痹阻"的病机，认为燥痹患者普遍存在这一兼夹病机，因此需以养阴生津为核心治法，同时加用乌梢蛇、地龙、橘络、丝瓜络、路路通、漏芦、大血藤等药味兼以通络治疗。燥痹患者唾液腺、泪腺等腺体分泌功能下降，可增加具备刺激外分泌腺功能的中药，如生地黄、玄参、白茅根、枸杞子等滋阴生津类药味，以改善患者干燥症状。以上治法并不拘泥于某一中医证型，凡符合中医燥痹诊断的患者均普遍适用。

（五）燥痹患者的生活调摄

该指南建议燥痹患者膳食均衡，推荐燥痹患者戒烟忌酒，少食辛辣、肥甘厚腻之味，宜食甘凉生津润燥之品，加强饮食管理，特别指出长期坚持地中海饮食可能与燥痹患病率低有关；注意用眼及口腔卫生，增加工作生活环境的湿润度，正确漱口、刷牙等；建议医护人员针对燥痹患者多见的烦躁、焦虑、抑郁等心理障碍症状进行情志疏导及健康教育，同时可运用针刺疗法来改善患者焦虑和抑郁的情绪。

四、燥痹中医医疗质量控制指标制定

中医药治疗燥痹具有一定的特色和优势，基于准确辨证的中医治疗可有效改善患者的临床症状及生活质量，延缓病情进展。虽然国内不少中医、中西医结合风湿免疫科正在广泛使用中医或中西医结合方法干预燥痹，但目前仍缺乏一套标准化的中医医疗质量控制指标，这导致许多患者并没有得到相对标准化或规范化的中医治疗，从而出现临床疗效差、病情反复发作、并发症、药物副作用等问题。我们尝试参考燥痹或燥痹的中医指南、专家共识及其他相关文献，构建一套相对标准化的燥痹中医医疗质量控制指标，以改善燥痹患者生活质量为目标，协助并加强/优化中医或中西医风湿免疫科、其他科室医护人员及医疗保健相关人员对燥痹中医医疗质量的管理。我们主要从燥痹的诊断、燥痹的治疗、评估宣教等几个方面制定医疗质量控制指标，涵盖了结构指标、过程指标、结果指标 3 个要素。

（一）燥痹诊断相关的中医医疗质量控制指标

1. 确诊检查率

$$确诊检查率 = \frac{单位时间内发病以来进行了确诊检查的燥痹患者人数}{同期燥痹患者总人数} \times 100\%$$

临床意义：确诊检查是燥痹的西医诊断标准中不可或缺的条件，可在很大程度上提高诊断的准确性，能够反映燥痹西医诊断的规范性。确诊检查需包括抗核抗体谱和唇腺活检中的任意一项，这两项检查对燥痹的西医确诊诊断均有重要价值。该指标可指导并反映医疗人员接诊燥痹患者时西医诊断步骤的规范程度。

2. 整体症状评估率

$$整体症状评估率 = \frac{单位时间内进行了整体症状评估的燥痹患者人数}{同期燥痹患者总人数} \times 100\%$$

临床意义：燥痹患者常见口眼干、乏力、肢体疼痛等症状，严重者口渴严重，出现多饮、多尿、频繁夜醒等问题，严重影响患者生活质量。而对于此类患者，中医药治疗具有独特优势，针对性的评估可反映中医诊疗方案的临床疗效。该项指标中采用 ESSRPI 量表进行评估，对治疗方案的选择和调整具有重要意义。

3. 中医证候量化评估率

$$中医证候量化评估率 = \frac{单位时间内进行了中医证候量化评估的燥痹患者人数}{同期燥痹患者总人数} \times 100\%$$

临床意义：燥痹患者确诊后应进行中医证候量化评估，从中医主症、次症、舌质、舌苔、脉象等维度进行量化评估，评估量表参考 2017 年《燥痹（燥痹）中医诊疗方案》的中医症状疗效评价标准。该项评估是对整体症状评估的良好补充，可以更细化地反映患者的中医证候特点，有助于指导中医辨证，以及后续中医治疗方案的准确选择，也可供治疗后疗效对比使用，对燥痹的中医规范化诊疗有着重要意义。

（二）燥痹治疗相关的中医医疗质量控制指标

1. 口服中药使用率

$$口服中药使用率 = \frac{单位时间内口服中药的燥痹患者人数}{同期燥痹患者总人数} \times 100\%$$

临床意义：经中西医诊断、评估之后，口服中药是最主要的中医治疗手段。该指标能最直接反映燥痹患者中医药治疗的参与度，但该项指标可不局限于中药汤剂的使用，口服中药的剂型及方药也可。除中药汤剂之外，可增加其他中药口服剂型的统计，如丸剂、膏剂、散剂的使用率统计，若有口服的专科协定方或院内制剂，也可进行使用率的统计。多种剂型的使用可满足不同燥痹患者的治疗需求，专科协定方或院内制剂的研发使用是对燥痹中药疗法的有效提升和补充。

2. 中医外治法使用率

$$中医外治法使用率 = \frac{单位时间内使用中医外治法的燥痹患者人数}{同期燥痹患者总人数} \times 100\%$$

临床意义：中医外治法有助于进一步改善燥痹患者的局部症状，如针刺治疗、中药泡洗熏蒸、中药雾化熏眼、中药含漱、穴位或局部贴敷等，多种治法均可有效缓解患者的口眼干涩、关节痹痛、口腔溃疡及疲乏体倦等症状。该项指标的统计亦可进一步拓展，如针对不同的外治手段可以分别进行统计，便于筛选本科室临床使用广泛、有效的中医外治手段。同时，应当关注中医外治法的不良反应，如皮肤潮红、破溃、疼痛、过敏、便秘等，关注不良反应发生率的统计，可帮助进一步筛选出更值得推广、更具安全性的中医外治法。在传统的中药内服之外也可根据患者临床特点施用中医外治法，这体现了医护人员更多样化的中医辨证论治手段。该指标反映了燥痹患者中医外治的参与度。

（三）燥痹评估相关的中医医疗质量控制指标

1. 中医证候疗效评估率

$$中医证候疗效评估率 = \frac{单位时间内每月进行中医证候疗效评估的燥痹患者人数}{同期燥痹患者总人数} \times 100\%$$

临床意义：采用 2017 年《燥痹（燥痹）中医诊疗方案》中的中医症状疗效评价标准进行量化积分，于治疗前、治疗过程中、治疗后分别进行评估计算，建议每月进行 1 次，并根据中医证候疗效评价标准（参照 2002 年《中药新药临床研究指导原则（试行）》）判定疗效。显效：患者治疗前后两次的积分减少 ≥ 70%；有效：患者治疗前后两次的积分减少 ≥ 50%；改善：患者治疗前后两次的积分减少 ≥ 20%；无效：患者治疗前后两次的积分减少 < 20%。中医证候的疗效评估内容涵盖中医主症、次症、舌脉等多方面，是对阶段内的中医药治疗方案疗效的全面评估，可反映临床疗效的优劣，及时指导医护人员进行中医治疗方案的调整。

注：计算公式（尼莫地平法）为 [（治疗前积分 - 治疗后积分）÷ 治疗前积分] × 100%。

2. 生活质量评价率

$$生活质量评价率 = \frac{单位时间内进行生活质量评价的燥痹患者人数}{同期燥痹患者总人数} \times 100\%$$

临床意义：SF-36 量表共有 36 个细分条目，涵盖了生理功能、生理职能、躯体疼痛、总体健康、活力、社会功能、情感职能、精神健康、健康变化 9 个维度，可较好地反映燥痹患者生理健康和心理健康的程度，进一步体现患者所接受的诊疗是否全面。

3. 生活调摄宣教率

$$生活调摄宣教率 = \frac{单位时间内进行生活调摄宣教的燥痹患者人数}{同期首次确诊燥痹患者总人数} \times 100\%$$

临床意义：生活调摄宣教是帮助燥痹患者加强自我疾病管理的重要手段，尤其是对于首次确诊的燥痹患者。生活调摄宣教内容应包括但不限于日常饮食管理，用眼及口腔、皮肤清洁管理，情志疏导，运动指导，以及中医特色茶饮、药膳介绍等。该指标反映了燥痹患者接受中医生活调摄相关知识的情况。

（四）燥痹中医医疗质量控制指标确认表单（表 13.2）

表 13.2　燥痹中医医疗质量控制指标确认表单

项目	医疗质量控制指标	确认（√或 ×）
诊断	1. 如果有燥痹临床症状或体征，或高度怀疑燥痹疾病，发病以来未接受自身抗体或唇腺活检等确诊检查，应对患者进行自身抗体或唇腺活检等检查	

续表

项目	医疗质量控制指标	确认（√或×）
诊断	2. 如果燥痹诊断明确，应对患者整体症状进行评估以指导后续治疗方案，内容涵盖口眼干、乏力、肢体疼痛等症状，评估采用ESSRPI量表	
	3. 如果燥痹诊断明确，应进行中医证候量化评估，从中医主症、次症、舌质、舌苔、脉象等维度进行，评估量表参考2017年《燥痹（燥痹）中医诊疗方案》的中医症状疗效评价标准	
治疗	4. 如果燥痹诊断明确，应加用口服中药治疗，包括中药汤剂、丸剂、膏剂、散剂等各种剂型	
	5. 如果燥痹诊断明确，应加用中医外治疗法改善患者局部症状，包括针刺治疗、中药泡洗熏蒸、中药雾化熏眼、中药含漱、穴位或局部贴敷等多种治法	
评估	6. 如果患者开始接受中医治疗，应进行每月1次的中医证候疗效评估，内容涵盖中医主症、次症、舌脉等方面	
	7. 如果患者接受中医治疗，应对患者进行生活质量评价	
	8. 如果燥痹诊断明确，应对燥痹患者进行生活调摄宣教	

参考文献

[1] 路志正，焦树德. 实用中医风湿病学. 北京：人民卫生出版社，1996：269-285.

[2] 国家中医药管理局办公室. 国家中医药管理局办公室关于印发中风病（脑梗死）等92个病种中医临床路径和中医诊疗方案（2017年版）的通知[EB/OL].（2017-03-13）[2022-11-24]. http：//www. satcm. gov. cn/yizhengsi/gongzuodongtai/2018-03-24/2651. html.

[3] 中华中医药学会风湿病分会. 干燥综合征病证结合诊疗指南. 中医杂志，2024，65（4）：434-444.

[4] 王承德，胡荫奇，沈丕安. 实用中医风湿病学. 北京：人民卫生出版社，2009：328.

[5] SHIBOSKI C H, SHIBOSKI S C, SEROR R, et al. 2016 American College of Rheumatology/European League Against Rheumatism classification criteria for primary Sjögren's syndrome：a consensus and data-driven methodology involving three international patient cohorts. Arthritis & rheumatology，2017，69（1）：35-45.

[6] VITALI C, BOMBARDIERI S, JONSSON R, et al. Classification criteria for Sjögren's syndrome：a revised version of the European criteria proposed by the American-European Consensus Group. Annals of the rheumatic diseases，2002，61（6）：554-558.

[7] 赵岩，贾宁，魏丽，等. 原发性干燥综合征2002年国际分类（诊断）标准的临床验证. 中华风湿病学杂志，2003，7（9）：537-540.

[8] 周新尧，姜泉，唐晓颇，等. 干燥综合征中医证候专家共识. 北京中医药大学学报，2023，46（3）：310-314.

[9] Seror R, Bootsma H, Saraux A, et al. Defining disease activity states and clinically meaning-

ful improvement in primary Sjögren's syndrome with EULAR primary Sjögren's syndrome disease activity (ESSDAI) and patient-reported indexes (ESSPRI). Ann Rheum Dis, 2016, 75 (2): 382-389.

[10] 郑筱萸. 中药新药临床研究指南原则: 试行. 北京: 中国医药科技出版社, 2002.

（洪渌　吴东蛟）

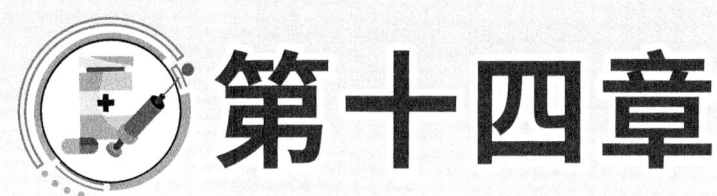

第十四章

抗核抗体检测及质量控制

一、概述

抗核抗体（ANA）是一组将自身真核细胞的各种成分作为靶抗原的自身抗体的总称。随着免疫荧光抗体技术的改进，尤其是培养细胞抗原基质的广泛应用，目前对 ANA 的理解已不局限于细胞核成分，ANA 靶抗原分布由传统的细胞核扩展到现在的整个细胞，包括细胞核、细胞浆、细胞骨架及细胞分裂周期蛋白等。

ANA 可见于各种自身免疫病（autoimmune disease，AID），特别是风湿病，是自身免疫病诊断、鉴别诊断、病情预判的重要依据。在某些自身免疫病中，如慢性活动性肝炎、重症肌无力、慢性甲状腺炎等，ANA 也可出现阳性。在一些正常人，特别是老年人中也可出现低滴度的 ANA。目前，ANA 检测已成为临床上一个极其重要的检查项目，ANA 阳性常提示患者可能存在自身免疫病，滴度越高，与自身免疫病的相关性越大。其中有些抗体也成为疾病诊断的准入标准。

由此可见，ANA 的应用越来越广泛，临床对 ANA 的依赖性越来越高，对其检测质量的期许也随之提高。但是，由于目前 ANA 检测绝大多数仍采用手工操作、自动化程度低、操作人员的技术水平存在差异，以及缺乏标准化检验方法、标准品、抗原生物异质性等问题，其准确性和标准化水平远远逊色于临床生化和临床血液学检测。因此，只有提高 ANA 检测的规范化和标准化，才能保证 ANA 在临床应用的价值。

自 2014 年来，国内外一些共识，如欧洲自身免疫标准化促进会（European Autoimmunity Standardization Initiative，EASI）和自身抗体标准化委员会共同发表的《抗核抗体检测的国际建议》、"ANA 检测荧光模型国际共识（International Consensus on Antinuclear Antibody Pattern，ICAP）"、《自身抗体检测在自身免疫病种的临床应用专家建议》、《抗核抗体检测在临床应用专家共识》等，都对规范 ANA 的检测及其临床应用有重要意义。但这些共识对实验室内部 ANA 检测的指导还不够具体，因此我们将基于这些共识并结合实验室的情况提出一些切实可行的质量控制指标和检测建议，以期进一步推进 ANA 的临床应用和提高检验的质量。

二、抗核抗体检测的临床意义

（一）ANA 及 ANA 谱概念

ANA 是指将真核细胞内各种成分作为靶抗原的自身抗体的总称，又称抗细胞抗体。ANA 为一个大的家族，包括成千上万个成员，形成抗核抗体谱（antinuclear antibodies，ANAs）。抗核抗体的命名，有些是根据靶抗原的生物化学特点［DNA、组蛋白、核糖核蛋白（ribonucleoprotein，RNP）］；有些是根据与该抗体相关的疾病（SSA、SSB：干燥综合征抗原 A、干燥综合征抗原 B；PM-Scl：多发性肌炎/硬皮病）；有些则用首次发现带有该抗体的患者的名字进行命名（Sm、Ro、La）。根据靶抗原不同，将 ANA 谱分为六大类：抗 DNA 抗体、抗组蛋白抗体、抗核小体抗体、抗非组蛋白抗体（抗 ENA 谱和抗着丝点抗体）、抗核仁抗体、抗其他细胞成分抗体（抗线粒体、高尔基体、溶酶体、肌动蛋白、中心体等抗体）。其中 ENA 谱又包括 Sm、nRNP、SSA/Ro、SSB/La、rRNP、Scl-70、Jo-1、PCNA、ku、PM-Scl、Mi-2、PL-12、PL-7、P80、SP100 等。我们在临床应用中需区分 ANA 和 ANA 谱的概念，前者指总抗体，后者指特异性自身抗体。

（二）ANA 检测的临床相关性

抗核抗体检测阳性主要见于各种 AID 患者，特别是系统性 AID，如混合性结缔组织病（mixed connective tissue disease，MCTD）、干燥综合征、SLE、PM/DM 等，也可见于器官特异性 AID、感染、肿瘤患者及健康人群等（表 14.1）。

表 14.1 ANA 免疫荧光抗体技术检测的阳性情况

疾病	ANA 阳性率（%）	疾病	ANA 阳性率（%）
系统性红斑狼疮	95～100	特发性血小板减少性紫癜	10～30
干燥综合征	70～80	结节性多动脉炎	15～25
类风湿关节炎	20～40	自身免疫性肝炎	～75
混合性结缔组织病	95～100	原发性胆汁性肝硬化	～50
多发性肌炎/皮肌炎	30～40	甲状腺疾病	30～50
系统性硬化	85～95	肿瘤	10～30
药物性狼疮	<50	慢性感染	10～50
幼年型类风湿关节炎	20～40	AID 患者一级亲属	30～50
抗磷脂抗体综合征	40～50	妊娠	5～10
雷诺现象	20～60	健康人群	5～10

ANA 在 AID 中发挥着预测疾病、鉴别诊断、病情检测和疗效观测的作用。ANA 可在 AID 患者出现临床症状前的第 5～10 年出现（如抗 SSA 抗体、抗 SSB 抗体），具有预测的作用。部分自身抗体可以监测疾病的发展与治疗效果，如抗 dsDNA 抗体、抗核小体抗体与 SLE 的疾病活动度相关。有些自身抗体也与疾病呈现高度特异性，如抗 U1-RNP 抗体可在多种风湿病中出现，但高滴度的抗 U1-RNP 抗体是 MCTD 的标志，而抗 U1-RNP 抗体常常伴随着抗 Sm 抗体出现在 SLE 中；抗 Sm 抗体、抗核小体抗体是 SLE 特异性血清标志物；抗 SSA 抗体与多种自身免疫病相关，最常见于 SS，也见于 SLE 及原发性胆汁性肝硬化；在 SS 中，抗 SSA 抗体和抗 SSB 抗体一般同时出现，是 SS 的血清标志物；抗 Scl-70 抗体是系统性硬化的特异性自身抗体，与预后不良、肺纤维化相关；而局限性硬皮病可出现抗着丝点抗体，一般预示预后良好；抗 Jo-1 抗体在 PM/DM 中的阳性率为 25%～30%；抗 Mi-2 抗体几乎只出现在 DM 患者中。最重要的是，很多自身抗体被列入了诊断标准（表 14.2）。

表 14.2 常见的纳入 AID 诊断标准的自身抗体

疾病	自身抗体	诊断标准
系统性红斑狼疮	ANA、抗 dsDNA 抗体、抗 Sm 抗体	系统性狼疮国际协作组（SLICC）制定的 SLE 分类标准（2012）
干燥综合征	抗 SSA 抗体	欧洲抗风湿病联盟/美国风湿病学会（EULAR/ACR）制定的 SS 分类标准（2016）
系统性硬化	抗着丝点抗体、抗 Scl-70 抗体、RNA 聚合酶Ⅲ抗体	欧洲抗风湿病联盟/美国风湿病学会（EULAR/ACR）制定的 SSc 分类标准（2013）
自身免疫性肝炎	抗平滑肌抗体（anti-SMA）、抗肝肾微粒体-1（LKM-1）抗体、抗可溶性肝抗原抗体（anti-SLA）	国际自身免疫性肝炎组织 AIH 简化诊断标准（2008）
ANCA 相关性血管炎	核周型抗中性粒细胞胞浆抗体（p-ANCA）、胞浆型抗中性粒细胞胞浆抗体（c-ANCA）、抗髓过氧化物酶（MPO）抗体、抗蛋白酶 3（PR3）抗体	查珀尔希尔共识会议（CHCC）血管炎分类标准（2012）

除了上述自身抗体，还有一些与自身免疫病相关性较弱的抗体，如抗 DFS-70 抗体单独出现时，可作为 AID 排除诊断的实验室指标；抗 Ro-52 抗体常在健康患者中出现，不具有疾病特异性。目前，还有很多 ANA 的临床意义尚不明确，仍需要通过大量临床实践和流行病学资料来证明。

三、抗核抗体检测的方法

ANA 检测一般分为 ANA 总抗体检测和针对靶抗原的特异性自身抗体检测。

（一）ANA 总抗体检测

ANA 总抗体的筛查主要采用以 HEp-2 细胞为基质的间接免疫荧光法（indirect immunofluoresence assay，IFA），该方法是目前公认的 ANA 检测的参考方法。HEp-2 细胞具有抗原丰富、保持抗原天然结构的特点，荧光核型可用于初步判断抗体的性质，并指导特异性自身抗体的进一步检测。ANA 检测常见核型及临床相关性见表 14.3。虽然 ANA 荧光核型有一定的指示作用，但是仅根据荧光核型特点来推断抗体的特异性是片面的，应根据特异性自身抗体的检测方法［线性免疫印迹法（linear immunoblot assay，LIA）、酶联免疫吸附分析（enzyme-linked immunosorbent assay，ELISA）等］来确定。ANA 常见特异性自身抗体及相关 AID 见表 14.4。

表 14.3　ANA 检测常见核型及临床相关性

荧光核型	靶抗原	对应自身抗体的临床相关性
均质型	dsDNA	对 SLE 高度特异，与 LN 及 SLE 疾病活动度相关
	核小体	SLE 较为敏感和特异的分子标志物之一，也可于 DIL 患者中检出
	组蛋白	见于多种自身免疫病（如 DIL、SLE、RA 等），对疾病诊断和预后预测价值小
致密颗粒型	DFS-70	单阳性有助于临床排除抗核抗体相关自身免疫病
Topo Ⅰ 型	Scl-70	SSc 特异性分子标志物（dcSSc 多见），也可见于少数 SLE 患者
着丝点型	CENP-A/B/C	SSc 诊断标准之一（lcSSc 相关性高），也可于 SS、SLE、PBC 及 RA 患者中检出
粗颗粒型	Sm	对 SLE 高度特异，是 SLE 的诊断标准之一
	U1-snRNP	可见于 UCTD、SSc、AIM、SS 及其他疾病，是 MCTD 诊断标准之一
	RNA 聚合酶Ⅲ	常见于 SSc，且易并发恶性肿瘤
	hnRNP	可见于 RA、白塞综合征和 MS 等疾病
细颗粒型	SSA/Ro60	SS 诊断标准之一，还可于 SLE、RA 等自身免疫病患者中检出，与孕妇完全性心脏传导阻滞及新生儿并发症相关
	SSB/La	常与 SSA/Ro60 同时在 SS 患者中检出
	Mi-2	肌炎特异性抗体之一，对 DM 有较高特异性
	Ku	肌炎相关抗体可在多种自身免疫病患者中检出，包括 MCTD、SLE、SS、SSc
	TIF1-γ	肌炎特异性抗体之一，可见于成人 DM 和 JDM 患者

续表

荧光核型	靶抗原	对应自身抗体的临床相关性
核多点型	Sp100	常见于 PBC 患者，也可于 AIH、丙肝和 PSC 患者中检出
	PML	常见于 PBC 患者，也可于 AIH、丙肝和 PSC 患者中检出
	NXP2	肌炎特异性抗体之一，可见于 JDM 和成人 DM 患者
核少点型	P80-螺旋蛋白	对疾病阳性预测值较低
	SMN	对疾病阳性预测值较低
核仁均质型	PM-Scl	常见于 PM/SSc 重叠征和 dcSSc 患者，也可见于 PM/DM
	Th/To	常见于 lcSSc
	B23	常见于 SSc 患者，与限制性肺疾病及肺动脉高压相关
	C23	可见于结缔组织病患者，如 SSc 和 SLE
核仁斑片型	U3-snoRNP/核纤蛋白	常见于 SSc 患者，与 dcSSc 高度相关，与严重肺部疾病相关，包括肺纤维化及肺动脉高压
核仁颗粒型	RNA 聚合酶 I	常见于 dcSSc 患者
	NOR-90	可在 SSc、RA、SLE、SS 等多种自身免疫病，以及恶性肿瘤（如肝细胞癌）患者中检出
光滑核膜型	核纤层蛋白 A/B/C	无疾病特异性
点状核膜型	gp210	PBC 特异性诊断指标
	nup62	诊断 PBC 特异性高但灵敏度较低
	Tpr	无疾病特异性
	核纤层蛋白 B 受体	PBC 特异性抗体，但检出率低
PCNA 型	PCNA	可见于 SLE、SSc、SS、RA 等 SARD 患者
着丝点 F 型	CENP-F	与恶性肿瘤和细胞异常增殖性疾病相关
胞浆线性/肌动蛋白型	F-肌动蛋白	AIH-1 患者特异性抗体之一，并与疾病活动度相关
	非肌肉肌球蛋白	在 HCV 相关的慢性肝病患者中检出
胞浆丝状/微管型	波形蛋白	不同疾病可检出，但极少在 SARD 患者中检出
	细胞角蛋白	对 RA 特异性较高，且与疾病活动度相关
	微管蛋白	可见于格林-巴利综合征、慢性炎性脱髓鞘性多发性神经病、风湿性舞蹈症、自身免疫性甲状腺病、1 型糖尿病和某些病毒或寄生虫感染等患者
胞浆节段型	α-辅肌动蛋白	与 SLE 疾病活动度及 LN 相关，也可见于 RA、SS 及 AIH-1 等疾病患者

续表

荧光核型	靶抗原	对应自身抗体的临床相关性
胞浆散点型	GW 小体	常见于 SS 患者和具有神经系统症状（如共济失调、运动 / 感觉神经病变）的患者，也可见于 SLE 及 RA 患者
	EEA1	见于多种病症，约 40% 患者有神经系统疾病，也可见于各种系统性自身免疫病和器官特异性自身免疫病，如 SS、间质性肺纤维化及 UCTD 等患者
胞浆致密颗粒型	核糖体 P 蛋白	SLE 特异性抗体之一，且更常见于儿童和青少年 SLE 患者
	PL-7、PL-12	属于肌炎特异性抗体，可见于 PM/DM 患者
	SRP	免疫介导的坏死性肌病诊断标准之一
胞浆细颗粒型	Jo-1	属于肌炎特异性抗体，是 PM/DM 的特异性诊断标志物，在抗合成酶抗体综合征患者中检出率最高
胞浆网状 / 线粒体样型	AMA-M2	PBC 的特异性血清学标志物
胞浆极性 / 高尔基体样型	高尔基体	无疾病特异性
胞浆棒环状型	IMPDH2	在接受聚乙二醇干扰素 -α / 利巴韦林联合治疗的 HCV 感染患者中检出
中心体型	中心体	检出率极低，可见于 SSc、RA 及 SLE 等自身免疫病患者
纺锤体型	NuMA2	对任何疾病的阳性预测价值都很低
NuMA 样型	NuMA1	多见于 SS 和 SLE 患者，也可见于 UCTD、lcSSc 和 RA 等患者
细胞间桥型	内着丝粒蛋白	对任何疾病的阳性预测价值都很低
	MPP1	对任何疾病的阳性预测价值都很低
染色体型	MCA	对任何疾病的阳性预测价值都很低

注：SLE：系统性红斑狼疮；LN：狼疮性肾炎；DIL：药物性狼疮；RA：类风湿关节炎；SS：干燥综合征；SSc：系统性硬化征；dcSSc：弥漫性皮肤型系统性硬化；lcSSc：局限性皮肤型系统性硬化；MCTD：混合性结缔组织病；UCTD：未分化结缔组织病；DM：皮肌炎；PM：多发性肌炎；JDM：幼年型皮肌炎；AIM：自身免疫性肌病；AIH：自身免疫性肝炎；PBC：原发性胆汁性肝硬化；PSC：原发性硬化性胆管炎；HCV：丙肝病毒。MS：多发性硬化症；SARD：系统性自身免疫病。

表 14.4 ANA 常见特异性自身抗体及相关 AID

特异性自身抗体	主要相关 AID
抗 dsDNA 抗体	系统性红斑狼疮
抗组蛋白抗体	系统性红斑狼疮、药物性狼疮、类风湿关节炎
抗核小体抗体	系统性红斑狼疮

续表

特异性自身抗体	主要相关 AID
抗 SSA 抗体	干燥综合征、系统性红斑狼疮
抗 SSB 抗体	干燥综合征、系统性红斑狼疮
抗 nRNP 抗体	混合性结缔组织病
抗 Sm 抗体	系统性红斑狼疮
抗 Ku 抗体	多发性肌炎/系统性硬化（PM/SSc）的重叠综合征
抗 DFS-70 抗体	与自身免疫病相关度不高
抗 Sp100 抗体	原发性胆汁性肝硬化
抗着丝点抗体	系统性硬化（局限型）
抗 Scl-70 抗体	系统性硬化（弥漫型）
抗 PM-Scl 抗体	多发性肌炎/系统性硬化（PM/SSc）的重叠综合征
抗 Jo-1 抗体	多发性肌炎、皮肌炎
抗核糖体抗体	系统性红斑狼疮
抗线粒体抗体	原发性胆汁性肝硬化
抗 PCNA 抗体	系统性红斑狼疮
抗肌动蛋白抗体	自身免疫性肝炎
抗中心粒抗体	系统性硬化

随着 ANA 在临床实验室的常规开展和免疫学检测技术的发展，IFA 检测 ANA 也受到了其他免疫学检测技术的挑战，现已发展了基于纯化抗原（细胞或组织）、重组抗原、人工合成抗原的固相免疫学技术（solid phase assays，SPA），如 ELISA、化学发光免疫测定（chemiluminescent immunoassay，CLIA）、高通量流式免疫法（multiplex flow cytometric immunoassay，MFIA）等。当使用以上这些方法来筛查 ANA 总抗体时，其制作过程会导致抗原减弱或失活，可能会丢失某些空间构象的表位，导致检出敏感性不及 IFA；尽管 SSA、SSB、Jo-1、rRNP 等在 HEp-2 细胞中含量相对较低（这导致该类 ANA 用 IFA 检测时也会出现阴性或者弱阳性的表现），但 IFA 检测始终是 ANA 检测的金标准和首选方法。

（二）特异性自身抗体检测

对于特异性自身抗体的检测，目前国内采用的方法主要是 LIA、ELISA、CLIA 等，其中应用最广泛的是 LIA，它通过将多种 ANA 靶抗原包被在固相载体表面，实现 ANA 特异性自身抗体的相对高通量检测。这种方法可以实现一次实验操作同时检测多种自身抗体并进行抗体的分类。ELISA 检测特异性自身抗体具有高敏感性、定量及自动化的特点，但只适用于单项、批量检测。目前逐渐发展起来的CLIA相较ELISA具有更高的敏感性和自动化程度，可随时待检，且在项目组合上更加灵活。此外，更多的高通量检测技术将应用于ANA特异性检测，主要包括固相生物芯片技术、液相生物芯片技术，但该类方法缺乏临床验证数据，仍处于起步阶段。因此，对于自身抗体的检测，须明确相关的临床意义和检测方法学特点，以便合理选择检测方法。

四、抗核抗体检测的质量控制

ANA在AID的诊疗中发挥着越来越重要的作用。随着国际检测技术的迅速发展和人们认知水平的提高，ANA的检测在国内也得到迅速的发展。然而，由于检测技术的良莠不齐、质量管理不足等，ANA的检测仍存在诸多问题，这给临床医师的诊疗工作带来了新的挑战。因此，ANA检测的规范化和实验室内部的质量控制标准化显得尤为重要。

（一）抗核抗体检测的规范化

2014年，EASI和自身抗体标准化委员会共同发表了《抗核抗体检测的国际建议》，该建议把IFA检测ANA确立为参考方法，也明确了ANA及特异性自身抗体检测的适用范围。自身抗体免疫国际研讨会上形成了关于IFA检测ANA荧光模型的第一个国际共识（ICAP），从此，ANA荧光模型的分类和命名有了明确的国际标准。之后的ICAP会议相继补充了新的荧光模型，明确了ANA报告的方式。2019年，ICAP对ANA不同荧光核型所对应的临床相关性作了详细描述。基于这些规范指南，国内专家结合我国国情发布了《自身抗体检测在自身免疫病中的临床应用专家建议》《抗核抗体检测的临床应用专家共识》，这些共识在ANA的正确定义、临床适用范围、检测方法、荧光模型命名和分类、检测结果报告、临床价值等方面均提出了建议。上述这些国内外建议和共识对ANA检测的规范化起到了重要的作用，而正确理解和实践指南中的内容是保证ANA检测质量的前提。因此，我们结合实际工作经验对这些建议进行了提炼，从拟定检测项目及检测流程、结果解释等方面提供了参考建议。

1.ANA检测的临床应用范围

（1）建议对于临床疑似AID患者，特别是多器官受累的系统性AID患者，检测ANA及特异性自身抗体。在治疗过程中，建议选择定量方法（ELISA或者CLIA）检测某些与疾病活动度相关的抗体（抗核小体抗体、抗中性粒细胞胞浆抗体等），用于评估疗效及指导治疗。

（2）建议对高危人群筛查ANA，如育龄期妇女、AID直系亲属、处于易诱发AID环境者及免疫功能异常者。

（3）不建议对没有特异性自身免疫病临床表现的个体进行ANA筛查，因为非自身免疫病（肿瘤）患者或少数健康人群在没有临床特征时也可出现低滴度的自身抗体。对于上述情况，临床无需过度解读。

2.检测方法选择

（1）推荐以HEp-2细胞为实验基质的IFA作为ANA检测的参考方法和首选方法。用

IFA 初筛，若结果为阳性，需进行 ANA 特异性自身抗体检测。若临床高度怀疑 AID，无论 ANA 总抗体的检测结果如何，都需要进行特异性自身抗体的检测。

（2）IFA 检测 ANA 的稀释方法有倍比稀释和 $\sqrt{10}$ 稀释系统，倍比稀释（1∶80、1∶160、1∶320、1∶640、1∶1280……）和 $\sqrt{10}$ 稀释系统（1∶100、1∶320、1∶1000、1∶3200……）的结果不可进行直接比较。

（3）ANA 特异性自身抗体可采用多种免疫学方法检测，包括 LIA、ELISA、CLIA 等，临床医师应根据不同方法的应用特点及临床需求进行合理的选择。当同一种抗体用不同方法检测的结果不同时，应通过更特异的检测方法进行确认。

（4）建议以半定量或定量方式表达自身抗体的检测结果，因为部分抗体与疾病活动度相关，定量或半定量的方式有利于疾病的监测与疗效评估。

（5）抗 dsDNA 抗体检测使用绿蝇短膜虫为基质的 IFA、放射免疫法（Farr 氏法）或 ELISA。放射免疫法检测高亲和力抗 dsDNA 抗体的特异性高，但出于环境保护的考虑，该法使用受限；IFA 可用于检测高亲和力抗 dsDNA 抗体，但只能定性不能定量；ELISA 敏感性高于前两者，但也会检测到没有临床意义的低亲和力抗 dsDNA 抗体。因此条件允许的情况下，一般建议用两种方法（IFA 和 ELISA）互证。

（6）抗 dsDNA 抗体作为 SLE 疾病活动度的监测指标，应定期用同种方法定量检测。对于活动期的 SLE 患者，推荐 6～12 周检测 1 次；对于稳定期的患者，推荐 6～12 个月检测 1 次。

3. 检测结果报告

（1）IFA-ANA 检测结果报告的内容应包括检测方法、定性结果、荧光模型、滴度及必要的临床建议。

（2）混合核型报告应按照细胞核、细胞浆、细胞有丝分裂的顺序进行；同一级别的核型，根据滴度高低顺序依次报告。

（3）不推荐使用 ANA 滴度值的变化来反映 AID 的活动性和疗效性，虽然部分特异性自身抗体（抗 dsDNA 抗体、抗核小体抗体等）与 AID 活动度相关，但 ANA 滴度值与病情严重性没有必然联系。一般滴度越高，患 AID 的可能性越大，所以没必要对 ANA 做连续的跟踪检测。

（4）ANA 荧光模型与特异性自身抗体之间并非完全一致。同一种自身抗体可以出现不同的荧光模型，不同的自身抗体也可以出现相同的荧光模型。

4. 常见 ANA 总抗体和特异性自身抗体检测结果不符的实验室解读

（1）IFA 阳性/ILA 阴性，或者 IFA 阳性/ELISA 阴性：IFA 所用的天然抗原具有结构完整和抗原丰富的特点，相较 ILA 或者 ELISA 能捕获更多的抗体。现阶段，使用 LIA 或者 ELISA 提纯的抗原少，只限十余种，同时包被工艺破坏了一些抗原的结构，这导致体内抗体无法更好的结合。

（2）IFA 阴性/ELISA 阳性：大多数具有临床价值的 ANA 为 IgG 型，部分患者的抗核抗体表现为 IgA 或者 IgM 型。IFA 只检测 IgG，而 ELISA 可检测 IgG、IgA、IgM 等所有的抗体，因此 IgA 或者 IgM 型的患者往往总抗体表现为阴性。另一原因是某些抗体在 HEp-2 细胞中弱表达，如抗 Jo-1 抗体、抗 SSA/Ro 抗体，这常常导致部分干燥综合征或者肌炎患者的荧光检测表现为阴性。

（3）ILA 阴性/ELISA 阳性：ILA 中的抗原经过聚丙烯凝胶电泳后变成线性结构，因此只识别立体结构的抗体无法与之结合（大约 15% 的抗 SSA 抗体只识别立体结构）。ELISA 在这方面检测要求不高，敏感性会强于 ILA。

（二）抗核抗体检测的实验室质量控制

要想把控抗核抗体在实验室检测的质量，就要从检验的全程考虑，包括分析前、分析中、分析后 3 个方面。

1. 分析前的质量控制

（1）项目的选择：临床医师需要充分了解抗核抗体的预期用途，并根据临床症状等具体情况提出检测申请，以确保检测结果具有针对性和临床指导价值。具体项目选择建议参照上述 ANA 检测规范中检验方法的相关内容。

（2）标本的采集：一般建议采用血清，有特殊需要时也可采用脑脊液、胸腔积液和腹水（如对狼疮性脑病患者检测脑脊液中的抗核抗体）。乙二胺四乙酸和枸橼酸盐会螯合血浆中的金属离子，增强竞争反应，减弱非竞争性反应和荧光分析，因此使用血浆检测时请慎重。

（3）性能验证：性能验证是为了确保实验室开展的检验项目所应用的检测系统的分析性能或方法学能够满足检测及临床要求，从而保证患者标本检测结果准确、可靠。任何新项目开展前，或者仪器使用过程中发生主要部件损坏、仪器搬迁等情况都需要进行性能验证。根据中华人民共和国卫生行业标准《定性测定性能评价指南》（WS/T 505-2017）和《临床免疫学定性检验程序性能验证指南》（CNAS-GL038），以及《间接免疫荧光法用于抗核抗体实验室检测的中国专家共识（2023 年）》，我们以抗核抗体荧光检测为例，对性能验证做如下阐述，验证内容至少包括符合率、精密度、参考区间等。

1）符合率：符合率验证包括诊断符合率验证和方法符合率验证。诊断符合率验证是指根据诊断准确度标准是否明确来验证诊断符合率；方法符合率验证是指当诊断准确度标准不明确时，采用评估方法符合率的方式来实现符合率的验证，包括不同方法学或/和相同方法学在不同实验室间的比对。

以 HEp-2 细胞为实验基质的 IFA 检测 ANA 的符合率通常在选择同品牌试剂进行比对后得出，优先选择通过中国合格评定国家认可委员会（China National Accreditation Service for Conformity Assessment，CNAS）等权威机构认证或认可的实验室。比对样本要求：① 30 份血清样本，阴性、临界阳性（弱阳性）及阳性样本各 10 份，一般界定弱阳性标本的滴度为 1∶80 或 1∶160；②阳性、弱阳性样本应尽量覆盖临床常见的或主要的荧光模型（如细胞核均质型、细胞核颗粒型、细胞浆核型等）；③阴性样本应选择显微镜下无明显荧光或有荧光亮度但核型不清的样本；④滴度需包括（以倍比稀释滴度为例）低（1∶80～1∶160）、中（1∶320～1∶640）、高（≥1280）；⑤也可采用本科室参加室间质量评价的结果进行比较，根据阴阳性结果统计符合率。

将比对样本随机分为5组，每组6个样本，每天检测1组，连续检测5天，按照患者样本检测程序进行检测。判读标准：阴阳性一致，阳性样本荧光模型相同且在均值上下一个滴度范围内为符合，符合率≥80%为可接受标准。

2）精密度：精密度指在规定条件下对样本反复多次测量，测得量值之间的一致程度，包括批间精密度和批内精密度。

至少检测阴性、弱阳性（倍比稀释系统选用1∶160）2个水平，弱阳性样本可选用临床常见荧光模型（均质型或者颗粒型等）。批内和批间精密度可同时验证，按照每天检测1个分析批，每个样本每天重复检测3~5次，连续检测5天的方案进行。评价标准：阴阳性一致，阳性样本荧光模型一致，在均值上下一个滴度范围内浮动为相符，符合率≥80%判定为可接受标准。

3）参考区间：每个项目应确立符合实验室条件的参考区间。从健康体检人群中选取至少20例标本，首先验证试剂盒厂家提供的参考区间，90%参考区间验证样本ANA测定值为阴性，则验证通过。如不能验证厂家提供的参考区间，需设定适合本地区本实验室的参考区间。

4）人员比对：包括实验操作比对和（或）结果判读比对。当实验室采用手工法进行以HEp-2细胞为实验基质的IFA检测ANA操作时，或者采用全自动荧光仪时，需进行不同人员的操作比对和判读比对。比对样本应包括阴性、弱阳性和阳性样本至少各3份。人员间判读比对标准：阴阳性一致，阳性样本荧光模型一致，在上下一个滴度范围内浮动为相符，符合率≥80%判定为可接受标准。

（4）人员培训：以HEp-2细胞为实验基质的IFA对读片人员要求比较高，因此，实验室在正式开展该项目前需要对操作人员进行培训。但是国内目前还没有权威的评价机构来评价判读人员的资质，所以专业人员只能通过参加各个临床检验中心的培训、各种国家或省市级学习班或者到上级医院进修来提升技术水平。组内人员之间要定期进行比对以保证组内一致性。

2. 分析中的质量控制

（1）标准操作规程建立：建立"标准化操作规程（standard operating procedure，SOP）"指导整个检验过程。该SOP文件应规定ANA检测的相关内容，包括检验原理、试剂厂家信息、校准方法、操作步骤、质量控制程序、维护保养步骤，还应包括结果解释、临床意义等。

（2）试剂批号间比对：新批号试剂启用完成批号验证，留样再测，总样本数≥10份，其中阳性样本选取需包括常见核型（均质型、核颗粒型、核点型、核膜型和胞浆颗粒型等）。评价标准：阴阳性一致，阳性样本荧光模型一致，在上下一个滴度范围内浮动为相符，符合率≥80%判定为可接受标准。

（3）室内质量控制：每一批次患者样本检测必须同时进行质量控制产品（简简"质控品"）

检测。质控品可选用商品化产品，也可实验室自行制备。较为理想的质控品是商品化质控品，自制质控品需要做好稳定性、均一性的验证。

1）室内质控品：以 HEp-2 细胞为实验基质的 IFA 检测 ANA 实验的室内质控品要求血清基质，同标本一样进行阴性、弱阳性（倍比稀释系统：1∶80 或 1∶160；$\sqrt{10}$ 稀释系统：1∶100 或 1∶320）和阳性（倍比稀释系统：≥1∶640；$\sqrt{10}$ 稀释系统：≥1∶3200）3 个水平的检测；如条件有限，至少做 2 个水平的检测，即阴性和弱阳性。阳性质控品荧光模型应选用临床常见的单一荧光模型，如核颗粒型或均质型。目前商品化质控品的核型覆盖还不够全面，部分大型实验室会通过自制质控品来弥补这一问题。

2）自制室内质控品：将 ANA 阴性、弱阳性和阳性混合血清作为室内质控品，充分混匀分装后对自制质控品进行均匀性和稳定性验证。

3）室内质量控制判断规则：判断质量控制结果在控需同时满足：①阴阳性一致；②阳性质量控制荧光模型一致；③阳性质控品的滴度在靶值上下一个滴度范围内。上述条件任何一项不符即可判读为质量控制不在控。

4）参加室间质量评价和实验室间比对：实验室应参加国际或者国家权威组织的室间质量评价以推进自身抗体检测的标准化。自 2002 年起，我国开展了全国范围的自身抗体检测质量控制工作。经过十余年的发展，室间质量评价的覆盖范围从几百家到千余家，且现在范围也越来越广。室间质量评价要求如下：①参加国家卫生健康委员会临检中心室间质量评价（external quality assessment，EQA），EQA 成绩合格率≥80%；②参加各省市临床检验中心室间质量评价，成绩合格率≥80%；③实验室间比对：对于部分没有 EQA 的检验项目，实验室应与高级别实验室或同级实验室比对，样品至少 5 份（包括阴性和阳性水平），每年至少进行 2 次，样本符合率≥80%。

5）检测中的干扰因素及注意事项：需要充分了解自身抗体检测的影响因素。需要注意的情况包括：①采用 IFA 检测 ANA 时，应警惕钩状效应的影响，如果患者自身抗体浓度过高，可能会出现假阴性或假低滴度的表现，此时在荧光片呈现中心弱、外周强的现象或者细胞荧光表现不均一，需对样本进行滴度稀释，这样就会出现高滴度阳性的结果。②应用 LIA 检测时，溶血或黄疸可能会使膜条的背景很深，干扰阳性结果的辨识，这种情况下请选择其他方法确认结果。③有些药物治疗会引起个别自身抗体阳性或阴性，如降压药、抗生素等，接受干扰素治疗的丙肝患者会出现棒环状核型。

3. 分析后的质量控制

（1）荧光模型命名的标准化：实现 IFA-ANA 荧光模型命名和描述的标准化是实现 IFA-ANA 检测结果在不同实验室间互认的前提，也是保证检测质量的关键步骤。2014 年，第 12 届自身抗体免疫国际研讨会上形成了 IFA 检测 ANA 荧光模型的第一个国际共识（ICAP），ANA 荧光模型的分类和命名自此有了明确的国际标准。随后 ICAP 又对各类 ANA 荧光模型的鉴定要点进行了详细描述，确立了不同荧光模型的临床相关性。2021 年，第 6 届 ICAP 工作会议对 ANA 荧光模型命名分类树进行了修订，建议目前临床可报告荧光模型共 30 种（AC-

0～AC-29）。根据荧光核型识别难易程度，ICAP将30种核型分为基础型（必报核型）和专家级别型（选报核型）（图14.1）。基于以上共识及国内检测的临床实践，建议必报模型16种，包括阴性（AC-0）、均质型（AC-1）、致密颗粒型（AC-2）、着丝点型（AC-3）、核颗粒型（AC-4、AC-5）、核点型（AC-6、AC-7）、核仁型（AC-8、AC-9、AC-10）、核膜型（AC-11、AC-12）、核多形性型（AC-13、AC-14）、胞浆线性/肌动蛋白型（AC-15）、胞浆纤维型（AC-16、AC-17）、胞浆颗粒型（AC-19、AC-20）、胞浆网状/线粒体样型（AC-21）、胞浆极性/高尔基体样型（AC-22）、胞浆棒环状型（AC-23）和有丝分裂期型（AC-24、AC-25、AC-26、AC-27、AC-28）（图14.1）。

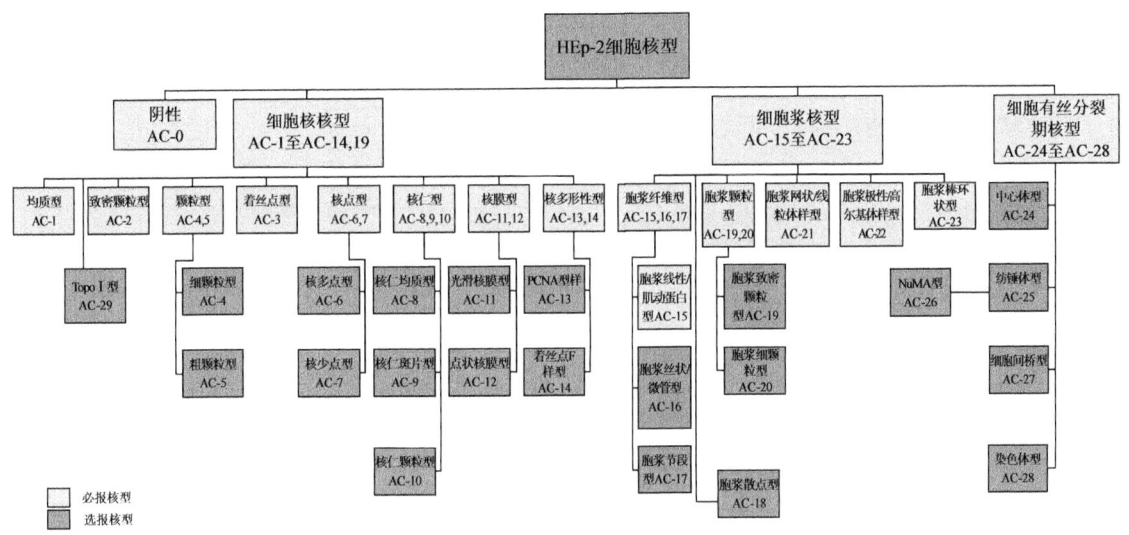

图14.1 ICAP中以HEp-2细胞为实验基质的IFA荧光核型分类及命名

（2）ANA结果报告模板的标准化：报告的标准化对于临床医师解读报告及检测结果的互认是十分必要的。IFA-ANA检测结果报告的内容应包括检测方法、定性结果（阳性/阴性）、荧光模型、滴度及必要的临床建议。在前面的描述中我们已对报告的内容及方式提出了建议，现模拟一份报告供参考（表14.5）。

表14.5 IFA-ANA检测结果报告范例

类型	项目名称	结果	参考区间	方法学
A	抗核抗体 IgG	阴性（＜1∶80）	阴性（＜1∶80）	间接免疫荧光法
B	抗核抗体 IgG	阳性（↑） 均质型（AC-1），1∶1280 核颗粒型（AC-4），1∶80	阴性（＜1∶80）	间接免疫荧光法

注：以1∶80作为筛查滴度的实验室作为范例；A为ANA阴性结果，B为ANA阳性结果。

（3）提供正确的咨询服务：自身抗体检测的质量保证除了依靠各类规范共识、实验室标准程序及国家的质量管理外，充分的临床沟通也必不可少。对于临床诊断不符、有怀疑的结果，检验医师应该积极主动跟临床医师沟通，这也是提高ANA临床应用价值的方式。

参考文献

[1] MAHLER M, MERONI P L, BOSSUYT X, et al. Current concepts and future directions for the assessment of autoantibodies to cellular antigens referred to as anti-nuclear antibodies. J Immunol Res, 2014, 2014: 315179.

[2] PETRI M, ORBAI A M, ALARCON G S, et al. Derivation and validation of the Systemic Lupus International Collaborating Clinics classification criteria for systemic lupus erythematosus. Arthritis Rheum, 2012, 64(8): 2677-2686.

[3] SHIBOSKI C H, SHIBOSKI S C, SEROR R, et al. 2016 American College of Rheumatology/European League Against Rheumatism classification criteria for primary Sjögren's syndrome: aconsensus and data-driven methodology involving three international patient cohorts. Arthritis Rheumatol, 2017, 69(1): 35-45.

[4] VAN DEN HOOGEN F, KHANNA D, FRANSEN J, et al. 2013 classification criteria for systemic sclerosis: an American college of rheumatology/European league against rheumatism collaborative initiative. Ann Rheum Dis, 2013, 72(11): 1747-1755.

[5] HENNES E M, ZENIYA M, CZAJA A J, et al. Simplified criteria for the diagnosis of autoimmune hepatitis. Hepatology, 2008, 48(1): 169-176.

[6] JENNETTE J C, FALK R J, BACON P A, et al. 2012 revised International Chapel Hill Consensus Conference Nomenclature of Vasculitides. Arthritis Rheum, 2013, 65(1): 1-11.

[7] MERONI P L, SCHUR P H. ANA screening: an old test with new recommendations. Ann Rheum Dis, 2010, 69(8): 14201422.

[8] DAMOISEAUX J, ANDRADE L E C, CARBALLO O G, et al. Clinical relevance of HEp-2 indirect immunofluorescent patterns: the International Consensus on ANA patterns (ICAP) perspective. Annals of the Rheumatic Diseases, 2019, 78(7): 879-889.

[9] AGMON-LEVIN N, DAMOISEAUX J, KALLENBERG C, et al. International recommendations for the assessment of autoantibodies to cellular antigens referred to as anti-nuclear antibodies. Ann Rheum Dis, 2014, 73(1): 17-23.

[10] CHAN E K, DAMOISEAUX J, CARBALLO O G, et al. Report of the First International Consensus on Standardized Nomenclature of Antinuclear Antibody HEp-2 Cell Patterns 2014-2015. Front Immunol, 2015, 6: 412.

[11] 中国免疫学会临床免疫分会. 自身抗体检测在自身免疫病中的临床应用专家建议. 中华风湿病学杂志, 2014, 18(7): 437-443.

[12] 胡朝军, 周仁芳, 张蜀澜. 抗核抗体检测的临床应用专家共识. 中华检验医学杂志, 2018, 41(4): 275-280.

[13] 中国中西医结合学会检验医学专业委员会, 上海市医学会检验医学专科分会. 间接免疫荧光法用于抗核抗体实验室检测的中国专家共识（2023）. 中华检验医学杂志, 2023, 46(11): 1149-1163.

（华馨　廖于峰）

第十五章

类风湿关节炎医疗质量控制案例——提高类风湿关节炎疼痛评分准确性

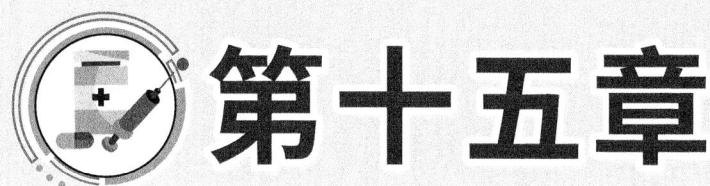

类风湿关节炎是一种进展性炎症性疾病,其特征为滑膜的增生及持续失控的炎症,导致慢性破坏性多发性关节炎。关节疼痛是该类疾病患者的主要临床症状,且疼痛具有反复发作且长期伴随的特点。一旦患有该病,患者的生活质量就会受到严重影响,心理压力也会随之增加,不利于患者的身心健康。根据一项多国流行病学调查显示,60% 的 RA 患者认为疼痛在类风湿关节炎缓解中最为重要。患者对疾病的整体评价(PtGA)是类风湿关节炎是否达到缓解标准的关键因素,而疼痛则是患者对于疾病整体评价(PtGA)> 1 的最显著预测因子。因此,临床医护人员对于疼痛的关注程度越来越高,并根据疼痛的特点采取了相应治疗方案和护理方法,以改善患者康复环境。然而如果不能恰当地评估疼痛,我们将不能合理地治疗疼痛。

PDCA 管理循环是由美国质量管理专家戴明于 1954 年提出的,也称为戴明循环,是质量管理活动中最常用的方法,它按照计划(Plan)、实施(Do)、检查(Check)、处理(Action)4 个阶段进行质量管理,4 个环节环环相扣、缺一不可(图 15.1)。

类风湿关节炎疼痛评分的评估在整个诊疗过程中占据了十分重要的地位,我们希望通过 PDCA 管理循环模式使类风湿关节炎疼痛评分的准确率得到提高。

一、计划(Plan)

(1)选定主题:提高类风湿关节炎疼痛评分准确性。

(2)制订活动计划:甘特图(图 15.2)(PDCA 的时间分布尽量遵循 3∶4∶2∶1 原则)。

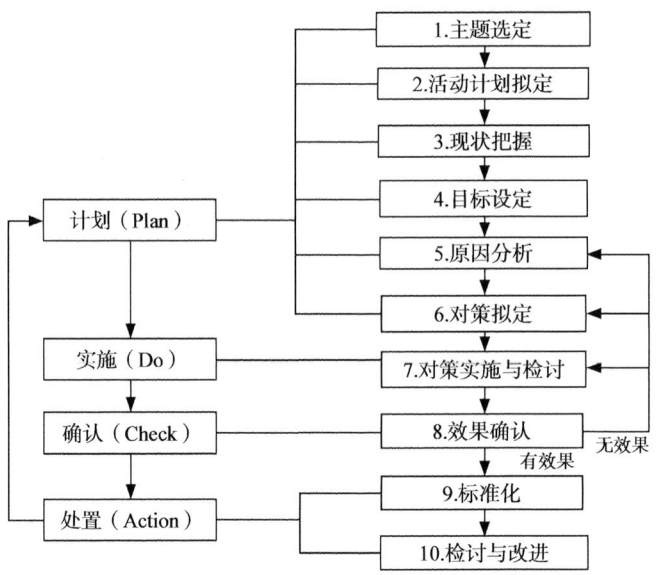

图 15.1　PDCA 管理循环（也称为戴明循环）

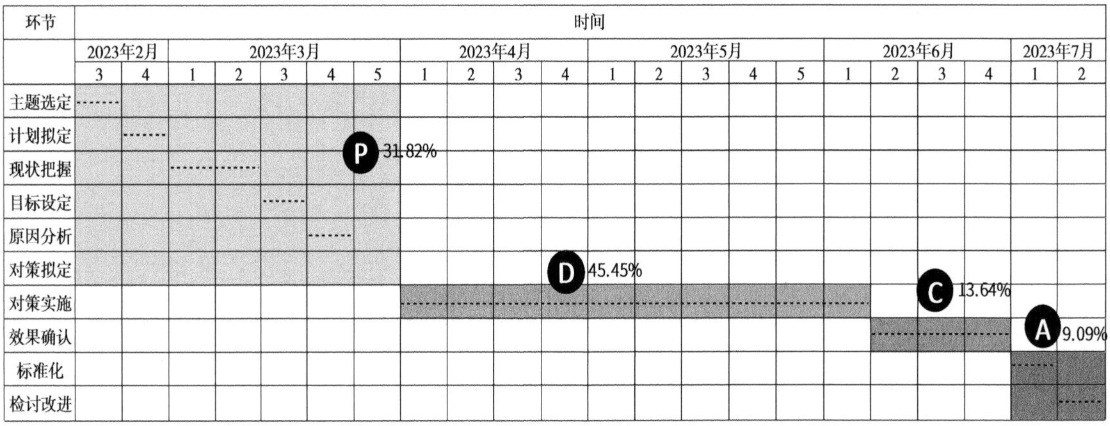

图 15.2　甘特图

（3）现状把握：目前风湿免疫科关节疼痛评分质量存在问题，评分准确率仅占 5%，与症状、体格检查的符合率相比偏低，可重复性差，这影响了治疗措施的选择及治疗后疗效的判断，也远远低于三甲医院风湿免疫科 20% 以上的疼痛评分准确性。

（4）目标设定：类风湿关节炎疼痛评分准确率 > 15%。

（5）原因分析：利用科室会议，医护人员采用头脑风暴、绘制鱼骨图的方式列出导致目前疼痛评分准确性低的可能性原因（图 15.3）（头脑风暴：是一种利用会议形式，广开言路、激发灵感、强化原创性并在短时间内获得大量构想的方法。鱼骨图：又名因果图、石川图，由日本管理大师石川馨先生所发明，通过头脑风暴法找出相关因素，并将它们按照相互关联性整理而成的具有层次分明、调理清楚的图表，因其形状如鱼骨，故称之为鱼骨图）。

第十五章 类风湿关节炎医疗质量控制案例——提高类风湿关节炎疼痛评分准确性

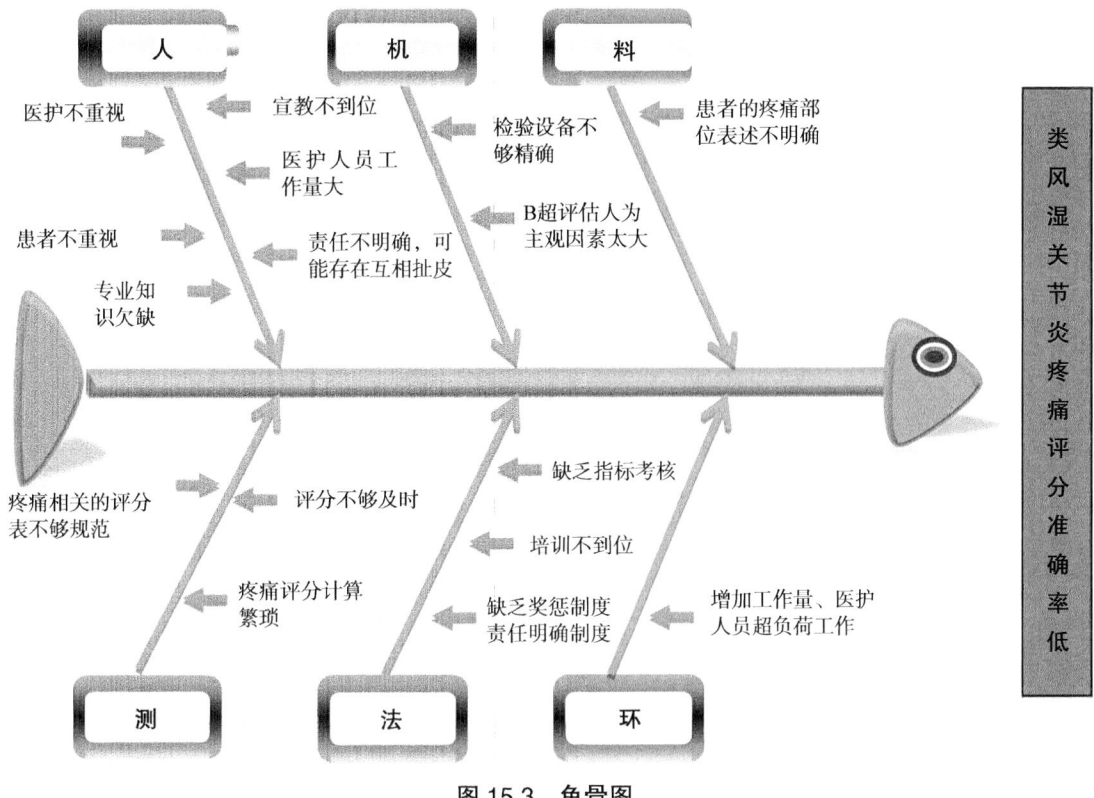

图 15.3 鱼骨图

（6）确定主要原因：针对上述可能性原因，我们对科室医护人员及患者进行了问卷调查（表 15.1），然后通过柏拉图确定主要原因（图 15.4）。

意义：柏拉图也叫"二八定律""80/20 法则""帕累托定律"，是意大利统计学家、经济学家维尔弗雷多·帕累托于 1897 年提出的。他指出，在任何特定群体中，重要的因子通常只占少数，而不重要的因子占多数，因此只要控制具有重要性的少数因子即能控制全局。80/20 法则让我们学会避免将时间和精力浪费在琐事上，要学会抓主要矛盾，与其面面俱到，不如重点突破，把 80% 的资源投入到能产生关键效益的 20% 方面，柏拉图能够充分反映出"少数关键，多数次要"的规律，也就是说柏拉图是一种寻找主要因素、抓住主要矛盾的方法。

表 15.1 某医院类风湿关节炎患者疼痛评分欠准确原因调查

问题	勾选（√）
1.患者不重视，配合度低	
2.疼痛评分计算烦琐	
3.医护人员不重视	
4.患者宣教不到位	
5.缺乏监督奖惩措施	
6.患者对于疼痛部位表述不清	

续表

问题	勾选（√）
7. 责任不明确，相互扯皮	
8. 医护人员专业知识缺乏	
9. 医护人员工作量大	

注：请勾选（√）您认为最主要的4个原因。

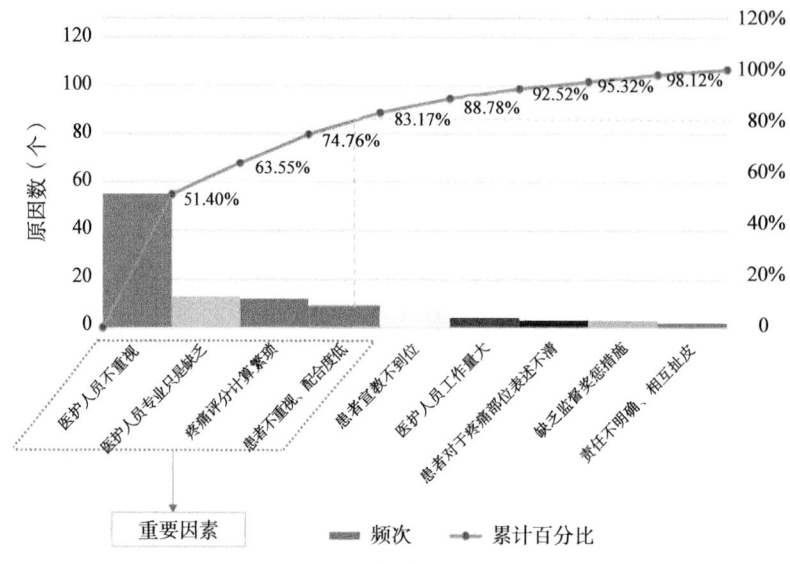

图15.4　类风湿关节炎疼痛评分欠准确的原因

（7）对策拟定：①规范类风湿关节炎疼痛评分流程；②加强医护培训，精准执行项目，减少重复工作；③加强对患者及其家属的沟通与宣教；④规定该项目执行的时间节点及项目例会的时间。

二、实施（Do）：对策实施

（1）制定项目执行流程：规定患者住院期间何时进行项目评分（DAS28），拟通过信息科将DAS28及计算方法编程至病历系统，评分之后每天由指定人员对当天需做项目的患者进行检查，确认其是否完成项目及是否准确执行项目，并进行简单小结，在例会上汇总讨论该周的执行情况。

（2）给科室准备充分的学习材料：打印相关指南、专家共识、学术论文、疼痛评分评估表等。

（3）提高医护人员对项目重要性的认知：每周组织1次例会学习，强调该项目的重要性。

（4）提高医护人员疼痛评分专业知识水平：每周组织1次例会，学习指南等专业材料，学习如何进行正确的疼痛评分。